Prenons soin de nous

Dr Fabienne Burguière

Prenons soin de nous

Précis de médecine holistique
pour comprendre notre corps, préserver notre santé
et embellir notre vie

FAVRE

Siège social
29, rue de Bourg
CH – 1002 Lausanne
Tél. : +41 (0)21 312 17 17 – Fax : +41 (0)21 320 50 59
lausanne@editionsfavre.com

Groupe Libella, Paris

www.editionsfavre.com

Dépôt légal en mai 2020.

Mise en page : Lemuri-Concept
Couverture : Dynamic 19

ISBN : 978-2-8289-1849-1

La maison d'édition Favre bénéficie d'un soutien structurel
de l'Office fédéral de la culture pour les années 2016-2020.

La Nature à chaque instant s'occupe de votre bien-être.
Elle n'a d'autre fin. Ne lui résistez pas.

Henry David Thoreau

À Georgios, Orpheas et Lili. Avec tout mon amour.

Sommaire

Introduction

Un beau matin, une foule dense et serrée de spermatozoïdes, tous frères, rencontra un ovocyte qui venait d'éclore au chaud d'un ventre devenu fécond. Demoiselle ovocyte prenait son temps, peut-être avait-elle déjà une conscience qui lui permettait de choisir l'élu de la vie future. « Celui-ci ! » pensa-t-elle en apercevant un spermatozoïde qui correspondait à ses critères de bonheur : le flagelle élancé, la cambrure noble et la présence lumineuse. La cellule féminine remercia tous les autres : « Merci mais il me faut choisir à présent et c'est avec lui que je vais créer l'être à venir. »

Elle accueillit son favori et ils fusionnèrent dans l'antichambre nuptiale en mélangeant avec émotion leurs 23 chromosomes respectifs avant d'aller se nicher dans une dentelle utérine accueillante et protectrice. De cette union naquit la première cellule primordiale à 46 chromosomes, l'œuf originel qui nous a tous engendrés. Une âme, en apercevant cet œuf parmi tant d'autres sur Terre, vint virevolter autour en contemplant cette combinaison unique de tous les possibles et murmura : « C'est par toi que j'expérimenterai la Vie. »

Notre âme est venue habiter cette arche car elle a besoin d'un corps physique pour expérimenter la vie. Du vivant de ses cellules, elle ne quittera plus son vaisseau à l'ADN unique, gardien de notre identité. Après 9 mois de multiplications innombrables au sein des entrailles bienveillantes et silencieuses de notre mère, nous comprenons que le temps est venu de rompre les amarres pour plonger dans la grande vie. Victorieux, nous franchissons la mandorle vaginale la tête la première sans avoir la moindre idée de ce qui nous attend dans ce monde nouveau où l'air va remplacer l'eau.

Nos cellules continuent de se répliquer le long de notre vie en gardant la mémoire de l'œuf originel ; fidèles à cet ADN unique, ces myriades de multiplications permettent à notre corps de chair d'exister et à notre psychisme d'expérimenter à travers lui le frisson provoqué par le vent d'automne, l'incroyable douceur d'une caresse amoureuse, la profondeur émouvante d'un regard, tout autant que les affres d'une digestion trop lente, la souffrance du genou éraflé, la fièvre provoquée par une invasion virale ou la langueur majestueuse de notre esprit qui s'abandonne au sommeil, le soir enfin venu.

Notre corps est intimement lié à notre psyché et cette combinaison fait que nous sommes uniques. Nos milliards de cellules partagent une même énergie de vie qui leur est propre et qu'on nomme force vitale.

Respecter notre corps physique et notre force vitale nous permet d'accéder au bien-être. Les trois sont indissociables: le corps nourrit le psychisme qui à son tour nourrit le corps, le cercle est vertueux pour le plus grand plaisir de notre être et illustre l'interaction de chacune de nos cellules, organes ou systèmes. Or, cette vertu a besoin d'être nourrie avec sagesse.

Ce livre propose un voyage en soi-même afin de mieux comprendre la physiologie de notre corps et de ses enzymes, protéines, vitamines, cellules, organes ou organites. *Prenons soin de nous* est conçu pour accompagner votre quotidien, chaque chapitre offre, en plus des explications, des recettes médicinales et culinaires, des conseils et des réflexions pour prendre soin de vous et de votre famille.

A

ANTHROPOLOGIE ACCÉLÉRÉE : LA PETITE HISTOIRE DU SAPIENS

« Seule l'histoire n'a pas de fin. »
Charles Baudelaire

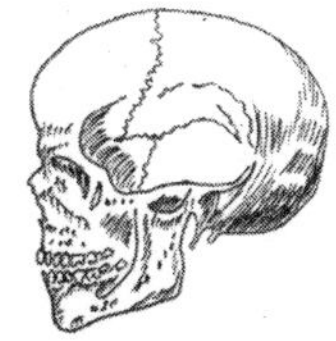

De la queue de comète au premier grognement

La vie a commencé sur notre planète il y a 4 milliards d'années, au fond des océans. On ne sait pas vraiment comment : à l'heure actuelle, c'est encore un mystère irrésolu parmi tant d'autres. L'hypothèse de l'origine extraterrestre de la vie semble la plus plausible et le monde scientifique évoque la possibilité que les premiers acides aminés, indispensables à toute forme de vie, aient atterri sur notre planète avec l'eau des comètes : la queue visible des comètes est constituée de glace et quand celle-ci, voyageant dans l'espace intersidéral, passe suffisamment proche de la Terre, un phénomène d'attraction gravitationnelle attire des particules de glace dans notre atmosphère : la glace fond pour former, au fil de milliards d'années, nuages et océans garants de la belle couleur bleue de notre planète.

En plusieurs centaines de millions d'années, les acides aminés se sont agencés avec des glucides et des lipides pour créer la première cellule qui renfermait la vie : imaginez des amas de molécules qui commencent à bouger, respirer et manger. Les algues bleues ont ainsi émergé dans un grand mystère. On leur doit beaucoup, mais pas encore la sexualité, car elles se multiplient par clonage. La sexualité a été inventée par les premiers vers qui ont commencé leur mouvement de reptation il y a quelque 700 millions d'années : ils ont décidé qu'ils avaient dorénavant besoin d'un partenaire pour faire des bébés.

Il a fallu encore attendre un temps considérable avant que ces vers primitifs ne donnent une bête qui ait la curieuse idée de quitter son bouillon aquatique pour monter sur la terre ferme et y continuer sa vie. Mais choisissons la version courte: quelques milliards d'années après la première algue bleue, le premier hominidé poussa son cri de naissance. Ne me demandez pas en quelle langue ni avec quel accent, cela devait plus tenir du grognement que de toute autre onomatopée moderne.

D'où venons-nous ? Ecce homo

Vous, moi et tous les autres sommes des «homo sapiens»: les derniers survivants du genre homo qui a vu le jour sur notre planète il y a quelques millions d'années. Nous faisons partie de la classe des mammifères, de l'ordre des primates et de la famille des hominidés.

Au cours d'une évolution de plusieurs millions d'années, notre boîte crânienne a augmenté de taille pour friser un volume de 1400 cm^3, ce qui nous fait accéder à la spiritualité, l'art et l'abstraction. Il y a 400 000 ans nous faisons connaissance avec le feu que nous nous empressons de maîtriser et qui devient notre allié; puis nous créons nos premiers habits il y a quelque 170 000 ans, devant une pénurie de plus en plus importante de poils. Pourquoi s'arrêter en si bon chemin? Non contents de domestiquer les flammes, nous faisons de même avec les plantes et les animaux il y a à peine 10 000 ans; on appela cela agriculture et élevage. De nos dix doigts agiles, nous avons appris à nous servir d'outils en tout genre, du couteau en silex jusqu'à la télécommande.

Mais bien sûr, tout cela ne s'est pas fait en un jour. La connaissance de soi, c'est aussi savoir d'où l'on vient. Car, que nous en soyons conscients ou pas, nos chromosomes sont la mémoire vivante de millions d'années d'évolution, et même si (presque) tout nous différencie d'eux, les grands singes et l'être humain possèdent à peu près le même matériel génétique. Le petit 1 % qui nous sépare d'eux fait certes une différence de taille, je vous l'accorde.

L'homme qui court

Nos aïeux, les premiers Madame et Monsieur Sapiens, sont apparus il y a environ 300 000 ans: ils sont le fruit d'une longue évolution qui leur a permis de passer de la course à quatre pattes à la marche sur deux jambes. Nous sommes bipèdes, particularité assez rare dans le monde animal, que nous partageons cependant avec feu les dinosaures, les kangourous, quelques singes, les marmottes, les ours, le pangolin géant mangeur de termites et tous les oiseaux. Si nos bras ont raccourci, nos jambes se sont allongées et nous sommes devenus en cours d'évolution une véritable machine de course: anatomiquement, courir est plus naturel chez l'homme que marcher.

Se redresser a changé la configuration de notre larynx qui s'est abaissé dans notre cou: le langage peut apparaître, nous sommes capables de vocaliser, d'articuler et de chanter, voire pour certains de blasphémer ; mais comment eurent lieu toutes ces modifications ?

De l'hominidé à l'homme en quelques millions d'années

De 15 à 20 millions d'années : les anthropologues chipotent encore et chaque découverte d'un vieil os les met en émoi. Il faut dire qu'il y a de quoi : on arrive à présent à isoler l'ADN de nos ancêtres qui nous éclaire sur la compréhension de notre évolution. Disons qu'il y a 12 millions d'années, nous avions un ancêtre commun entre l'être humain, les orangs-outangs et quelques autres singes. Il y a 50 millions d'années se crée une scission : un nouvel être évolué délaisse ses cousins les singes et se dirige vers la lignée de Madame Michel, Monsieur Muller et tous les autres êtres humains qui peuplent notre Terre au XXIe siècle. Cet ancêtre s'appelle :

L'australopithèque

C'est le tout premier de nos arrière-grands-pères. Australopithèque, cela signifie « le singe qui vient du Sud ». Comprenez qu'il ne porte pas encore la cravate et ne se rase pas les aisselles. Il est bipède, certes, mais encore court sur pattes, ce qui lui permet d'être un excellent grimpeur. Monsieur australopithèque a un tout petit cerveau, mais commence à utiliser ses neurones car la bipédie libère les mains qui lui permettent de créer ses premiers outils rudimentaires. Il vit dans la savane, un de ses représentants les plus célèbres est Lucie, spécimen féminin dont le squelette date d'environ 3 millions d'années. Puis vient :

L'homme habile, ou homo habilis

L'évolution en fait un bipède parfait qui vivait il y a quelque 2,8 millions d'années. Certes encore perché sur des petites jambes, il garde un aspect archaïque, mesure 130 cm et pèse entre 30 et 40 kg. Malgré son look un peu brut de décoffrage, son cerveau se met à se développer pour arriver à un volume compris entre 550 et 800 cm^3. Il taille des pierres pour en faire des outils. Nomade, il se déplace en fonction du gibier et mange cru (le feu, tout comme la poêle à revêtement diamant n'ont pas encore été inventés).

Nos cousins préhistoriques

Sur notre planète bleue, l'homme se prend facilement pour le roi des animaux et notre façon de penser anthropocentrée a toujours impliqué dans nos esprits parfois étroits que nous sommes uniques. Certes, l'homo sapiens (nous) est le dernier représentant du genre homo, mais il fut un temps pas si reculé que cela (si on considère l'échelle de toute vie) où nous avions des cousins et cousines homo mais pas sapiens : même classe, famille et genre, mais espèce différente. Le modèle évolutif linéaire, très prisé des archéologues, est en train de tomber en désuétude devant les découvertes récentes. Pour simplifier, disons que depuis 2 millions d'années jusqu'à environ 40 000 ans, notre planète fut terre d'accueil pour l'homo erectus, le Neandertal et le Sapiens (pour ne parler que des espèces les plus représentées, mais il existait également une race naine qui peuplait des îles australes). Chacun vivait sur son continent, chacun était humain de son état et pour une raison encore inconnue, seul le Sapiens a survécu.

Homo erectus

L'homme érigé fait son apparition 1 million d'années après l'homme habile. Il a pris quelques centimètres, puisqu'il fait environ 160 cm pour un poids de 50 kg. Un front bas, un menton fuyant et des mâchoires proéminentes lui donnent un air un peu nigaud que son cerveau nie totalement : les neurones continuent de croître et de multiplier pour arriver à un volume du cerveau compris entre 850 et 1 100 cm^3.

Il y a environ 400 000 ans, il fait une découverte majeure : la maîtrise du feu. L'homo erectus est un cueilleur, chasseur et charognard dans ses heures. Puis vient :

L'homme de Neandertal

Il fait son apparition en Europe il y a environ 400 000 ans. Robuste, grand, costaud, il fait preuve d'une force physique spectaculaire avec ses 90 kg et sa taille variant de 160 à 190 cm. Il porte l'os épais, pas de menton, le front fuyant et un bourrelet au-dessus de ses orbites qui n'est plus du tout à la mode de nos jours. Les dernières recherches génétiques en font un rouquin ou un blond. En tout cas, il a le teint clair.

Son encéphale continue de se développer pour atteindre un volume record de 1 500 cm^3 (désolée de vous apprendre que depuis notre cerveau a rapetissé). Il acquiert parole et langage, développe des rites funéraires, crée des sépultures pour ses défunts et continue de breveter quantité d'outils toujours plus modernes.

L'homme de Neandertal était naturopathe à ses heures perdues, puisqu'il maîtrisait les analgésiques (le saule) ou les antibiotiques naturels (pénicillium) et quelques autres plantes médicinales. Non satisfait de toute cette évolution, il est le premier à dessiner des œuvres d'art sur les parois des grottes et crée la capeline en fourrure : on commence à s'habiller il y a 170 000 ans.

Monsieur Neandertal vit au paléolithique moyen et s'éteint de manière insolite : sa fin est un mystère non encore élucidé. Il n'y a aucune relation entre l'homme de Neandertal et l'homo sapiens (nous, donc) : il s'agit d'une branche différente, un peu comme un cousin éloigné de la famille. Neandertal et Sapiens furent contemporains, ils ont même fait des bébés ensemble : une étude publiée en 2010 démontre qu'environ 2 % de notre génome provient de l'homme de Neandertal.

Aux alentours de 40 000 ans avant notre ère, il disparaît donc sans demander son reste, après avoir cohabité avec nous pendant plusieurs milliers d'années. Il lègue alors la planète bleue au dernier survivant des homos, j'ai nommé :

L'homme savant, homo sapiens

Nous voici au terme de notre voyage : il y a quelque 300 000 ans, à la fin du paléolithique, l'homme moderne voit le jour. Il est le dernier représentant du genre Homo apparu il y a 2,8 millions d'années. Beaucoup d'éléments démarquent l'homo sapiens de ses aïeux, comme, par exemple, la complexité de son réseau social. L'homme est un mammifère et par conséquent un animal clanique. Sapiens continue de développer des outils, affine son langage, son élocution devient de plus en plus plaisante : alors que le larynx descend dans la gorge, il peut mieux articuler. Le volume de son cerveau est légèrement inférieur à celui de Neandertal mais cela ne l'empêche pas de faire preuve de spiritualité (et pas que dans ses blagues) ; il développe l'art, la culture, l'apprentissage et sait faire preuve d'abstraction. Il domestique les plantes et les animaux là où Neandertal n'avait domestiqué que le feu.

L'homo sapiens met au monde des bébés « prématurés » : nos nouveau-nés sont totalement dépendants de leur mère et finissent leur développement en dehors du ventre maternel, chose peu courante dans le règne animal où on observe par exemple les poulains gambader moins d'une heure après leur naissance.

Le règne de l'homo sapiens s'étend sur le mésolithique (l'âge de pierre moyen) où il devient semi-nomade, puis le néolithique (l'âge de pierre moderne) où il opte définitivement pour le sédentarisme, évolution qui va de pair avec la découverte de l'élevage et de l'agriculture. Cette période est très importante dans notre évolution car l'apparition de la sédentarité correspond avec l'émergence de maladies qui n'existaient pas avant. L'homme savant maîtrise la poterie et les pierres polies, il découvre l'architecture et un beau jour se met à écrire, ce qui nous fait passer de la préhistoire à l'histoire. Écriture et métallurgie signent la fin du néolithique et de la préhistoire.

Qui est Cro-Magnon ?

Cro-Magnon n'est autre que le nom d'une petite grotte française où fut découvert à la fin du XIXe siècle un squelette d'homo sapiens. Par extension, l'homme de Cro-Magnon se réfère aux homos sapiens. C'est donc le cousin éloigné de l'homme de Neandertal (qui lui fut découvert en Allemagne et appartient à une espèce différente).

Traquer les chromosomes pour comprendre nos origines

L'être humain moderne, c'est-à-dire vous et moi, possède 23 paires de chromosomes. Les progrès considérables de la génétique permettent d'isoler l'ADN d'ossements vieux de plusieurs dizaines de milliers d'années pour les analyser et comprendre ainsi d'où nous venons.

Que nous le voulions ou non, malgré la cambrure de reins naturellement élégante de Marie-Sophie et le look rasé de près de Robert, nous partageons près de 99 % de notre matériel génétique avec Dédé le chimpanzé.

Courir derrière le mammouth ou détaler devant le tigre

Notre physiologie n'a quasiment pas évolué depuis le premier homo sapiens (il y a 300 000 ans). Cela signifie que nous sommes adaptés pour la vie de l'homme des cavernes, nomade à ses heures (il continuait sa route quand la nourriture venait à manquer) et en aucun cas pour vivre l'existence trépidante de l'homme sédentaire citadin, stressé par les feux rouges et les retards des transports en commun.

Exprimé autrement: nous forçons notre corps à faire des choses qui sont contre sa nature; ce fractionnement est responsable de l'émergence de plus en plus importante de pathologies modernes. Le simple exemple de l'alimentation est édifiant (voir chapitres D et G): l'arbre à pizza n'a jamais existé, de même que la fontaine à bière et notre corps fonctionne bien mieux si on le nourrit de denrées brutes qui poussent à même le sol.

Mais ce n'est pas tout: notre cerveau, par exemple, est habilité à nous aider en cas de rencontre avec un tigre à dents de sabre: il sait qu'il n'est pas question d'amadouer ce chaton XXL avec une sardine mais qu'il est vital de fuir au plus vite possible. De nos jours, les tigres ne courent plus nos rues mais notre cerveau a gardé sa fonction tout au fond de ses couches reptiliennes. Et il va réagir de la même manière devant un sémaphore qui passe au rouge alors qu'on est déjà en retard pour un rendez-vous important: en libérant de l'adrénaline pour faire face à l'ennemi. Au lieu de se cramponner à notre gourdin le temps de jauger la taille du félin, on se cramponne au volant en pilant sur les freins, la tension monte, mais il est impossible de courir, on jure, serre les dents et toute cette énergie non dissipée vient polluer notre organisme (voir chapitre S). Si vous ne vous en débarrassez pas, elle se transformera en stress oxydatif: on peut imaginer mieux pour notre bien-être.

La vie citadine n'est pas vraiment faite pour l'homme de Cro-Magnon. Est-elle faite pour nous ? Oui, à condition que nous fassions quelques aménagements.

L'évolution de notre alimentation depuis grand-papa homo habilis

Grâce aux chercheurs et à leurs microscopes électroniques qui balaient chaque molaire préhistorique, la médecine archéologique nous permet de comprendre de quoi se nourrissaient nos aïeux, quand et pourquoi cette alimentation a changé et quelles en ont été les répercussions sur notre santé.

Il y a 2,5 millions d'années, l'australopithèque, tout fraîchement perché sur ses pattes arrière, se nourrissait essentiellement de graines, de tubercules et de racines qu'il agrémentait de quelques insectes croustillants. Quand il avait de la chance d'attraper de petits animaux, il ne faisait pas la fine bouche, mais la viande constituait la minorité de ses apports.

Puis les premiers hommes se sont essayés à la chasse, ce qui a augmenté les apports en protéines animales. Et ma foi s'il n'y avait que des charognes au repas, ils se contentaient de ce qu'ils trouvaient. L'alimentation dépendait évidemment du climat et les produits carnés pouvaient parfois dépasser 50 % des apports au paléolithique.

Nos grands-parents étaient alors nomades: ils se déplaçaient en fonction de leur nourriture.

Il y a environ 10000 ans, lors de la protohistoire, un tournant majeur dans notre évolution se fait avec l'invention du sédentarisme.

Quand le nomade devint sédentaire

Quel homme ou quelle femme eut l'idée, en contemplant un grain de céréale, de le mettre en terre et de l'arroser en veillant sur lui afin de récolter quelques mois plus tard les fruits de son labeur ? Plutôt que de cueillir les tubercules, baies ou feuilles rencontrés au gré des promenades, l'homme préhistorique eut l'idée de s'émanciper des caprices de la nature en créant son biotope.

Attendre la récolte, c'était renoncer au voyage. L'homme est devenu sédentaire, il a d'abord planté ses graines près des cavernes, puis construit ses maisons près des champs. Il s'est entouré d'animaux domestiques, des hybrides de loups furent ses premiers compagnons, ancêtres de nos chiens. Puis rapidement le bétail suivit afin de le pourvoir en lait.

Planter, surveiller, arroser, récolter, conserver : si on sait qu'un épi de maïs peut en fournir plusieurs centaines en une saison, cela nécessite du travail : il fallut répartir les tâches et apprendre à compter : l'écriture est ainsi née, par nécessité. Les réserves de grains devinrent la convoitise d'autres : notre ancêtre sédentaire s'est armé pour protéger son bien. La sédentarité nous a donc offert l'écriture et le calcul, mais également les arts guerriers. Et les premières pièces de monnaie.

Nous a-t-elle également apporté les loisirs et du temps libre ? Eh bien non : nous étions bien plus oisifs lorsque nous étions nomades : on estime que le temps dédié à la recherche de nourriture était d'environ trois heures par jour. Le reste du temps était affranchi de toute tâche. La vie sédentaire est besogneuse, elle nécessite une présence importante auprès des céréales pour surveiller leur pousse. Et si nous n'avions pas notre propre champ, il nous fallait travailler pour payer monnaie trébuchante notre repas. En fait, rien n'a vraiment changé depuis.

L'homme sédentaire a radicalement changé la manière de s'alimenter en faisant la part belle aux céréales tout en consommant moins de végétaux et moins de produits de chasse ; et *pfuit !* Il commença à diminuer en taille et en vigueur.

« Il faut être nomade, traverser les idées comme on traverse les villes et les rues. »

Francis Picabia

L'excès de céréales dans l'alimentation fut la cause probable de notre réduction de taille : l'enveloppe des céréales (le son) contient une substance appelée acide phytique qui a la fâcheuse habitude de se combiner avec des sels minéraux tels que calcium, fer ou zinc pour créer des « phytates » ; ces composés insolubles et non absorbés par notre muqueuse intestinale entraînèrent des carences en minéraux qui nuisirent au bon développement de notre squelette et nous firent rapetisser.

Le sucre préhistorique ? Une denrée très rare

L'homme sédentaire fit une découverte majeure dans l'art culinaire : le sel. Le sucre est arrivé bien après la préhistoire dans nos assiettes. Il y a 10 000 ans, la saison des fruits se cantonnait naturellement à l'été. Et les fruits sauvages sont loin d'être juteux et succulents (si vous doutez de mes dires, il vous suffit de trouver un pommier sauvage et de croquer dans son fruit).

L'homme préhistorique se nourrissait ainsi de 75 % de matière grasse, 20 % de protéines et 5 % d'hydrates de carbone. Actuellement, un habitant d'une grande ville occidentale a toutes les (mal)chances de se nourrir de 5 % de matière grasse, 20 % de protéines et 75 % de sucre.

Il est important de comprendre que notre organisme n'a pas changé depuis Cro-Magnon et qu'il fonctionne beaucoup mieux avec des apports alimentaires de type paléolithique, c'est-à-dire pauvres en hydrates de carbone (voir chapitre G).

À quoi servait le sel dans la préhistoire ?

(Toutes les réponses des quiz se trouvent en fin de livre)

Bonus : des graines germées à la maison

À défaut d'apprendre à cultiver un champ d'amidonnier, vous pouvez réserver un bocal dans votre cuisine pour faire germer des graines : c'est facile et comporte d'excellents nutriments pour notre organisme.

↗ Matériel

- Un bocal en verre d'au moins un litre
- Une gaze de coton
- Un élastique
- Des graines à germer : lentilles, pois chiche, radis, soja, luzerne, tournesol, quinoa, riz, sarrasin... vous l'aurez compris : n'importe quelle graine (les sept premières graines de la liste sont très faciles à faire germer).

↗ Préparation

- Faire tremper une nuit une petite poignée de graines.
- Le matin, placer les graines dans le bocal et le fermer avec la gaze maintenue par l'élastique.
- Retourner le bocal et le poser sur votre égouttoir (les graines sont en contact avec la gaze).
- Une fois par jour, remplir le bocal d'eau pour humidifier les graines puis vider et remettre le bocal sur l'égouttoir.

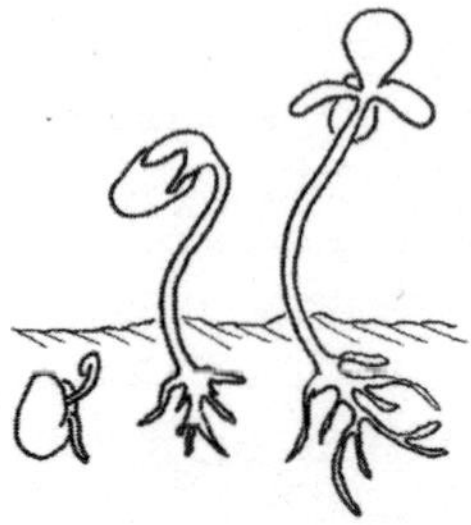

En quelques jours, vos graines auront germé. Vous pouvez les consommer avec votre salade, vos légumes ou avec les doigts, nature, pour les plus impatients.

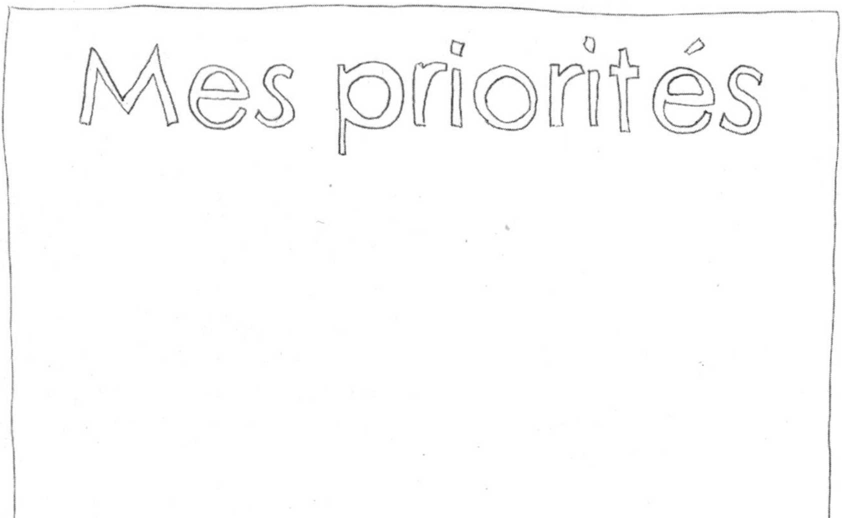

B

BONHEUR, BONNE HUMEUR & LEURS HORMONES

« Le bonheur est une sensation permanente de bien-être. »
Robert Walser

L'origine du bonheur

Dans ce chapitre essentiel au bien-être, je pourrais vous parler de ce lever de soleil somptueux que j'aperçois en face de moi alors que je me suis isolée bien loin de mon quotidien pour rédiger ce livre. En ce petit matin de septembre, depuis l'île d'Andros, la mer Méditerranée n'est qu'or liquide et le soleil encore un peu mou émerge des flots dans un rose spectaculaire qui glisse peu à peu dans l'orange pâle. J'entends le bruit des vagues se briser avec une certaine paresse sur les rochers en contrebas ; une cigale peu farouche entonne le premier chant du matin, présage d'une chaude journée. Ce moment m'emplit de bonheur.

À la lecture de ce passage (tout à fait véridique, soulignons-le), il existe plusieurs types de réactions : l'évocation de ce paysage peut vous envahir d'une certaine émotion bienheureuse ou faire naître de la frustration car vous ne haïriez point vous trouver face à ce majestueux horizon. Ceci illustre un point fondamental : un fait réel peut engendrer différents états émotionnels et notre bonheur est bien plus lié à la perception de cette réalité qu'à la réalité elle-même. Personne ne peut vraiment changer le monde réel dans lequel chacun se débat, par contre, tout le monde a accès à sa propre perception des choses. Vous me suivez ? Si on vous sert un café, vous avez le choix de le trouver trop amer ou réconfortant : à vous de mettre l'emphase où vous le décidez : le choix est la clef du mystère, c'est là que se joue une grande partie du bonheur et du bien-être.

L'autre partie de notre bonheur dépend des sécrétions de notre organisme. C'est trivial, cela manque totalement de romantisme, mais il faut savoir appeler un chat par son nom : vous avez beau être la créature la plus éveillée de tout votre quartier, si vous manquez d'ocytocine, vous aurez beaucoup de peine à tirer un certain bonheur du lien qui vous unit à votre partenaire.

« La réalité est une chose mystérieuse et fluctuante,
car la perception que nous en avons ne reste jamais la même. »
Joe Tan

L'heur de me plaire

Deux faits sont certains : vous êtes la seule personne responsable de votre « heur », qu'il soit bon ou mauvais et en aucun cas nous ne sommes en charge du bonheur d'autrui. Kant disait « vouloir le bien d'autrui est le début de la tyrannie » : à méditer.

Charité bien ordonnée commence donc par soi-même et vivre dans le bonheur devient un exemple à suivre pour votre entourage. Il existe des moyens simples pour percevoir (*percer* à travers le voile pour *voir* ce qui se cache au-delà, diront les adeptes de la langue des oiseaux) la beauté de nos vies et les instants précieux et bien réels qui mettent le cœur en émoi : chacun de nous a reçu le don du choix qui permet d'apprécier la brise d'été qui nous rafraîchit des ardeurs du soleil ou de tempêter devant ce vent léger qui ébouriffe ses cheveux !

Voici une bonne nouvelle : plus vous approchez du bonheur, plus vous pénétrez dans le champ d'attraction de cet « aimant bonheur » et en fin de compte, vous verrez qu'il est plus simple de rester dans cet état de bonheur que d'en ressortir. Et tout cela est explicable avec nos hormones…

Quart vide ou trois-quarts plein ?

La perception de toute chose dépend intimement de notre système nerveux qui reçoit des milliers d'informations chaque minute et les traite en temps réel. Puisque notre cerveau est absolument unique, nous sommes en droit d'attendre qu'une information identique donne des réponses très variées en fonction des individus.

Voici un exemple : imaginez que vous êtes dans un sauna depuis une dizaine de minutes avec une volée d'autres comparses. Nos nerfs sensitifs analysent la température extérieure et la transmettent au cerveau qui réfléchit à l'action nécessaire pour gérer la situation. Vous avez chaud et c'est normal ; à un moment donné, vous décidez de sortir du sauna alors que d'autres y restent. Une perception très personnelle nous chuchote de prendre la poudre d'escampette si on ne veut pas attendre le point de non-retour de la liquéfaction. Même chose pour une journée d'automne : certains le ressentiront douce, d'autres humide, d'autres encore froide et pourtant il s'agit de la même journée.

Tout comme la température d'un sauna, le bonheur est histoire de perception, pas de réalité. N'importe quelle situation peut déclencher jérémiades et lamentations ou détachement et gratitude. Le cerveau n'est pas esprit pur : il abrite certes notre conscience, mais celle-ci s'appuie sur nos neurones pour se faire entendre. Le bon fonctionnement de nos cellules dépend essentiellement de la manière dont elles interagissent entre elles pour traiter l'information. Quand le bonheur s'en va, plutôt que d'accuser le monde extérieur, il est raisonnable de se demander pourquoi nous sommes devenus inaptes à le percevoir. Quid de ce petit monde qui permet à notre corps le miracle du bonheur ? Quid de nos hormones ? Protéines ? Acides aminés et vitamines ?

Les 10 petits bonheurs

Fermez les yeux 10 secondes puis écrivez ci-dessous 10 petits bonheurs personnels. Cet exercice d'une simplicité enfantine permet de se connecter au bonheur en conscience.

1.
2.
3.
4.
5.
6.
7.
8.
9.
10.

Lorsque vous avez écrit votre liste, choisissez-en un et appliquez-le immédiatement. Et savourez…

« Si vous voulez que la vie vous sourie,
apportez-lui d'abord votre bonne humeur. »
Baruch Spinoza

Quand l'hormone met en mouvement

On parle d'hormones avec beaucoup de légèreté en ce début du XXIe siècle. Le mot a été inventé il y a à peine cent ans par la mode scientifique qui s'est toujours inspirée du grec ancien pour inventer ses substantifs modernes. « Hormone » ne déroge pas à la règle, le mot vient de *ορμαω* qui signifie « mettre en mouvement, se précipiter ». Pour être tout à fait exact, on devrait rajouter « à distance ». Une hormone est une substance que notre corps sécrète afin qu'elle aille agir à distance sur des récepteurs cellulaires. Un récepteur marche à l'instar des boutons on/off de nos commutateurs avec un réglage de précision sur la quantité d'informations (ceux qui possèdent un variateur de lumière dans leur salon comprennent de quoi je veux parler).

La sécrétion hormonale appartient à une réaction en chaîne et tout commence par un signal qui incite une glande à sécréter son hormone, laquelle va circuler et stimuler un récepteur afin que l'action demandée ait bien lieu. Prenons le cas de l'insuline, hormone sécrétée par le pancréas. L'insuline ne sera sécrétée que si le taux de glucose augmente dans le sang (lors d'un repas). Elle est alors libérée dans le sang et inonde tout le corps. Son action principale ? Titiller des récepteurs spécifiques qui permettent au glucose de pénétrer à l'intérieur des cellules pour les ravitailler en énergie.

Vous admettrez que c'est admirable, que feraient nos cellules sans insuline ? (Voir chapitre G) Toutes les hormones fonctionnent selon ce procédé. Nous avons identifié jusqu'à ce jour une soixantaine d'hormones dans le corps humain, elles ont toutes leur spécificité ; certaines ont une action déterminante pour notre psyché et leur action appropriée est promesse de bonheur.

Ocytocine, orgasme & amour

L'ocytocine est l'hormone de tous les amours : maternel, filial, amoureux et fraternel à condition qu'on se prenne dans les bras. Elle est sécrétée par l'hypothalamus (une toute petite glande dans le cerveau dont la fonction essentielle est de réguler nos émotions) et stimule les fibres musculaires de l'utérus et des glandes mammaires : elle facilite l'accouchement et entraîne une belle montée de lait. Mais son action ne s'arrête pas là. L'ocytocine a un rôle dans l'empathie, le lien social et le comportement de la mère avec son enfant : elle crée les liens sociaux et familiaux. Plus un enfant tète le sein de sa mère, plus il s'ancre à elle et plus sa mère s'attache à lui.

Cette hormone joue donc un rôle important dans l'attachement et devinez quoi ? L'orgasme entraîne un magnifique feu d'artifice d'ocytocine : l'attachement et l'empathie qu'on peut ressentir vis-à-vis de notre partenaire dépendent aussi de nos jouissances. Et c'est ainsi que s'installe le cercle vertueux : plus nous faisons l'amour, plus nous nous attachons à l'être aimé, et plus nous nous attachons, plus nous avons envie de faire l'amour, tout cela dans un état de bonheur comblé…

Free hugs & plus si affinités

Si vous n'avez pas de partenaire, rien ne vous empêche de prendre les gens dans vos bras pour les saluer. D'ailleurs, le verbe « embrasser » veut bien dire « dans les bras », non ? Gardez vos amis au chaud de vos bras, cœur contre cœur pendant quelques secondes : vous seriez étonnés de voir à quel point ces *free hugs* font du bien. Nous avons tous besoin de contacts physiques « en tout bien tout honneur ». Et pendant que vous serrez l'autre sur votre cœur, votre ocytocine augmente sa concentration dans votre sang et participe activement à ce moment de bonheur.

Il y a d'autres manières de sécréter de l'ocytocine comme la bienveillance, l'empathie, l'écoute et la générosité, la méditation. Pourquoi caresse-t-on si facilement les chiens et les chats ? Car les caresses déclenchent une sécrétion d'ocytocine.

Dopamine, prise de risque & récompense

La dopamine joue un rôle important dans la prise de risque qui est toujours accompagnée de ses deux cousines germaines : la motivation et la récompense. Elle est sécrétée par l'hypothalamus et la substance noire de notre cerveau (également appelée « locus niger ») qui la fabriquent à partir d'un acide aminé : la tyrosine. Les vitamines B aident ces transformations, elles sont donc indispensables au bonheur.

La dopamine est liée à la sensation de plaisir, elle renforce des actions bénéfiques pour nous comme manger sainement et y trouver du plaisir. Elle peut encourager des comportements à risque, du moment qu'ils aboutissent à une récompense et stimulent notre initiative et notre exploration active du monde.

« La joie est dans le risque à faire du neuf. »
Marilyn Ferguson

Un manque de dopamine se traduit par un désintérêt du monde extérieur avec une tendance à se replier sur soi. Un excès et cela devient tout l'inverse. Et si je vous dis que la dopamine se transforme en adrénaline (l'hormone du stress par excellence), on comprend mieux le comportement qui en découle : certaines personnes peuvent avoir une conduite addictive vis-à-vis d'une certaine forme de stress qui leur procure du plaisir : les jeux d'argent basés sur le hasard et les paris, les sensations extrêmes comme les montagnes russes, la vitesse en voiture, les sauts à l'élastique, voire les chutes libres en parachute… tout cela peut être lié à un taux élevé en dopamine.

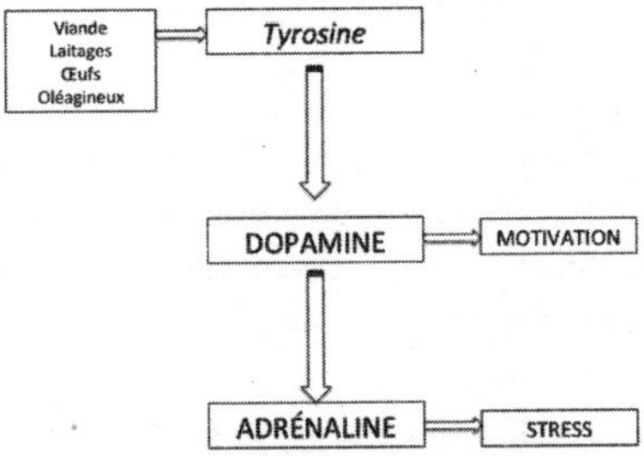

Pour avoir un taux suffisant de dopamine, il est de bon ton de surveiller la teneur en tyrosine dans notre alimentation. La tyrosine est un acide aminé que nous savons synthétiser, il est néanmoins recommandé de manger suffisamment de protéines qui en sont riches : on les trouve surtout dans les produits d'origine animale (viandes, laitages, œufs) et les oléagineux (avocats, amandes, noix de cajou pour ne citer qu'eux).

Les biscuits de la joie d'Hildegarde de Bingen

« Prendre une noix de muscade, à parts égales de cannelle et un peu de giroflier. Réduire en poudre, avec cette poudre, de la fleur de farine et un peu d'eau, faire des petites galettes et en manger souvent ; cette préparation adoucit l'amertume

du corps et de l'esprit, ouvre le cœur, aiguise les sens émoussés, rend l'âme joyeuse, purifie les sens, diminue les humeurs nocives et fortifie.»

C'est avec ces mots qu'Hildegarde a composé cette recette qu'on prend volontiers pour un poème. À vous d'improviser les proportions; si vous désirez toutefois être guidé, en voici la recette mise au goût du jour (sans sucre, comme l'original):

➚ Ingrédients

- 100 g de ghee
- 250 g de farine d'engrain (petit épeautre)
- 2 jaunes d'œuf
- 1 à 2 bâtons de cannelle, 1 noix de muscade et une vingtaine de clous de girofle.

➚ Préparation

- Réduire en poudre les épices.
- Mélanger tous les ingrédients ensemble.
- Former un boudin et découper en rondelles pour avoir des petites galettes.
- Enfourner à 180° pendant 10 minutes.

Sérotonine & le maintien du bonheur

Voici une hormone qui agit d'une manière diamétralement opposée à la précédente: alors que la dopamine nous catapulte dans les plaisirs périlleux et les dangers de la vie, la sérotonine nous recommande de ne prendre aucun risque une fois que nous avons trouvé le bonheur. Avec la sérotonine nous sommes enclins à maintenir notre petite bulle de bonheur sans rien changer. Elle est aussi étroitement liée à nos humeurs, qu'elles soient roses ou noires. La sérotonine aime les boucles: voir la vie en rose stimule la sécrétion de sérotonine qui stimule la vision rose de la vie. Le contraire est également vrai, d'où l'importance de se situer dans le cercle vertueux et non vicieux! Une diminution de sa production peut aboutir à des idées tirant sur le gris.

L'activité physique est réputée augmenter sa sécrétion: le sport est un excellent antidote aux matins déprimes. Comme beaucoup d'hormones, elle fait partie d'un grand cycle de transformation. Ainsi, la sérotonine provient du tryptophane (un acide aminé) et se transforme en mélatonine, l'hormone complice de votre sommeil. À présent l'équation est simple: si l'on veut s'imbiber de sérotonine pour être heureux comme Mary Poppins, soit on augmente le tryptophane dans notre assiette (il se trouve surtout dans les légumineuses, le poisson et le poulet), soit on freine la dégradation de sérotonine en mélatonine. Et vous savez quoi? La lumière du soleil possède cette vertu, c'est même sur ce principe qu'est basée la luminothérapie.

À présent, vous comprenez pourquoi faire du sport en s'exposant au soleil est une activité anti-déprime formidable: l'explication en est purement biochimique!

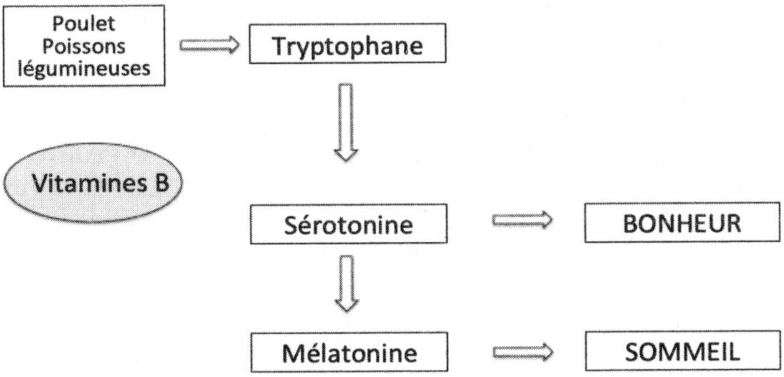

Dernier point : 95 % de la sécrétion de cette hormone qui fait voir la vie en rose provient de nos intestins. D'où l'importance d'avoir les boyaux heureux (voir chapitre D) : cela permet à notre cerveau de mieux fonctionner.

La méditation régulière

Non satisfaite de nous mettre en rythme alpha dans une détente profonde, elle possède également cette particularité de stimuler notre sécrétion d'ocytocine, de sérotonine et d'endorphines.

Nuits noires & mélatonine

C'est la clef de voûte de nos rythmes biologiques. Comme nous venons de le voir, elle provient de la sérotonine et c'est notre glande pinéale qui est responsable de sa sécrétion, la nuit où tout est plongé dans l'obscurité. C'est donc l'hormone du sommeil (voir chapitre R).

Mais d'obscurité, point trop n'en faut : les jours trop courts et trop sombres d'hiver entraînent un surplus de mélatonine (et une carence de sérotonine) qui peut entraîner une dépression saisonnière. Tout réside dans l'équilibre subtil entre ces deux hormones.

Si vous avez un sommeil de mauvaise qualité, mangez des noix et des noisettes le soir : ces deux fruits oléagineux contiennent de la mélatonine directement assimilable par notre corps.

Outre son rôle dans nos biorythmes, la mélatonine a aussi un effet antioxydant non négligeable par lequel elle protège notre ADN de toutes sortes d'agressions.

« Là où on s'aime, il ne fait jamais nuit. »
Proverbe africain

Euphorie & endorphines

Les endorphines sont, comme leur nom l'indique, de la morphine endogène: un peptide sécrété par notre cerveau et qui agit comme un dérivé de l'opium en stimulant des récepteurs spécifiques; il s'ensuit une sensation de bien-être euphorisante semblable à la prise d'opium, couplée à la diminution, voire disparition de la douleur. Cette voie a été mise au point par notre organisme pour lutter contre certains désagréments: ainsi, la sécrétion d'endorphines est stimulée en cas d'exercice physique intense, de douleur, d'exposition au soleil mais aussi lors de stress et pendant l'orgasme (il se passe décidément des choses délicieuses lors d'un orgasme). Les endorphines expliquent la relaxation profonde qui suit la jouissance, relaxation qui aboutit chez certains en ronflements bienheureux…

En cas d'exercice physique intense, la sécrétion d'endorphines peut décupler (au vrai sens du terme, c'est-à-dire se multiplier par dix) et les endorphines inondent alors littéralement l'organisme pour l'aider dans son but, elles ôtent les douleurs et procurent un état d'euphorie: on peut certes devenir dépendant au sport extrême, mais c'est une addiction malgré tout douce; la pratique d'un sport est d'ailleurs conseillée si on veut rompre une addiction moins légère: quel que soit le sevrage envisagé (tabac par exemple), il est vivement conseillé de commencer un sport soutenu. La sécrétion d'endorphine commence au bout de la 25e minute: ça vaut la peine de suer un peu.

Opium, morphine & endorphines

La morphine est un alcaloïde naturel de l'opium: cet opium provient du latex du pavot blanc. Au XIIe siècle, Hildegarde conseillait de manger la graine de pavot «qui amène le sommeil à celui qui le cherche».

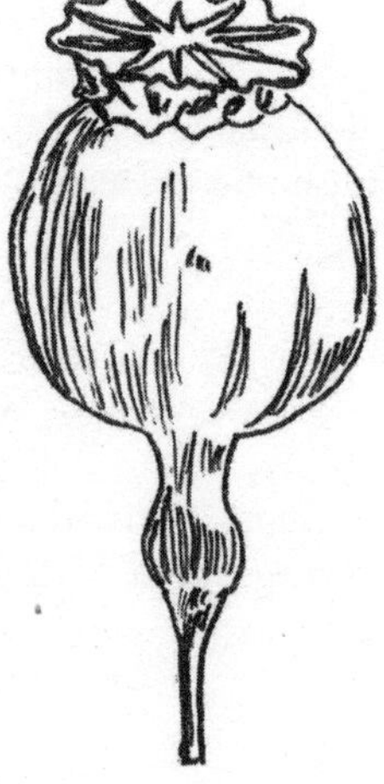

La morphine doit son nom à Morphée, le dieu antique des rêves. En se fixant sur les récepteurs opiacés de notre cerveau, elle entraîne une diminution (voire disparition) de la douleur. La morphine est donc un médicament analgésique de référence. Elle est également recherchée (de manière illicite) pour ses effets euphorisants et entraîne hélas une dépendance.

La consommation d'opium (qui contient donc de la morphine), prisée par de nombreux auteurs classiques tels que Cocteau ou Baudelaire, entraîne un état à mi-chemin entre euphorie et hypnose, accompagné de nombreuses sensations oniriques et doublé d'une forte somnolence: les artistes y trouvaient un terreau propice à leur inspiration poétique.

Il existe 5 classes d'endorphines sécrétées par notre organisme. Contrairement aux dérivés opiacés, il n'existe aucune accoutumance psychique, mais juste une légère addiction physique peu condamnable: il n'y a rien d'illégal dans tout ceci! L'effet des endorphines est de courte durée.

Les tisanes de coquelicot ont le même effet que l'opium sur notre organisme. Vrai ou faux?

L'extase du coureur

Eh oui: courir peut être extatique! Il suffit d'attendre les marathoniens sur la ligne d'arrivée et d'observer ces coureurs qui viennent de faire leurs 42,195 km: on s'attendrait à les trouver épuisés et souffreteux, eh bien non! Ils sont heureux, euphoriques, affichent un sourire béat et témoignent avec leurs expressions bien à eux de l'état de grâce qu'ils viennent de vivre. Cette grâce est imputable aux endorphines qui permettent de courir sans effort, sans douleur et sans stress. On retrouve cette extase dans la plupart des sports d'endurance.

Bonus: 9 façons de nager dans le parfait bonheur et d'y rester

1. S'émerveiller
2. Percevoir la beauté en toute chose
3. Rester spontané en gardant son âme d'enfant

4. Se mettre au soleil
5. Méditer
6. Marcher quotidiennement et faire un sport d'endurance
7. Expérimenter les orgasmes (à deux !)
8. Manger les précurseurs de ces « hormones bien-être » : tyrosine et tryptophane
9. Rester en gratitude chaque jour.

C

CORTEX & MÉMOIRE : VOYAGE AU CENTRE DE NOTRE SUBSTANCE GRISE

« Un cerveau vide est la boutique du diable. »
Proverbe anglais

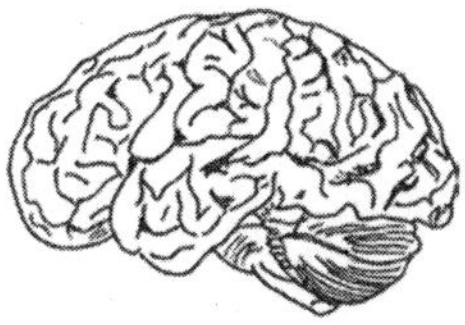

Abstraire

Le système nerveux est un des premiers tissus à se mettre en place alors que nous sommes dans le ventre de notre mère et commençons à ressembler à un vague haricot blanc. Tout au long de notre vie, il nous connecte au monde extérieur grâce à nos cinq sens, seconde notre système locomoteur dans ses mouvements volontaires et réflexes et nous fait ressentir le chaud, le froid, la douleur et notre position dans l'espace. Enfin, notre cerveau nous permet d'engranger des souvenirs, de réfléchir avant de répondre (pour certains) et nous alloue un juste degré d'abstraction, phénomène unique dans le monde des vivants que l'on ne retrouve que chez l'être humain (à notre connaissance).

Un triple écrin pour notre joyau

Le cerveau est la structure la plus complexe des vertébrés, cela lui alloue un triple niveau de protection : les os de notre crâne gèrent l'assistance physique en protégeant notre encéphale des coups et traumatismes, il est secondé d'une manière plus subtile par les trois couches membraneuses de nos méninges qui lui assurent une protection biochimique au niveau cellulaire. Le liquide céphalo-rachidien dans lequel baigne notre cerveau constitue la garde rapprochée.

Méninges & péridurale

Les méninges sont un ensemble de trois couches, appelée dure-mère (collée à l'os), l'arachnoïde – une structure fibreuse qui évoqua certainement à l'anatomiste qui la découvrit les toiles d'araignées de son grenier – et la pie-mère, qui adhère au cerveau.

Pratiquer une péridurale consiste à insérer une aiguille entre deux vertèbres pour injecter un liquide anesthésiant entre l'os et la dure-mère.

Zoomons sur la protection cellulaire: on l'appelle la barrière hémato-encéphalique. Il s'agit d'une structure totalement imperméable (dans le meilleur des mondes) constituée de cellules imbriquées les unes aux autres, qui protège nos neurones des particules toxiques circulant dans notre sang. Ce filtre agit de manière sélective: il empêche le passage des toxiques, médicaments, hormones et autres agents pathogènes comme des bactéries, transmet les nutriments aux neurones et les débarrasse des toxines produites par notre encéphale.

La nature a fait en sorte qu'il n'y ait jamais de contact entre nos neurones et le reste de notre organisme sans laissez-passer octroyé après vérification stricte d'identité: la seule voie d'accès à notre encéphale se fait par le biais de cette barrière hémato-encéphalique.

Vivre sans cerveau

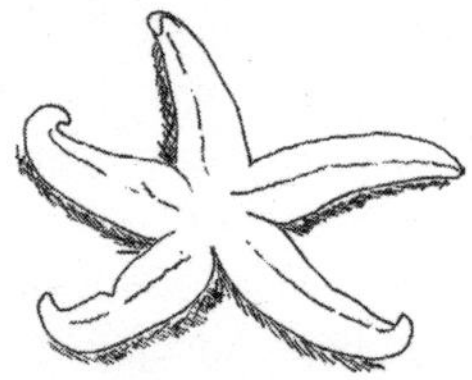

Les méduses n'ont pas de cerveau. Seuls les animaux qui, anatomiquement, présentent un arrière différent de leur avant possèdent un cerveau. Ainsi, le ver marin, aussi petit qu'il soit, possède un cerveau tout comme l'épagneul breton ou le saumon, alors que l'étoile de mer, même si elle possède des yeux à l'extrémité de ses branches, est dépourvue d'encéphale.

Glie et microglie

La glie est le nom que l'on donne à l'ensemble des cellules qui constituent cette barrière infranchissable. Glie qui a la même origine que gluant, gluten et glue car ses cellules s'encollent les unes aux autres. La glie constitue une barrière active contre les toxines circulant dans notre sang afin qu'aucune substance néfaste ne lèse notre matière grise; couplée à ce rôle protecteur, elle élimine les toxines car nos neurones, tout comme chacune de nos cellules, représentent une véritable usine qui métabolise et catabolise. Il est donc nécessaire de se débarrasser des éléments nuisibles en temps réel.

Les cellules de la glie représentent près de la moitié de la masse du cerveau. Elles sont composées de plusieurs familles de cellules comme les astrocytes qui ont un rôle fondamental dans la nutrition du cerveau et les oligodentrocytes qui synthétisent la myéline de nos nerfs, essentiel pour la circulation de l'influx nerveux.

La microglie est un ensemble de cellules immunitaires qui protège nos neurones des agressions extérieures. En période de crise (stress, mauvaise alimentation), la microglie change de casquette et devient pro-oxydante, c'est-à-dire qu'elle va s'attaquer aux neurones qui, les pauvrets, n'ont demandé qu'à vivre sereinement dans leur boîte crânienne. Nous comprenons maintenant pourquoi notre mode de vie est si important: bien manger, bien dormir, bien penser, bien se reposer: autant de chemins qui mènent d'une manière certaine au bien-être, dans le corps comme dans la tête!

Un liquide eau de roche

Notre cerveau est immergé dans 15 cl de liquide céphalorachidien (l'équivalent d'un pot de yaourt). C'est peu mais suffisant pour amortir les chocs, lui servir de protection mécanique et lui procurer une certaine apesanteur: puisque le cerveau est composé de gras, cela lui permet de flotter et de se donner l'illusion de ne peser que 50 g (au lieu de 1,5 kg réel).

Sa composition est proche de celle de notre plasma, on le dit «eau de roche» car il est transparent, pur et évidemment dénué de microbes. Il assure ainsi le transport des nutriments et de certaines hormones vers nos neurones.

Notre liquide céphalorachidien est constamment renouvelé pour être toujours de dernière fraîcheur: nous en sécrétons un demi-litre par jour.

L'axone du neurone

La cellule nerveuse s'appelle le neurone. Cette cellule noble utilise l'influx électrique pour communiquer avec ses pairs grâce aux synapses (une sorte de prise électrique ultrasophistiquée qui gère la transmission de l'information). Le neurone est constitué d'un corps qui contient de nombreuses ramifications à la manière de branches appelées dendrites, et d'un tronc nommé axone.

Cet axone peut mesurer plus d'un mètre de long! Le corps du neurone se situe dans notre cerveau, l'axone circule dans la moelle épinière où se trouve un relais:

il se connecte à un second neurone grâce à une synapse, ce second neurone aboutit quelque part dans notre corps (un orteil par exemple), soit pour capter la sensibilité, soit pour ordonner au muscle de se contracter : à chaque axone sa spécificité.

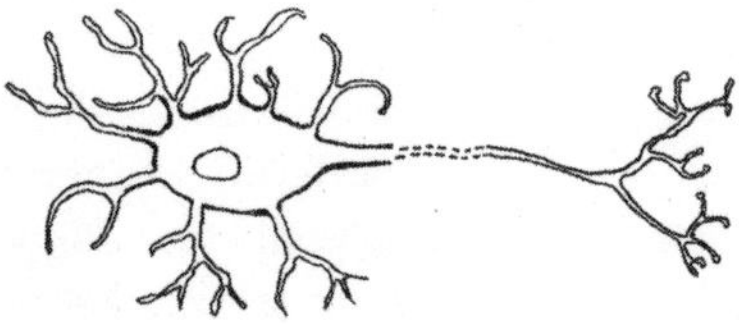

À la manière d'une écorce, l'axone est recouvert d'une couche de gras appelée gaine de myéline : elle permet d'augmenter la vitesse de la conduction nerveuse.

Substance blanche, substance grise

La myéline de l'axone est blanche alors que le corps du neurone qui en est dépourvu apparaît gris : ainsi, une partie de notre cerveau est grise (le cortex qui contient les neurones) et l'autre blanche (les câbles gainés qui partent innerver notre corps). Sherlock Holmes utilisait sa substance grise et il n'avait pas tort. Je vous encourage à faire de même.

Quelle est la moitié de 1+1 ?

Le cerveau en chiffres

Masse : 1,2 à 1,5 kg

75 % d'eau

25 % de graisses

100 milliards de neurones

1 000 à 10 000 synapses pour chaque neurone

Des milliers de kilomètres de capillaires sanguins autour du cerveau

Le cerveau emploie 20 % de l'oxygène qu'on respire

À l'état de veille, le cerveau produit suffisamment de watts pour allumer une ampoule.

La neurogenèse, cette grande inconnue

La neurogenèse, c'est la multiplication des neurones. Elle a lieu principalement au stade embryonnaire : on a longtemps cru que le nombre de nos neurones était déterminé à la naissance et qu'inexorablement ce nombre diminuait chaque année (et encore plus rapidement si on buvait une petite bière !). Ce dogme de « fixité neuronale » a été proposé au début du XXe siècle. Heureusement, de nombreux travaux plus récents ont démontré qu'une neurogenèse adulte persiste bien tout au long de notre vie, grâce aux cellules souches neuronales. Le cerveau est donc un organe pourvu d'une certaine plasticité : il évolue et s'adapte.

Toujours plus de neurones !

Le « FNIC » ou facteur neurotrophique issu du cerveau, est une protéine qui encourage la réplication des neurones dans l'hippocampe, zone de la mémoire. Plus on sécrète de cette protéine, plus nos neurones se multiplient. Il existe 5 mesures simples à respecter pour cela :

1. Pratiquer une activité physique régulière: idéalement un sport inédit (pour la mise en place des capacités d'apprentissage) et d'équipe (pour la mise en place du système de communication sociale).
2. Diminuer sa portion calorique quotidienne.
3. Mettre en place une diète cétogène, c'est-à-dire restreindre au maximum l'apport des sucres dans l'alimentation (voir chapitre G).
4. Consommer quotidiennement du curcuma (voir chapitre V, paragraphe c).
5. Consommer quotidiennement des oméga-3 « DHA » trouvés dans les poissons gras (voir chapitre H).

Le bien-être de notre encéphale

S'il y a une chose à retenir : tout ce qui procure de la sérénité est bon pour notre encéphale. Mais ce n'est pas suffisant. Les anciens n'avaient de cesse de le répéter : « un esprit sain dans un corps sain ». Méditer, c'est judicieux, manger des steaks de poisson cru riche en oméga-3, c'est avisé, mais allier les deux c'est encore mieux.

Adopter un style de vie sain pour notre cerveau, c'est avoir une hygiène de vie qui touche à la fois à la sphère psychique et à la sphère physique.

Voici quelques conseils pour que votre cerveau se sente bien dans ses méninges :

Un sommeil de qualité

Idéalement, endormons-nous avant 22 h 30. Le rythme circadien de l'être humain est conçu pour nous faire bouger en plein jour et dormir la nuit dans l'obscurité. Le sommeil est primordial car il correspond à une phase de réparation de notre organisme : diverses hormones sont sécrétées lors de notre sommeil et tout ce petit monde maintient le corps dans le bien-être.

Une courte méditation au réveil

Asseyez-vous dans votre lit ou sur votre coussin de yoga : l'important est que votre colonne vertébrale soit verticale (allongé, on se relaxe, assis on médite). Les plus souples d'entre nous adopteront la position du lotus *(Padmasana)*. Si vous êtes un peu rouillé le matin, adoptez une position assise confortable, les yeux mi-clos regardant « dans le vide », mains déposées sur les genoux. Et à présent, installez-vous dans votre présence. Les pensées affluent ? C'est bien normal. Laissez-les venir en silence et continuer leur chemin à travers vous, acceptez de devenir inconsistant face à elles : accueillez-les et laissez-les partir. Se concentrer sur la respiration, inspiration profonde et expiration lente permet de calmer les pensées parasites. Quelques minutes de méditation quotidienne apportent un bien-être profond à notre cortex.

La marche quotidienne

La marche est un sport doux qui a l'avantage de mettre en action nos deux hémicorps : quand on avance la jambe gauche, on avance en même temps le bras droit mais on recule le bras gauche alors que la jambe droite reste à l'arrière, preuve que tout le corps se met en branle pour aller de l'avant (sauf la tête qui suit passivement : heureusement, car nous aurions la une démarche d'un pigeon ramier). La marche nécessite donc l'utilisation de nos deux hémisphères cérébraux en simultané : il se développe ainsi plus de connexions entre nos deux « cerveaux ». On retrouve le même principe chez un pianiste. Mais comme il est plus facile de marcher que de jouer du piano, je vous encourage à marcher. Si cependant vous êtes un fan de Frédéric Chopin, investissez dans un piano. L'activité simultanée de nos deux hémisphères cérébraux s'appelle la synchronisation neuronale. Elle est essentielle au maintien de notre bien-être.

Hémisphères & créativité

Une étude menée au Nouveau-Mexique (USA) a démontré que les personnes les plus créatives sont celles qui présentent le plus grand nombre de connexions entre leurs deux hémisphères cérébraux. Léonard de Vinci, Michel-Ange et Nicolas Tesla étaient tous trois ambidextres.

Une alimentation sur mesure

Elle doit pour cela soutenir notre neurogenèse (voir encart plus haut) : il est conseillé de manger moins, plus du tout de sucre, beaucoup de poissons gras car ils contiennent des oméga-3 DHA, et du curcuma. Dernier point : l'iode stimule la neurogenèse du niveau de l'hippocampe. Vous trouvez cet atome dans les poissons de mer, c'est une double raison d'en consommer régulièrement.

Recopiez ces cinq points de votre plus belle écriture sur une fiche bristol et collez-la sur votre frigo pour ne plus jamais oublier. En dehors de cette relance de la neurogenèse, il va de soi qu'une alimentation alcaline et riche en antioxydants est bénéfique autant pour le cerveau que pour le reste de notre organisme.

Saumon en papillotes

Cette recette est fidèle aux recommandations culinaires qui relancent le « FNIC » : elle contient des oméga-3, du curcuma, est peu calorique et dépourvue de sucre. Facile à préparer, elle est en plus délicieuse.

➚ Ingrédients

- 1 darne de saumon par personne
- gingembre frais râpé
- le jus d'une orange
- sauce tamari
- graisse de coco
- poivre et curcuma.

➚ Préparation

- Faire une marinade à l'aide du jus d'orange pressé, de la sauce tamari, du gingembre râpé, curcuma et poivre. Faire mariner les darnes de saumon pendant 30 min.
- Confectionner les papillotes à l'aide de papier sulfurisé, enrouler les darnes individuellement, arroser de la marinade et d'un bout de graisse de coco. Enfourner à 180 °C pendant 20 min. Accompagner d'un riz basmati.

« Mon cerveau ? C'est mon second organe préféré. »

Woody Allen

Graisses et substance grise

Quand on sait que 50 % du poids du cerveau est constitué de gras et que ce gras est indispensable à la bonne communication entre les neurones ainsi qu'à la transmission optimale de l'influx nerveux, on comprend l'importance de lipides de qualité dans notre alimentation. Notre cerveau est gourmand des oméga-3 « DHA » qui se trouvent surtout dans les poissons gras des mers froides : 3 portions de 200 g par semaine subviennent à nos besoins : adaptez vos assiettes (voir chapitre H).

Ne négligeons pas non plus le rôle du cholestérol dans la structure de nos neurones. Le précieux cholestérol diabolisé pendant des dizaines d'années retrouve enfin ses lettres de noblesse : il est indispensable au maintien de notre santé, on le retrouve dans chaque membrane cellulaire et en quantité importante au niveau de nos synapses et de la gaine de myéline (voir chapitre F).

Le sucre en excès est néfaste pour nos neurones car il crée peu à peu une résistance à l'insuline (l'hormone qui permet l'entrée du sucre dans les cellules pour les pourvoir en énergie). Si Miss Insuline sonne poliment aux récepteurs cellulaires pour avertir que trop de molécules de glucose traînent dans le sang et qu'il est temps de les faire pénétrer dans les cellules, en cas de résistance, les cellules jouent à la sourde oreille.

Vous connaissez le conte de « Pierre et le loup » ? C'est tristement l'histoire qui se répète : à force de trop crier au loup, les récepteurs cellulaires répondent à l'insuline d'aller se rhabiller, qu'ils ne croient plus du tout à cette histoire d'hyperglycémie et qu'il ne faut plus les déranger pour si peu. Miss Insuline, impuissante, augmente son taux et sonne à de plus en plus de récepteurs, hélas, ce n'est que peine perdue. Le glucose s'accumule dans le sang et commence à manquer cruellement dans les cellules qui, n'oublions pas, ont besoin de ce petit sucre hexagonal pour créer de l'ATP, unique source d'énergie. Mais les récepteurs continuent à faire les sourds. Conséquence de tout cela ? Les cellules crient famine, s'étiolent et finissent par mourir.

En une phrase comme en mille, moins vous mangez de sucre, plus votre cerveau devient efficient.

La cétogenèse au secours du cerveau

On entend souvent dire que le glucose est le seul aliment de nos neurones. Ce n'est pas tout à faire exact : s'il en est l'aliment principal, il existe une voie de secours en cas de jeûne ou de famine pour permettre la survie de notre cerveau : on l'appelle la voie de la cétogenèse.

Le principe est simple : si notre organisme sait transformer le sucre en graisse (voir chapitre G), le contraire est également vrai : en l'absence d'apport sucré, nos enzymes savent renverser la vapeur et transformer nos graisses en glucose. Cette réaction enzymatique libère des corps cétoniques qui servent également de « nourriture » à la cellule nerveuse.

Phosphènes & concentration

Un phosphène, c'est une tache lumineuse qui reste dans notre champ de vision même si on ferme les yeux. Nous avons tous expérimenté ce phénomène : il suffit de fixer le soleil à l'aurore ou au crépuscule (pas entre les deux car sa radiation est trop forte) pendant trente secondes, puis de fermer les yeux et là, comme par magie, sur l'écran noir de nos paupières closes s'allume une tache lumineuse : elle correspond à la persistance rétinienne de la lumière du soleil.

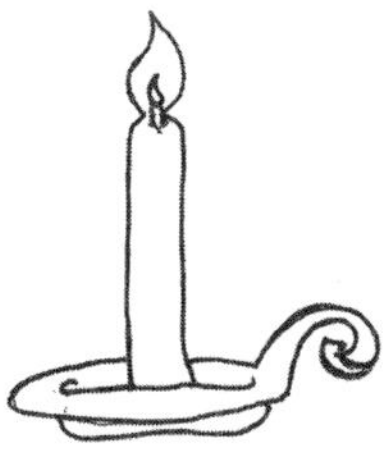

Une technique millénaire de yoga consiste à fixer le plus longtemps possible et sans cligner des yeux la flamme d'une bougie. Puis sitôt que les yeux clignent, fermer les yeux et se concentrer sur la tache lumineuse qui surgit dans l'obscurité de vos paupières. Dédiez tous vos neurones à la contemplation paisible de cette tache jusqu'au moment où elle s'éteint (elle met plusieurs minutes à s'éteindre). Cet exercice augmente le pouvoir de concentration et calme le mental. Mes maîtres hindous préconisent toutefois de fixer un point noir de la grosseur d'un petit pois dessiné sur une feuille blanche plutôt que la flamme d'une bougie car cette dernière est tributaire des courants d'air et a la fâcheuse habitude de vaciller. La contemplation d'un point immobile est préférable.

Pomme de pin & troisième œil

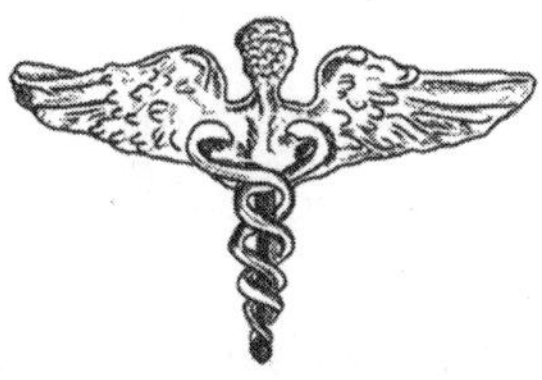

Les Indiens l'appellent l'ajna, notre 6e chakra, les Occidentaux l'appellent glande pinéale, ou encore épiphyse. C'est une petite glande endocrine qui fait moins d'un centimètre de long et ressemble à une pomme de pin, ce qui lui a valu son nom. Elle existe chez tous les vertébrés, ses cellules ont la même origine que les cônes et les bâtonnets de notre rétine, des cellules sensibles à la lumière.

Chez les oiseaux, la glande pinéale se trouve sous la surface du crâne : elle capte la luminosité ambiante et adapte leur métabolisme au cycle jour/nuit. Chez l'homme, la glande pinéale se trouve au centre de notre cerveau, elle est trop profondément enfouie pour saisir les différences de luminosité ambiante, elle est pourtant composée de cellules visuelles. La glande pinéale sécrète de la mélatonine : une hormone très importante dans le cycle du sommeil car c'est elle qui nous amène dans les bras de Morphée chaque soir (voir chapitre R).

Selon certaines traditions, la glande pinéale est à l'origine de phénomènes paranormaux bien connus des anciens mais que la science moderne a encore du mal à expliquer, comme la clairvoyance ou la télépathie. Si vous observez un caducée d'Hermès, vous constaterez que le bâton ailé (entouré de ses deux serpents) se termine par une pomme de pin : elle symbolise notre glande pinéale.

Bonus : Pour avoir une mémoire de pachyderme à grandes oreilles

➚ Dans mon assiette, je mets

- Des oméga-3 DHA (voir chapitre H)
- De la graisse de coco
- Du curcuma (voir chapitre V)
- Du ginkgo biloba (voir chapitre V)
- Et pas de sucre ! (voir chapitre G)

➚ En dehors de l'assiette, je

- Marche 30 minutes par jour (pour faire fonctionner mes deux hémicorps simultanément)
- Ai un bon sommeil (voir chapitre R)
- Contrôle mon poids
- Pratique la méditation quotidienne
- Évite les polluants et les métaux lourds
- Fais des mots croisés, sudoku et des jeux de société.

D

DIGESTION : LA GESTION DE NOTRE VENTRE

« Il y a un rapport de cause à effet entre une digestion heureuse et ce que les hommes nomment le bonheur. »

Louis Thomas

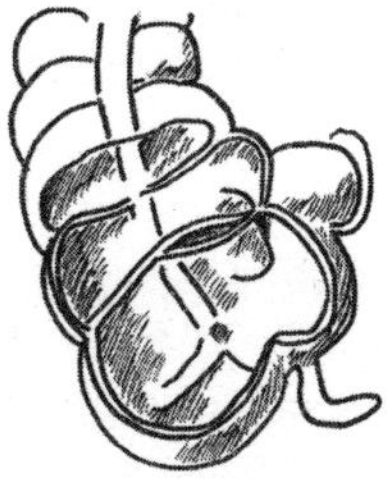

Le mot interpelle : digérer partage l'étymologie du substantif « gestion ». Il fut inventé par le monde romain, Cicéron l'utilise le premier avec la signification de « mettre dans un certain ordre », puis le sens dérive au cours des siècles, « dissolution d'un corps », « partager en plusieurs parties », « faire l'assimilation des aliments »… Intéressant, car le processus de digestion est bien plus complexe qu'une simple réaction chimique qui consisterait à réduire une darne de saumon en protéines, iode et oméga-3.

Les entrées & les sorties

Pour saisir l'importance d'une bonne digestion, il faut concevoir le rôle que joue celle-ci dans notre bien-être. Si on considère l'être humain comme une simple boîte noire (c'est-à-dire une boîte dont l'intérieur nous est inconnu et caché), celle-ci interagit avec le monde extérieur par un système d'entrées et de sorties. La qualité de cette boîte est donc régie par tout ce qui entre en elle et ce qui ressort.

Ce qui pénètre sont les nourritures, au sens vaste du terme : les aliments qui passent par notre bouche, mais également l'air qui emplit nos alvéoles pulmonaires et les pensées qui nous assaillent.

Ce qui ressort sont les éliminations : le gaz carbonique que nous expirons, les selles et les urines, la transpiration, mais également les règles, les larmes, les vomissements, les boutons qui évacuent du pus, les rêves ou cauchemars de la nuit (voir chapitre N pour la liste complète de nos éliminations).

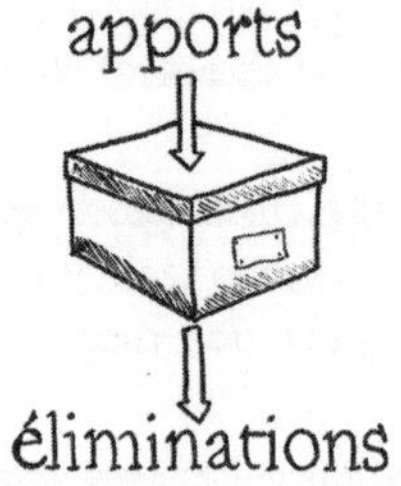

La qualité du contenu de cette boîte ou microcosme que nous sommes dépend donc de l'équilibre entre les entrées et sorties. Nous voyons avec bonheur que les éliminations sont bien plus nombreuses que les entrées, ce qui signifie que notre corps a plus d'une carte dans son jeu pour s'épurer.

À présent, considérons le microcosme que nous sommes non plus comme une boîte noire, mais comme une boîte transparente : que se passe-t-il *à l'intérieur* qui est responsable de notre bien-être ? L'alimentation a un rôle essentiel dans la qualité de notre microcosme, elle est régie par près de 8 m de boyaux auxquels s'ajoutent des glandes et des organes. Nous ingurgitons notre nourriture par la bouche et éliminons les déchets par l'anus : dans ce laps de temps, notre système digestif aura mixé, classé, éliminé, absorbé, sécrété et excrété ce qu'il faut pour maintenir notre santé au beau fixe.

Les villégiatures de notre bol alimentaire

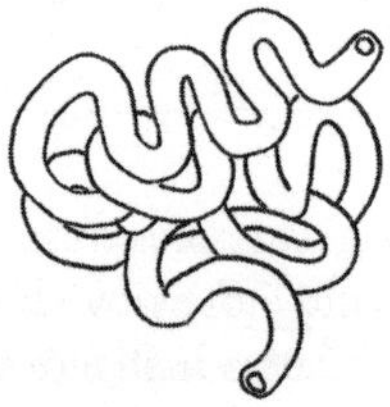

Le tube

Le tube digestif, comme son nom l'indique, est tubulaire. Il commence par la bouche (ou cavité buccale), se prolonge par l'œsophage, l'estomac, l'intestin grêle qui se compose du duodénum, jéjunum puis iléon, s'abouche au gros intestin ou côlon, qui est segmenté en caecum, côlon ascendant, transverse et descendant, puis sigmoïde et se termine par l'ampoule rectale délimitée par le sphincter anal.

Une fois n'est pas coutume, le trajet se fait du point B au point A : les aliments progressent imperturbablement de la bouche (B) à l'anus (A) en subissant des modifications mécaniques et chimiques. Pour la mécanique : nous possédons des dents qui ont chacune leur spécialité : les incisives incisent, les canines déchirent et les molaires meulent ; ensuite l'estomac se contracte et malaxe et pour finir nos intestins, grêle et gros, ondulent dans un admirable mouvement de reptation pour faire avancer le bol alimentaire. On appelle cela le péristaltisme.

La partie chimique est quant à elle gérée par nos enzymes : nous en possédons une pléthore qui dissolvent et dissèquent les aliments en nutriments, lesquels nutriments seront absorbés par notre jéjunum. La partie non absorbée de notre bol alimentaire continue son voyage pour rejoindre le gros intestin et sera évacuée sous forme de selles.

Plus de 30 m² de surface d'échange

La superficie de notre peau fait presque 2 m². Celle de nos poumons à peu près 80 m². Notre intestin grêle est constitué de replis, de villosités tout au long de ses 6 mètres et des microvillosités sont présentes sur la surface de ces villosités : tous ces replis soigneusement mis à plat représentent une surface d'échange de 32 m².

L'absorption jéjunale

L'absorption jéjunale est essentielle car c'est à ce niveau que notre organisme va s'enrichir des nutriments dont il a besoin. Elle dépend de plusieurs facteurs :

1. La qualité de la muqueuse intestinale

Les cellules ont des microvillosités qui augmentent la surface d'échange : la présence de ces microvillosités est primordiale. En terrain inflammatoire, elles sont abrasées et perdent la capacité d'absorber les nutriments.

2. La qualité des aliments contenus dans votre assiette

La culture intensive des sols fragilise les terres qui s'appauvrissent en nutriments. Même les légumes « bio » peuvent être carencés en minéraux. Quant aux cultures hors sols, honnêtement, que peut apporter une racine qui n'a plus de contact avec les nutriments de la terre ?

3. La qualité de notre métabolisme

Entendez par là l'efficacité de nos enzymes et de toute l'intendance de la digestion.

L'acidité de l'estomac

Elle est souvent accusée à tort de mille maux et muselée par des antiacides chimiques, pourtant notre estomac sécrète de l'acide chlorhydrique pour servir la noble cause de notre digestion.

L'estomac est une poche d'une vingtaine de centimètres de long, dont le volume varie de ½ litre à vide jusqu'à 4 litres après un repas plantureux (je vous déconseille cependant d'engorger votre panse gastrique ce soir si vous désirez avoir un sommeil serein). Il accueille les aliments prédigérés par les enzymes salivaires et broyés par nos dents et les gère par une action double à la fois mécanique et chimique grâce à sa paroi musclée et ses sucs gastriques.

Ces sucs sont composés d'acide chlorhydrique et d'enzymes. Les enzymes de notre estomac fonctionnent dans un milieu acide. L'acidité de notre estomac varie entre un pH de 1,5 et 5. Pour se prémunir de cette acidité, les parois de notre estomac sont recouvertes d'un mucus protecteur.

Une sensation d'acidité est anormale et provient soit d'une altération du mucus, soit de la présence d'acide dans un endroit où il n'est pas censé se trouver : l'œsophage.

Les remontées acides sont souvent provoquées par un aliment « refusé » par l'estomac, mais pas au point de provoquer des vomissements. C'est juste une manière de dire **« ôtez de ma vue cet aliment qui nuit à ma santé ».** L'aliment remonte donc vers l'œsophage dont il vient, on appelle cela des régurgitations.

Les antiacides chimiques constituent une solution symptomatique peu respectueuse de notre physiologie : en bloquant l'acidité naturelle de l'estomac, ils provoquent une digestion de piètre qualité et la possible invasion de germes qui sont en temps normal maîtrisés par cette acidité.

Une manière plus élégante de gérer ces remontées acides est d'identifier l'aliment *non grata* pour l'évincer de l'alimentation tout en restaurant un microbiote de qualité. Les aliments sucrés, les laitages et les levures sont souvent responsables des remontées acides.

Les étapes qui précèdent l'absorption jéjunale ont donc leur importance. Nous avons déjà évoqué la cavité buccale qui broie et sécrète des enzymes ; nos grands-mères nous le serinaient : nous devons mâcher chaque bouchée autant de fois que le nombre de nos dents ! Qui de nos jours prend le temps de mâcher trente-deux fois chaque bouchée ?

Nous avons également vu le rôle important de l'estomac. Une fois les aliments dissous par les sucs gastriques, le pylore (le sphincter qui ferme l'estomac) s'ouvre et le chyme peut s'écouler dans le duodénum. Deux autres acteurs prennent place à ce moment-là : le foie et le pancréas. Le premier déverse des sels biliaires qui attendent bien sagement leur heure de gloire dans la vésicule biliaire : ils vont émulsionner la partie grasse du repas afin de la rendre soluble dans l'eau et permettre ainsi son absorption jéjunale. Le suc pancréatique contient au moins cinq familles d'enzymes qui hachent menu les ingrédients de notre bol alimentaire : protéines, amidon, acides gras : tout y passe.

Qu'est-ce qu'un enzyme ?

Un (ou une) enzyme est une protéine qui accélère une réaction chimique. Ces réactions chimiques sont indispensables à la vie, quand tout fonctionne dans le meilleur des mondes, nous sommes en bien-être.

À ce jour, il existe près de 5 000 enzymes référencés. Les enzymes humains sont codés par notre ADN. Chaque enzyme fonctionne grâce à un coenzyme : en utilisant une métaphore toute simple, le coenzyme est à l'enzyme ce que l'essence est au moteur : le zinc est le coenzyme de plusieurs centaines d'enzymes différents. Une carence en zinc entraîne une diminution de toutes les réactions chimiques dépendant de lui et se traduit par une fatigue chronique.

L'objectif de cette première partie de la digestion est donc de transformer l'aliment en nutriment : il ne devrait point rester de morceau de petit pois reconnaissable dans l'intestin grêle, ni de tranche de pain, mais des minéraux, des vitamines, des acides aminés et des acides gras.

Le chyme soigneusement préparé va se répandre ainsi sur les microvillosités de la muqueuse pour être absorbé par nos entérocytes.

L'insoutenable légèreté de la muqueuse intestinale

Si vous observez votre intestin grêle au microscope, vous constaterez que sa muqueuse est tapissée d'une seule couche de cellules : ces cellules adhèrent à leurs voisines par un système de cohésion qui ressemble à des boutons pressions : l'ensemble crée une imperméabilité essentielle.

La barrière intestinale joue un rôle essentiel dans notre santé : en plus d'absorber les nutriments dont nous avons besoin, elle sert de frontière géopolitique entre l'intérieur de notre corps et la lumière intestinale remplie d'éléments qui ne nous appartiennent pas vraiment, comme les aliments en cours de digestion et notre microbiote. Pour remplir ce rôle, elle doit être aussi imperméable qu'un ciré de marin breton peut l'être face aux intempéries de l'océan Atlantique. Cette barrière est épaisse de quelques micromètres: cette seule rangée de cellules doit faire office de mur infranchissable. Vous comprenez à présent que notre imperméabilité intestinale doit être irréprochable, le cas échéant elle devient une porte d'entrée à tout genre de désagréments.

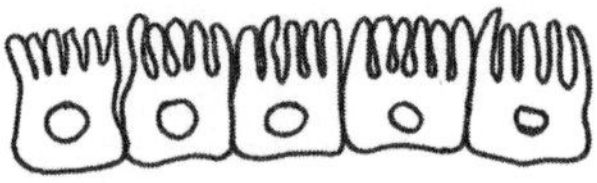

La qualité de cohésion de ces cellules joue un rôle essentiel dans le mécanisme de l'absorption des nutriments: chaque nutriment transite à travers la cellule pour nourrir notre organisme: ce filtre est essentiel, nos entérocytes ne choisissent que ce qu'ils considèrent nécessaire à notre bien-être.

Excrétion du côlon

Le chyme qui n'a pas été absorbé par notre intestin grêle termine son périple à la valvule iléo-caecale qui délimite nos deux intestins. Ils ont beau partager le même nom, grêle et gros intestins ont des fonctions diamétralement opposées. L'intestin grêle absorbe et le gros intestin, également nommé côlon, excrète: il va éliminer tout ce qui ne lui est pas indispensable sous forme de selles.

Environ 90 % des liquides ont été absorbés quand le chyme passe la valvule iléo-caecale. Le côlon continue d'absorber l'eau et la vitamine K, un cadeau précieux qui nous vient de notre microbiote. Les fibres provenant des légumes se retrouvent intactes à la fin du voyage, car contrairement à nos amis les ruminants, nous sommes dépourvus d'enzyme capable de dégrader la cellulose.

Ces fibres sont précieuses car elles contribuent à la qualité des selles et d'un transit régulier. Peu à peu, grâce à la cellulose et à un mouvement péristaltique présent tout au long de notre tube digestif, le bol alimentaire progresse, s'appauvrit en eau et se charge en bactéries. On considère que chaque gramme de selles renferme 100 milliards de bactéries, vivantes ou mortes.

Le petit peuple mystérieux de notre intestin

Ils sont présents de la bouche à l'anus et même au niveau de l'estomac malgré son acidité. Mais la plus grande concentration de ces êtres microscopiques indispensables à notre bien-être se situe dans notre côlon.

Ces microbes constituent le microbiote. Sa faune est essentiellement constituée de bactéries, mais aussi de virus, champignons, parasites et autres bébêtes.

Des saprophytes au microbiote

Les « saprophytes » : c'est ainsi qu'on nommait auparavant les microbes qui peuplent nos intestins. Phonétiquement, ils portaient magnifiquement leur nom. Puis ils ont été rebaptisés « flore intestinale » : cette délicate appellation aux parfums fleuris a été renommée à son tour et nous parlons à présent de microbiote. La science aime bien se gargariser de mots savants et ce mot signifie ni plus ni moins « petite vie », en hommage à ces minuscules peuplades qui ont l'air de lilliputiens face à la taille de nos cellules humaines. Un coup d'œil dans un microscope vous montrera que ces myriades de cellules se reproduisent à la vitesse grand V. Les bactéries de notre tube digestif sont petites oui, mais nombreuses. Très nombreuses. Et c'est tant mieux, car elles sont un des piliers indispensables de notre bien-être.

L'origine de notre microbiote

Le fœtus que nous étions tous, heureux comme un poisson dans l'eau, boit le liquide amniotique et reçoit ses nutriments par le cordon ombilical ; son tractus digestif est stérile, mais prêt à accueillir des milliards de germes après sa naissance. Tout se joue lors de la sortie de l'utérus : le nouveau-né se colonise du microbiote de sa maman. En quelques jours, la colonisation est faite : les premières bactéries se nichent dans des cryptes intestinales et y demeurent tout au long de notre vie. C'est ici qu'elles se reproduisent avant de migrer dans le mucus qui tapisse notre muqueuse intestinale.

À l'heure actuelle, on estime que chacun de nous possède quelque 160 espèces différentes de bactéries dans son microbiote, parmi un millier d'espèces microbiennes identifiées jusqu'à ce jour chez l'être humain ; cette colonisation spécifique nous sera fidèle tout au long de notre vie.

Notre immunité reconnaît ces bactéries initiales et les respecte, malgré la programmation de nos globules blancs d'éliminer toute bactérie à sa portée. Ce phénomène s'appelle la « tolérance » : les bactéries de nos cryptes sont considérées comme faisant partie de la famille, de notre identité propre : quoi qu'elles fassent, elles ont reçu l'immunité diplomatique. Si par contre nous sommes au contact d'autres bactéries, même si elles font partie des jeunes filles appartenant aux quelques milliers de bonnes familles du microbiote humain, notre immunité ne le voit pas du même œil et s'en débarrasse.

Prébiotiques ou probiotiques : quelle différence ?

Les prébiotiques nourrissent les bactéries, les probiotiques sont les bactéries elles-mêmes : si ces dénominations très proches prêtent à confusion, la différence est de taille. Mieux vaut de bons prébiotiques qui nourriront vos bactéries personnelles parfois affaiblies que des probiotiques qui apportent des bactéries, certes efficaces selon les études scientifiques, mais qui n'ont aucune garantie de faire partie de votre flore initiale. C'est quitte ou double : soit votre immunité les tolère, soit elle va s'échauffer contre les envahisseurs.

L'inuline

C'est un mot savant pour parler des fibres de certains légumes. Avec une terminaison qui rime avec protéine, on pourrait se fourvoyer sur sa nature : contrairement aux apparences, l'inuline est un sucre qui fait partie de la grande famille des fructanes.

À l'instar de notre organisme qui stocke le glycogène, pourvoyeur d'énergie quand il se décompose en centaines de molécules de glucose, les plantes possèdent leurs propres tactiques de stockage énergétiques, comme l'amidon (voir chapitre G) ou l'inuline.

L'inuline est stockée surtout dans les racines. Nous ne possédons pas d'enzyme capable de la dégrader et donc de l'utiliser ; cependant, elle constitue un excellent aliment pour notre microbiote. Consommer des légumes riches en inuline est bon pour la santé de nos intestins, surtout s'ils sont mis à mal par la fameuse « grippe intestinale » qui n'est autre qu'une gastro-entérite aiguë. Ma grand-mère n'avait de cesse de dire que « les poireaux étaient le balai de l'intestin », et cuisinait des soupes de poireaux dès que les intestins familiaux présageaient l'orage. C'est parce que les poireaux sont riches en inuline, tout comme l'ail et l'oignon, les topinambours, les endives, les asperges, les salsifis et les artichauts.

Ces légumes constituent donc d'excellents prébiotiques et offrent une belle cure de Jouvence à vos intestins en nourrissant votre microbiote de façon optimale.

Voici une information qui a toute son importance : pour stocker son énergie, une plante choisit entre amidon ou inuline. Consommer des plantes à inuline, c'est donc être sûr que l'aliment est exempt d'amidon. Privilégier les légumes à inuline, c'est par la même occasion diminuer l'apport d'amidon dans son alimentation.

L'arbre généalogique du microbiote

Il n'est pas facile de jouer au jeu des 7 familles du microbiote car un millier de familles est déjà référencé, et puis la fille impubère de la famille firmicute met à peine 40 minutes pour devenir grand-mère! Quand je dis impubère, c'est une image bien sûr, n'allez pas imaginer que notre microbiote est pourvu d'une sexualité débridée.

La sexualité sous-entend deux sexes différents (voir chapitre Q). Or, les bactéries se divisent pour se multiplier et sont donc dépourvues d'organes génitaux. Une division prend 20 minutes à peine pour s'achever, en jargon de biologiste on appelle cela une mitose. Imaginez ce qui se passe dans votre ventre à chaque instant: il est question de vie, mais aussi de mort, c'est une tragicomédie qui se joue à chaque digestion. 25 % du poids de nos selles correspondent à des bactéries qui ont passé de vie à trépas. Chaque jour nous évacuons les cadavres, chaque jour les bactéries renaissent de leurs cendres par milliards.

La masse de notre microbiote intestinal est de l'ordre de 1 kg et le nombre de ces cellules microbiennes est estimé à 390 000 000 000 000 (trois centre quatre-vingt-dix mille milliards): on considère que la somme de toutes les bactéries qui peuplent notre ventre est supérieure à la somme de toutes les cellules de notre organisme. En d'autres termes, nous portons en nous plus de DNA étranger qu'humain. D'où une question qui pourrait vous venir à l'esprit: qui est vraiment maître à bord?

« En réalité, vous êtes un membre actif du microbiome humain. »
David Perlmutter

Réflexions postprandiales

Nos croyances ressemblent à ceci: « Je suis enchanté(e) de posséder des milliards de bactéries qui interviennent dans ma digestion quotidienne en la rendant efficiente et légère. »

Si la bactérie pouvait réfléchir, ses formes pensées ressembleraient probablement à ceci: « Sacrebleu que je suis heureuse d'avoir trouvé un vaisseau qui puisse m'abriter du froid, des bactéries ennemies qui rôdent à l'extérieur, j'ai trouvé un être vivant qui me nourrit chaque jour et me permet de vivre en colonies avec mes sœurs »...

Tout est question de perception, en fin de compte nous existons peut-être que pour jouer le rôle d'un vulgaire contenant de bactéries! Hypothèse que réfute tout ego bien né, il va de soi.

Un cadre rigoureux

La première partie de notre côlon s'appelle le caecum: il est séparé de l'intestin grêle par une valvule qui a son importance: elle permet la progression du bol alimentaire en évitant les reflux: mieux vaut que les microbes qui pullulent dans notre côlon y restent! Pour aider cette garde prétorienne, la nature nous a pourvus d'un organe immunitaire en forme d'apostrophe que l'on appelle tout simplement... appendice. Il est là pour faire son boulot, et parfois il s'enflamme un peu trop: on parle d'appendicite.

Comme le côlon encadre l'intestin grêle et que les anatomistes ont parfois peu d'imagination, ils décidèrent de l'appeler cadre colique. Ici la progression du bol alimentaire ralentit sa vitesse: l'intestin grêle a absorbé tout ce dont on avait besoin. Le côlon réabsorbe l'eau et compacte les matières qui vont *in fine* prendre la forme d'un bel étron.

À chaque fois qu'une selle arrive dans l'ampoule rectale, un besoin d'exonération se fait sentir. Si les mouvements de notre tube digestif, appelés « péristaltisme », sont indépendants de notre volonté, pour notre plus grand plaisir, le sphincter anal échappe à cette règle et sa continence volontaire nous permet d'avoir une vie sociale et civilisée afin de décider du moment et de l'endroit de la fin du grand périple de notre repas.

Il est toutefois préférable de ne jamais lutter contre les éliminations, qu'elles soient sous forme de larmes, de pipi pressant ou de vidange de l'ampoule rectale, sous risque d'accumulation de toxines, de blocage, et surtout de l'instauration d'une constipation: si une selle pointe son nez, éliminez-la *ipso facto*: vous n'en serez que plus léger, dans tous les sens du terme.

La selle parfaite

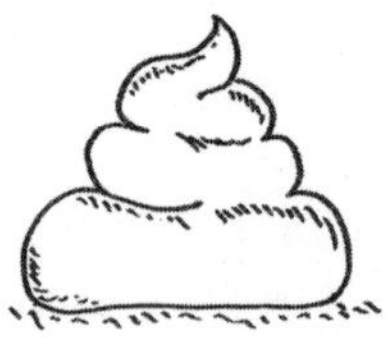

La digestion est un processus lent: il faut environ 24 heures pour digérer un repas. C'est évidemment une estimation grossière car cette durée dépend de la qualité de votre repas (une soupe se digère plus vite qu'une choucroute garnie) et de celle de vos intestins; les personnes âgées digèrent plus lentement qu'un jeune adolescent.

Les fibres sont connues pour accélérer le transit, elles constituent ainsi un excellent moyen d'équilibrer un transit un peu paresseux. Si vous voulez connaître la durée personnelle de votre transit, il suffit de vous faire une belle salade de betteraves rouges et de vérifier, chronomètre en main, quand des fèces teintées couleur betterave apparaissent.

Au terme de leur progression, les selles se retrouvent dans l'ampoule rectale et attendent leur moment de gloire : l'exonération. Une selle normale est composée d'eau de 75 %, le quart restant contient surtout des bactéries mortes, mais aussi des cellules intestinales desquamées, des fibres alimentaires non digérées comme la cellulose, de l'urée, du potassium et d'autres électrolytes en quantité négligeable. La selle est recouverte d'un manteau de mucus. On élimine environ 200 g de matières fécales quotidiennement. Idéalement, une selle est moulée, facile à éliminer et ne requiert aucun papier hygiénique pour nettoyer les traces de son passage.

4 attitudes efficaces pour relancer un transit paresseux

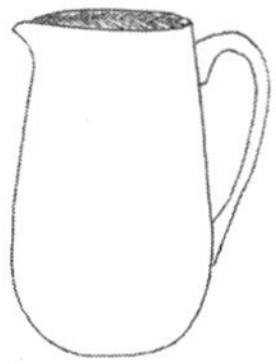

Voici 4 propositions naturelles et faciles à mettre en place, à vous de choisir celle qui vous convient au quotidien.

A. 2 grands verres d'eau chaude bus à jeun et rapidement chaque matin en position accroupie.
B. 1 cs de psyllium blond trempée dans un verre d'eau la veille, mâcher le matin à jeun en buvant l'eau.
C. 1 cs de graines de lin trempées dans un verre d'eau la veille, mâcher le matin à jeun en buvant l'eau.
D. Masser le ventre dans le sens horaire avec de l'huile de ricin chaque matin au réveil.

Faites vos jeux quand rien ne va plus

Tout n'est pas bon à digérer, nous nous en sommes tous rendu compte. Soit le repas est trop copieux, soit c'est la qualité de l'aliment qui est mis en jeu. Il existe des aliments plus ou moins digestes selon nos propres tolérances. L'industrie agroalimentaire a parfois dénaturé les aliments au point qu'ils se transforment malgré eux en grains de sable dans le rouage de notre digestion. Parmi ces grains de sable, deux sont devenus tristement célèbres pour les inconvénients intestinaux qu'ils occasionnent, j'ai nommé le gluten et les laitages.

Quand le gluten nous englue

Le gluten fait parler de lui depuis des années : l'OMS considère que les intolérances au gluten toucheront bientôt une personne sur deux. Les produits sans gluten s'affichent de plus en plus nombreux dans les supermarchés, les restaurants proposent des plats sans gluten et le dernier chic est de faire son pain maison sans gluten.

Glue ou gluten ?

Un professeur italien (le pays de la pasta : est-ce un hasard ?) découvre cette protéine visqueuse au XVIIIe siècle et la baptise « gluten » qui signifie colle en latin. Prenez de la farine de blé et mélangez-la à la main avec un peu d'eau : en quelques secondes, vous aurez les doigts tout englués. Faites la même chose avec de la maïzena qui est de la fécule de maïs, dépourvu de gluten : vos doigts restent propres.

Le gluten est une colle végétale protéique que l'on retrouve dans certaines céréales uniquement : le blé, le seigle, l'orge et l'épeautre. Le blé du XXIe siècle en Occident en contient trop car il a été remanié.

Le gluten est une molécule « viscoélastique » : il suffit de lui rajouter de l'eau pour qu'elle s'allonge, s'étire et se laisse malaxer entre vos doigts. Le même phénomène se passe lors de la cuisson : la fermentation fait lever la pâte grâce à un dégagement de dioxyde de carbone qui crée des bulles dont la paroi est composée de colle. Grâce à sa paroi visqueuse et élastique, la bulle gonfle sans éclater, la cuisson achève de la coaguler ; sans gluten point de pain moelleux et croustillant : il reste plat car ses bulles éclatent pendant la fermentation.

Le grain de blé

Un grain de blé cueilli sur l'épi est à l'image de trois poupées russes imbriquées les unes dans les autres. La poupée la plus extérieure correspond à l'enveloppe du grain, appelée communément le son : elle est riche en vitamines B et en fibres. La poupée médiane joue le rôle d'une amande farineuse riche en amidon et gluten, qui cache en son centre la dernière poupée la plus précieuse : le germe du blé, riche en huiles précieuses polyinsaturées, en vitamine E, vitamines B et en minéraux.

Le hic, c'est que le blé qui constitue notre pain quotidien n'a plus rien à voir avec ces trois mignonnes poupées russes. L'homo sapiens industriel a modifié la donne : exit le son riche en fibres qui donne la couleur sombre du pain complet car le blanc se vend mieux ; on enlève également le germe car les huiles insaturées peuvent rancir facilement et donner un mauvais goût à la farine trop vieille : pour faire du pain, la majorité des boulangers utilisent une farine dont on n'a gardé que l'amande farineuse, soit amidon et gluten, deux nutriments qui ne servent à peu près à rien, hélas.

L'épi de blé

Dans les années 70, les agronomes ont décidé de rentabiliser l'hectare de blé : ils ont hybridé le blé « naturel » de manière à le rendre plus résistant aux orages et plus riche en gluten. En une phrase comme en cent, le blé est passé de 14 chromosomes à 42 ! Vous cherchez le naturel ? Il n'y en a bientôt presque plus…

Le cas de l'avoine

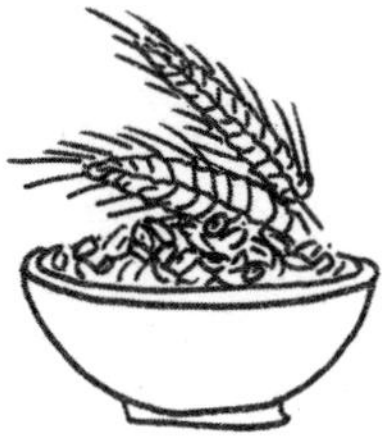

Il existe une controverse au sujet de l'avoine, très souvent listée dans les céréales contenant du gluten et pourtant décriée comme inoffensive.

L'avoine est la cousine du blé mais ne fait pas partie *stricto sensu* de la famille des *triticeae*. Officiellement, elle ne contient pas de gluten, mais de l'avénine, une substance qui parfois entraîne une irritation de la muqueuse intestinale.

Très souvent, l'avoine est traitée dans des moulins à blé : elle est alors contaminée par le gluten du blé, c'est pour cette raison qu'elle est listée comme céréale contenant du gluten. Son gluten est en fait exogène.

Certains moulins offrent une appellation « avoine sans gluten », donc non contaminée.

Le poinçonneur des Lilas (Des trous, des p'tits trous, encore des p'tits trous)

Vous venez d'avaler votre croissant, un petit biscuit, le sandwich du midi, une tartine, des pâtes al dente, une pizza marguerita ou encore un cake au chocolat maison : tous vos sens ont été émoustillés, la dernière bouchée était délicieuse, mais maintenant passons aux choses sérieuses : il faut digérer votre ration de gluten.

Dans l'intestin grêle, le gluten forme une pâte visqueuse tout à fait indigeste et agace la muqueuse intestinale de son passage gluant. Cette irritation répétée engendre des trous : l'intestin perd son imperméabilité légendaire et laisse à présent passer des parties microscopiques du bol alimentaire qui se retrouvent dans le sang.

Le système immunitaire face au gluten

Un morceau microscopique de cookie au chocolat navigue dans nos capillaires ? Notre système immunitaire veille au grain et sécrète immédiatement des anticorps pour détruire l'ennemi à grand renfort de réaction inflammatoire : celle-ci aggrave notre intestin déjà fragilisé.

L'irritation cause la porosité, cette porosité engendre l'inflammation qui crée la perméabilité ! Les trous laissent passer des particules alimentaires qui déclenchent des réactions immunitaires plus ou moins adaptées pour abattre l'ennemi et tout cela se traduit par des symptômes intestinaux divers et variés.

Reconnaissons que le gluten a considérablement envahi notre alimentation moderne : un repas dépourvu de blé est chose rare. Le système immunitaire est ainsi mobilisé tout au long de la journée, il finit par s'épuiser et commence à dysfonctionner.

Quand le gluten monte à la tête

À force de se prendre pour une passoire, l'intestin n'est pas heureux et vous le fait sentir : gonflements, flatulences, ballonnements, un transit irrégulier qui va à vau-l'eau ou se bloque plusieurs jours, crampes abdominales, acidité d'estomac, voire nausées : la liste est longue et dépasse parfois le cadre intestinal : la tête (alouette) est souvent touchée avec son lot de céphalées, brouillard mental, envie irrépressible de faire la sieste après le repas, mais aussi baisse d'énergie, voire douleurs articulaires et prise de poids. Si vous souffrez de ces symptômes, réfléchissez à votre alimentation.

La glutéomorphine

Il s'agit d'un peptide anormal dérivé du gluten qui va se fixer sur les récepteurs morphiniques de notre cerveau. Il appartient à la classe des opioïdes. En d'autres termes, certaines personnes sont totalement dépendantes au gluten : en manger leur procure une sensation de plaisir et les apaise... jusqu'au syndrome de manque. La carence crée l'agitation et une envie irrépressible de reprendre un petit biscuit, une part de gâteau ou une tartine... Le phénomène est identique dans la prise d'opiacés. Seulement, le pain est en vente libre.

Pourquoi aujourd'hui et pas hier ?

Pourquoi nos mères et grand-mères ne souffraient-elles pas de tous ces maux ? Finalement, le gluten n'est-il pas simplement une question de mode ? Hélas non. La qualité du blé s'est détériorée et nous en faisons une consommation massive alors que nous devrions privilégier les légumes. Mais il y a plus. Des études ont mis en évidence la présence d'une molécule dans les urines des personnes intolérantes au gluten : le glyphosate. Présent dans la majorité des aliments non biologiques, il agresse la muqueuse intestinale et peut créer une porosité qui fait le lit de l'intolérance au gluten : les deux mécanismes sont liés. C'est ce qui explique le taux de plus en plus élevé de personnes intolérantes au gluten (et à d'autres aliments) dans nos sociétés modernes.

Glyphosate : quèsako ?

C'est un herbicide de formule chimique C3H8NO5P créé en 1974 par une entreprise américaine de biotechnologie. Depuis 2000, le brevet est passé dans le domaine public, ce qui signifie que la plupart des herbicides vendus sur le marché en contiennent. Sournois, le produit est absorbé par les feuilles pour ratiboiser la plante. Afin qu'il adhère suffisamment sur la surface des feuilles, on lui ajoute un principe tensioactif qui accroît sa toxicité.

Le glyphosate se retrouve dans les nappes phréatiques et l'eau du robinet. On sait à présent qu'il est capable d'endommager notre ADN : il est officiellement reconnu « probablement » cancérigène depuis 2015 par le CIRC (Centre International de Recherches contre le Cancer). Les polémiques font rage et la molécule fait couler beaucoup d'encre mais comme aucune solution de remplacement n'est encore envisageable dans l'industrie agroalimentaire, il semble plus facile de continuer à autoriser cette molécule que de remettre toute la planète à l'agriculture bio (ce qui serait une bonne chose, entre vous et moi).

Alors, que faire ?

C'est simple et vous devez vous douter de la proposition : si vous avez les symptômes évoqués plus haut, évitez le gluten. Même si vous ne souffrez d'aucun symptôme, il est bon de faire des pauses dans votre alimentation, pour renforcer votre muqueuse intestinale. Vous pouvez par exemple privilégier les céréales sans gluten et les légumineuses, vous gorger de légumes verts et colorés et limiter votre ration de sucre et de laitages les jours de semaine en vous autorisant plus de plaisirs culinaires le week-end.

Renforcer notre barrière intestinale en 4 points

1

Tout d'abord, éviter les aliments qui la vulnérabilisent par leur action mécanique : le gluten et l'alcool.

2

Privilégier un bon équilibre de notre microbiote en le renforçant grâce à l'utilisation quotidienne de prébiotiques (les plus intéressants sont les poireaux, l'artichaut, la chicorée, ail et l'oignon, les topinambours, les asperges et salsifis) et en diminuant les glucides dans notre portion alimentaire, comme le glucose qui favorise l'émergence de candida albicans (voir chapitre G).

3

L'utilisation d'épices dans la préparation de vos plats est primordiale, les cuisines traditionnelles l'ont bien compris. Le curcuma contient de la curcumine, l'anti-inflammatoire le plus puissant connu de nos jours, l'ail est un excellent désinfectant, la cannelle équilibre la flore, le laurier comme les clous de girofle ou le fenouil sont carminatifs, la liste est longue et fascinante : chaque épice possède une action bénéfique pour notre digestion.

4

La L-glutamine est un acide aminé qui joue un rôle essentiel dans le maintien de l'imperméabilité intestinale. En phase aiguë, ne pas hésiter à en consommer jusqu'à 2 g par jour en dose de charge, sous forme de comprimés, même si notre organisme sait en produire *in vivo*.

Noir ou blanc ? Quels aulx choisir

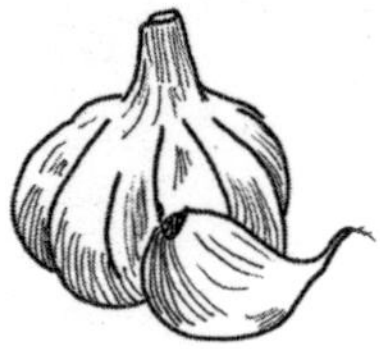

L'ail est une plante potagère très prisée en cuisine et connue depuis près de 5 000 ans autour du bassin méditerranéen pour ses vertus médicales. En plus de son goût recherché pour relever les plats, l'ail est un remède hors pair. Il contient de nombreux dérivés soufrés, comme, par exemple, l'allicine, un antibiotique naturel très puissant qui excite beaucoup le monde scientifique depuis la recrudescence des résistances aux antibiotiques.

En dehors de ses actions antibactérienne et antifongique réputées, l'ail (blanc ou noir) est antioxydant, équilibre une tension artérielle trop élevée, diminue les taux de cholestérol et joue sur la coagulation du sang (ce qui fait de lui un acteur clef contre les plaques d'athérome mal placées).

L'ail noir est un ail fermenté de nombreuses semaines : il perd en allicine et gagne en antioxydant. Si vous avez besoin d'une action antibactérienne, choisissez plutôt l'ail blanc ; si c'est une action antioxydante que vous cherchez, misez sur l'ail noir.

Quand je désenglue mon intestin

Certaines choses sont sûres : manger sans gluten apaise un intestin fâché. Les bénéfices le plus souvent retrouvés sont une digestion qui gagne en qualité, un ventre plus plat, la perte de kilos surnuméraires et surtout un regain d'énergie.

Si vous souffrez d'une maladie chronique satellite, elle a de grandes chances de s'amenuiser ou disparaître.

Dernier point : il existe de nombreuses intolérances alimentaires, le gluten est de loin le plus souvent retrouvé. Si les bénéfices ne sont pas à la hauteur de vos attentes, c'est que vous avez sans doute des intolérances croisées. Il existe des tests biologiques pour déterminer ces intolérances.

Les céréales sans gluten

Le sarrasin, le millet, l'amarante, le tapioca et le riz bien sûr sont des céréales de remplacement.

Le quinoa ne fait pas partie de la famille des céréales mais il se plie à de nombreuses recettes et contient un pourcentage appréciable de protéines (voir chapitre V, paragraphe q).

Pour faire votre pain, vous pouvez également piocher dans les farines de coco, de souchet, de lupin, de teff ou encore de pois chiche.

Galettes au sarrasin

Cette recette m'a été confiée par une Bretonne. Simplissime et délicieux.

➚ Ingrédients (pour 12 galettes)

- 300 g de farine de sarrasin
- Sel de Guérande
- Eau gazeuse.

➚ Préparation

- Mélanger le tout dans un saladier en rajoutant peu à peu l'eau de manière à obtenir la consistance d'une pâte à crêpes.
- Laisser reposer 1 heure, puis faire sauter dans une crêpière et ne pas oublier votre louis d'or si nous sommes le 2 février ! (Voir chapitre O).

Le lait des mammifères

Avons-nous l'âge de raison ?

A priori oui : nous savons que ni vous ni moi ne sommes des bébés mammifères et encore moins des veaux. Dès lors, il est totalement absurde de consommer des produits issus des vaches laitières ! Le lait peut se révéler nocif pour bien des raisons. Il est bien sûr indispensable aux nouveau-nés que nous fûmes, mais les dents de lait qui commencent à percer indiquent que ce petit être est prêt à diversifier son alimentation. Les canines (les dents du chien, pour déchiqueter la viande) ne poussant pas avant 2 ans, la nature nous indique que la viande n'est donc pas nécessaire avant cet âge.

Le lait contient des minéraux, comme le calcium, mais aussi du phosphore, du magnésium, du potassium et du sodium. Il contient également des protéines, dont la plus connue est la caséine, des glucides comme les fameux lactose et galactose, et des graisses. Ce que peu de gens savent, c'est qu'il contient également des cellules sanguines et mammaires de l'animal. La caséine, le lactose et les graisses saturées ne sont pas les nutriments idéaux pour notre santé.

Caséine

La plupart des noms en *-ine* sont des protéines. La caséine ne déroge pas à cette règle : il s'agit d'une protéine contenue dans les laits mammifères. En cas de perméabilité excessive de notre intestin, la caséine est reconnue par notre système immunitaire et engendre une réponse inflammatoire. Beaucoup de personnes la confondent avec la toxicité du lactose et se contentent de consommer du lait délactosé dans leur chocolat du matin. Enlever le lactose ne change rien aux désagréments immunitaires, car l'intolérance au lactose est une histoire d'enzymes.

Vache normande ou vache indienne ?

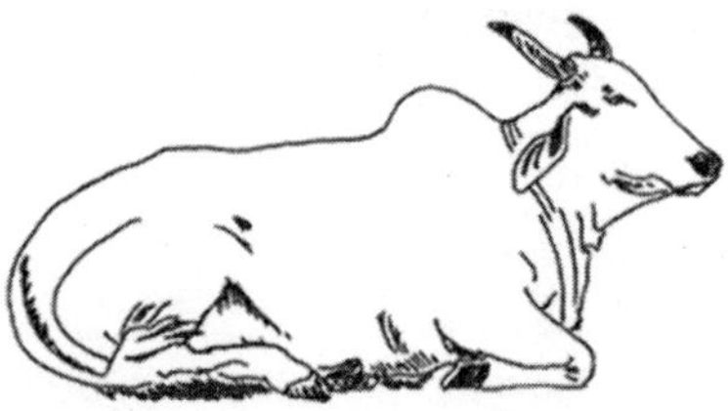

N'est pas vache normande qui veut. Chaque espèce de vache sécrète sa propre caséine qui est plus ou moins bien tolérée chez l'humain. Ainsi les vaches nordiques, réputées pour la qualité de leur lait (le gouda, le camembert ou le gruyère ne sont-ils pas de délicieux fromages du nord ?) possèdent une caséine très peu digeste pour l'être humain, à la différence des vaches qui meuglent avec l'accent de Pagnol dont le lait semble mieux adapté à notre digestion humaine.

Les Indiens, eux, revendiquent leur vache sacrée (qui reste génétiquement l'ancêtre de toutes nos vaches) en expliquant que seule la vache à bosse offre un lait de qualité irréprochable.

Lactose

C'est le sucre du lait (voir chapitre G). Il est composé d'une molécule de glucose reliée à un galactose et il est présent dans tous les laits de mammifères, mais absent des laits végétaux.

Pour que notre organisme puisse l'utiliser, il a besoin d'un enzyme qui sépare le galactose du glucose. Cet enzyme s'appelle la lactase.

Nous synthétisons cet enzyme dans notre enfance, puis cette synthèse ralentit et parfois s'arrête. C'est normal, puisque nous ne sommes plus supposés consommer du lait. On estime qu'un adulte sur deux en Europe a un déficit en lactase, ce qui fait beaucoup d'intolérances au lactose. Quand nous n'avons plus cet enzyme, le lactose n'est pas absorbé dans l'intestin grêle. Il arrive innocemment dans notre côlon où des milliards de bactéries frétillantes de bonheur l'attendent avec impatience pour s'en nourrir. L'apport de sucre créant une fermentation, le verre de lait se transforme rapidement en une fanfare cacophonique de ballonnements, flatulences, tortillons, pets sonores, j'en passe et des meilleurs.

Matières grasses

Le lait de vache et celui de chèvre contiennent environ 4 % de gras, la brebis fait mieux avec 7 %. Le hic c'est que ces graisses sont saturées, donc pro-inflammatoires. Elles sont composées à grande majorité de triglycérides. Quand on laisse le lait se reposer, ces minuscules gouttelettes de graisses remontent à la surface, car nous l'avons tous appris en classe élémentaire : la densité du gras est moindre que celle de l'eau. Cela faisait la peau des chocolats chauds de notre enfance ; à présent, on a beau chauffer le lait, la peau ne se forme plus.

Où est donc passé la peau du lait ?

Pour remplacer les laitages

Il existe cinq sortes de produits laitiers : le lait, le beurre, les yaourts, la crème et le fromage.

Chaque ingrédient peut être remplacé par un autre plus judicieux pour votre bien-être. Vous pouvez remplacer le lait par des laits végétaux et le beurre par des purées d'oléagineux (amande, noisette, pistache, sésame) ou de la graisse de coco.

3 recettes de laits végétaux

➚ Cocktail de lait froid

- ¾ de lait de riz + ¼ de lait de coco. Décorer d'une rondelle de citron vert.

➚ Lait de cajou fait maison

- 100 g de noix de cajou + ¾ litre d'eau, sel
- Laisser tremper les noix toute la nuit, jeter l'eau de trempage puis mélanger noix, sel et eau dans un mixeur pendant 1 min. Filtrer dans une étamine.

➚ Chocolat chaud aux épices

- ½ tasse de lait d'amande + ½ tasse de lait de coco
- Rajouter 1 cc de cacao cru et 2 carrés de chocolat noir, un bâton de cannelle, un clou de girofle, des rondelles de gingembre frais et une pincée de cardamome en poudre, chauffer à feu doux, laisser infuser quelques minutes et filtrer.

En place de la crème fraîche pour cuisiner, utiliser du lait de coco, de la crème de riz, d'amande ou de soja.

Enfin, privilégier les yaourts de soja ou de lait de coco.

Yaourt à la noix de coco maison

➚ Ingrédients

- 1 berlingot de 500 ml de lait de coco non dégraissé
- 2 g d'agar-agar
- 1 grosse cc de maïzena
- 2 ou 3 gélules de probiotiques contenant un ferment lactique.

➚ Préparation

- Mélanger tous les ingrédients sauf les gélules, porter à ébullition en remuant bien, puis laisser tiédir. Introduire les probiotiques en remuant bien, mettre le bol recouvert d'un linge près d'un radiateur toute une nuit.

Un nuage de lait

Pour conclure, il est important de se souvenir que l'important dans la vie c'est d'être heureux. Si vous adorez les produits laitiers et que vous les supportez bien, eh bien consommez-en !

Bonus : La pâte à tartiner au chocolat, bonne pour la santé

➚ Ingrédients

- Un pot de purée de noisettes de 330 ml
- Une brique de crème de soja ou de coco de 200 ml
- 1 plaque de chocolat noir 75 % (minimum) de 100 g
- 1 verre d'huile de sésame ou colza
- 50 à 100 g de sirop d'agave, selon votre goût.

➚ Réalisation

- Mélanger le chocolat et la crème de soja au bain-marie.
- Rajouter les autres ingrédients en continuant de bien mixer plusieurs minutes sans faire bouillir.
- Mettre en pot hermétique, se conserve au frigo.

➚ Remarques

Cette pâte à tartiner regorge d'antioxydants (chocolat) et d'excellents acides gras contenus dans les noisettes (oméga-7) et huile de sésame ou colza (oméga-6 et 3). Vous pouvez utiliser du cacao cru plutôt qu'une plaque de chocolat torréfié pour renforcer le côté antioxydant.

La recette est simple : cuisinez avec vos enfants, c'est une bonne manière de les amener à une nourriture saine et savoureuse.

E

ÉQUILIBRE SUBTIL DES 5 ÉLÉMENTS

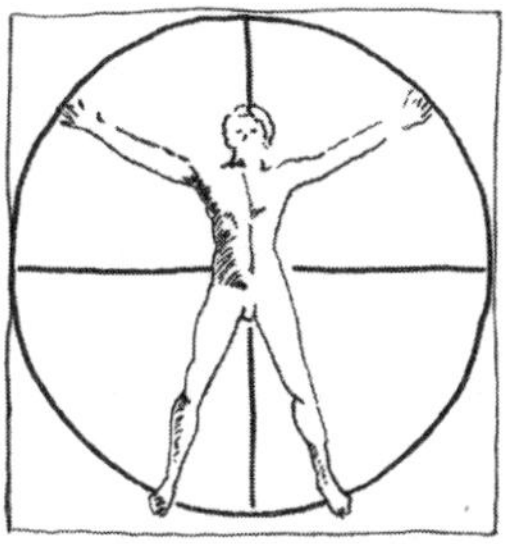

La quintessence

Si l'Occident nous concède quatre éléments (terre, eau, feu, air), d'autres cultures en Asie fondent l'équilibre du monde sur cinq éléments, comme la médecine chinoise (terre, métal, eau, bois, feu) ou la médecine ayurvédique (terre, eau, feu, air, éther). Où donc est passé ce cinquième élément : s'est-il perdu en route alors que la culture orientale migrait vers nos contrées ? À en croire les anciennes écritures, il a été soigneusement caché dans notre tradition occidentale ; c'est la quintessence, bien sûr : le mot parle de lui-même pour celui qui sait entendre, il représente l'éther.

Éther

La cosmogonie hellénique en fait un dieu primordial présent avant Gaïa la Terre.

Il représente l'air pur du Ciel dans sa partie la plus proche des étoiles, air respiré par les dieux et non accessible aux mortels.

Cet élément apparaît dans le tarot de Marseille sur l'arcane du monde : un androgyne se trouve au centre d'une couronne de laurier, autour de lui et à chaque angle de la carte le tétramorphe symbolise les quatre éléments dévoilés : le taureau pour la terre, l'ange pour l'eau, le lion pour le feu et l'aigle qui symbolise l'air.

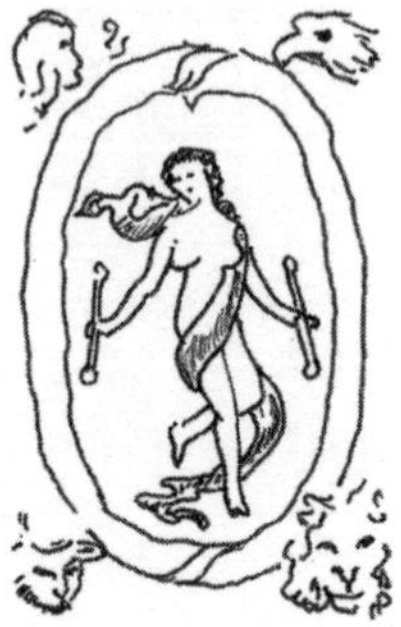

Ce cinquième élément subtil n'est donc jamais très loin de nous mais il a été passé sous silence dans notre culture qui semble préférer l'appui stable du carré à quatre côtés à la beauté du pentagramme (qui symbolise d'ailleurs l'être humain).

Les 4 éléments dans la spiritualité occidentale

Tout le monde les connaît, on les retrouve un peu partout, ils sont associés aux saisons, aux points cardinaux, aux pierres précieuses, et même aux évangélistes ! Ce sont la terre, l'eau, le feu et l'air.

Chaque élément possède des propriétés – chaleur, froid, sécheresse, humidité –, qui sont complémentaires entre elles. Les anciens leur ont attribué des symboles : triangles sommet en bas ou tête en haut, traversés ou non d'une barre horizontale. Ces quatre triangles parfaitement superposés dessinent le sceau de Salomon, très ancien symbole magique attribué au roi Salomon.

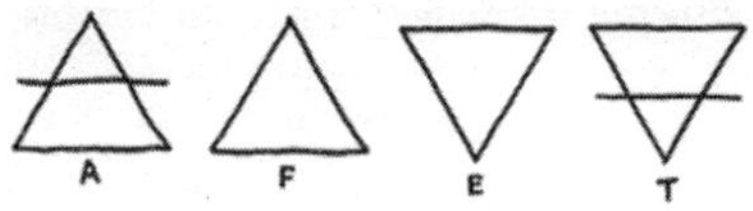

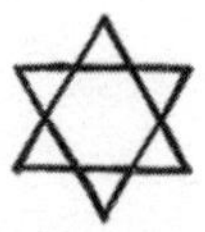

Nous constatons que les éléments légers, comme l'air ou le feu dont la flamme monte, sont représentés par le triangle pointe en haut, alors que le symbole de l'eau nous fait penser à une coupe, comme celui de la terre.

« Si le feu brûlait ma maison, qu'emporterais-je ? J'aimerais emporter le feu… »

Jean Cocteau

La symbolique des éléments

Terre	Eau	Feu	Air
Automne	Hiver	Été	Printemps
Saphir	Diamant	Rubis	Émeraude
Ouest	Nord	Sud	Est

À chaque élément, en fonction de sa symbolique, on attribue une saison, une pierre précieuse ou un point cardinal. Ces associations sont très anciennes et flirtent avec l'alchimie: le feu est associé au Sud et à l'été, l'air représente le printemps et le souffle de renouveau qui vient de l'Est, associé à la couleur verte de l'émeraude. La terre se marie à l'automne et aux feuilles qui retournent... à la terre, quant à l'eau, il lui reste l'hiver, le Nord et le diamant, avec qui elle partage la transparence.

Les couleurs de nos jeux de cartes symbolisent les 4 éléments.
Saurez-vous apparier correctement l'air, le feu, l'eau et la terre
avec les cœurs, carreaux, piques et trèfles?

Les 5 éléments & le langage des oiseaux

L'air, le feu, l'eau, la terre et l'éther peuvent se décliner d'une autre façon: dans la langue des oiseaux phonétique, ils nous murmurent leur force offerte une fois réunis: O (eau) F(eu) E(ther) R (air) et T(erre): f-o-r-t-e & o-f-e-r-t

Ôtez l'élément le plus subtil, l'éther, il reste le «fort» de la quadrature élémentaire.

Ôtez l'élément le plus incarné, la Terre, et nous nous trouvons en notre «for» intérieur, plus ésotérique que matériel: c'est notre or animé par le feu.

Ôtez le Feu, il reste donc l'«or», l'O(eau) en apesanteur dans l'R(air), la rosée alchimique qui nous donne la direction de l'or philosophal.

Enfin, ôtez l'R(air) et il reste l'O(eau) d'où nous venons tous, l'océane et l'amniotique. Nous naissons en passant de l'eau vers l'air.

L'enfant, en naissant, rajoute de l'air dans ses poumons remplis d'eau, le feu de la vie anime son premier cri, il se nourrit du lait de sa mère (l'incarnation de la Terre), il disposera ensuite de toute son existence pour rechercher la spiritualité à travers la vacuité de l'éther.

Les humeurs d'Hippocrate

Selon Hippocrate, un des premiers médecins de la Grèce antique (en tout cas le plus médiatisé) et père de notre médecine occidentale, l'état de santé résulte d'un équilibre entre les 4 éléments qui s'expriment à travers 4 fluides différents de notre organisme. Ces 4 fluides sont la bile, le sang, la lymphe et la « bile noire » ou mélancolie (de *melanos :* noir et *cholie* : bile). Ces 4 fluides sont chacun reliés à un élément, un tempérament, et un attribut (chaud/froid ou sec/humide).

Tableau des 4 éléments hippocratiques

Élément	Terre	Eau	Feu	Air
Humeur	Bile noire	Lymphe	Bile jaune	Sang
Température	Froid	Froid	Chaud	Chaud
Propriété	Sec	Humide	Sec	Humide
Émotions	Mélancolique Anxieux	Lymphatique Indolent	Violent Colérique	Jovial Sanguin

L'équilibre de ces 4 éléments doit être respecté dans notre corps : si un fluide, donc un élément est en trop forte proportion, il en découle une maladie. Hippocrate énumérait ainsi 4 types de tempérament : les colériques (excès de bile, la « cholie », voulait à la fois dire bile, dégoût, déception et colère en grec ancien), les sanguins, les lymphatiques et les mélancoliques.

Les traitements d'Hippocrate veillaient à l'équilibre de ces éléments, en augmentant ou diminuant les éléments déséquilibrés. Ainsi, on pouvait saigner un malade, le purger, le faire vomir ou le faire boire, le réchauffer ou le refroidir.

À vrai dire, nous nous trouvons très proches de la vision holistique ayurvédique.

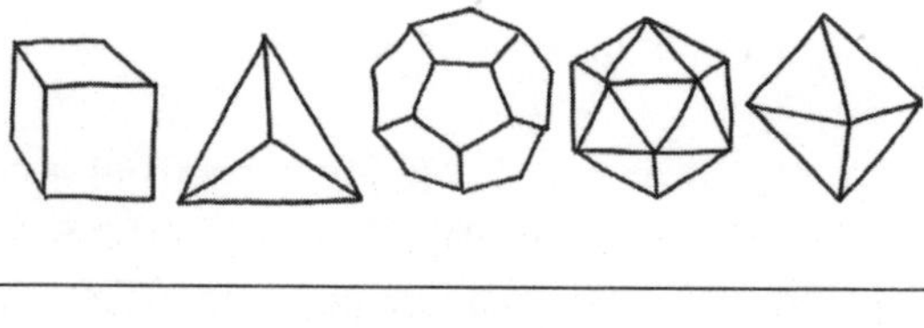

Les pyramides de feu

Les pyramides ont toujours été des monuments mystérieux, à commencer par la grande pyramide de Khéops. On retrouve des pyramides un peu partout dans le monde, en Égypte bien sûr, en Amérique latine, mais également en Grèce, en Chine et même sous l'eau au Japon.

L'étymologie du mot est incertaine et remonte au grec: «*pyr*» signifie feu, on retrouve d'ailleurs la racine dans pyromane, ou pyrétique (ce qui donne de la fièvre).

En créant ses corps platoniciens , Platon attribue à chacun de ses polyèdres un élément et rien ne vous surprendra si je vous dis que c'est le tétraèdre qu'il associe au feu.

La naissance des éléments selon la philosophie ayurvédique

Les éléments ne s'invitent pas d'eux-mêmes dans notre monde sans suivre une certaine logique. Dans la philosophie ayurvédique, tout commence par le subtil et l'éthéré qui peu à peu se densifie pour s'incarner sur Terre. Voici ce que raconte la légende:

L'espace

Il était une fois l'espace/éther (*Akasha* en sanskrit) : insondable et vide, il occupe tout... l'espace! Cette vacuité permet d'accueillir les autres éléments. N'oublions pas que c'est grâce au vide que nous pouvons accueillir: si notre graal est trop rempli d'émotions, de certitudes ou de matière, le mouvement, source de toute vie, ne sera plus possible et la stagnation s'installera. L'espace/éther est l'élément le plus subtil, peu à peu, il va se densifier en:

Air

Du premier mouvement qui eut lieu dans l'espace naquit l'air (*Vayu*). L'air n'est perceptible qu'en mouvement, il est d'ailleurs associé au sens du toucher (c'est la peau qui ressent la brise légère d'une soirée d'été ou les bourrasques d'un orage printanier). L'air est associé aux vents: le zéphyr, les alizées, le foehn ou le mistral. À chacun sa spécificité, mais tous parlent d'une même chose invisible qui se déplace dans l'espace: le mouvement.

Feu

À force de s'amplifier, le mouvement se transforme en friction. Et la friction engendre la chaleur; il est donc logique que le prochain élément soit le feu (*agni*).

Si l'air et le vent refroidissent, le feu réchauffe, il attise les ardeurs et les passions. Le feu crépite et illumine, ses flammes prennent vie et se dessinent dans les mouvements de l'air. Sa chaleur condense et enfante la vapeur: l'eau est le quatrième élément.

Eau

Avec l'eau (*jala*), nous atteignons enfin la matière, même si elle est encore à l'état liquide. L'élément est dense mais animé de mouvement et de fluidité. L'eau est le contenant de nos émotions (la dissection d'une larme le montrerait). La matière s'alourdit et continue sa densification pour arriver à son ultime stade :

Terre

La terre est de la matière qui a perdu mouvement et fluidité. Nous arrivons au bout du voyage, de l'incarnation. La terre, c'est l'humus, racine latine qui a également donné homme et humilité. La terre *(prithivi)* vient de l'espace/éther et l'être humain est fait de terre (Adam a été créé d'argile et du souffle de Dieu, nous racontent les Écritures sacrées). L'élément terre est celui de l'incarnation finale : la matière inerte et immobile.

« *Que la Terre est petite à qui la voit des cieux.* »
Jacques Delille

Le cheminement spirituel à travers les éléments

Nous sommes nés dans la matière : l'incarnation signifie « dans la carne, la chair ». Si nous sommes ici bas sur Terre, la direction à suivre ne peut être qu'une et nous indique les hauteurs éthérées… du cinquième élément.

Notre cheminement spirituel nous fait remonter à travers les éléments de manière inverse à leur création, en passant par l'eau, le feu, l'air pour aboutir à la vacuité de l'éther d'où est issu le monde. D'autres diront que notre chemin est de remonter vers la lumière également nommée l'unité primordiale.

Les doshas Vata Pitta & Kapha

D'une manière plus pragmatique, nous devons maintenir un équilibre entre les cinq éléments et cet équilibre contribue à notre bien-être. La création du monde est basée sur les cinq éléments et les tempéraments décrits par la médecine ayurvédique respectent la même logique. Un déséquilibre entre ces cinq éléments se traduit par une maladie, autrement dit un « mal à dit ». Un dosha est la rencontre de deux éléments.

La terre mélangée à l'eau se manifeste par un dosha Kapha : surpoids, avarice et stagnation seront les points sensibles chez cette personne qui est par ailleurs très bien ancrée sur terre.

L'air et l'espace en excès donnent un Vata toujours en mouvement, qui aime les voyages; maigre, sec et anxieux, les pensées n'ont de cesse d'affluer dans son esprit toujours alerte.

Quant à l'excès de feu et d'eau, il concerne les passionnés, colériques en tout genre, le regard pétillant et l'intelligence vive, spontanés et enclins à faire des maladies inflammatoires: les personnalités Pitta.

Chacun de nous possède les cinq éléments à parts plus ou moins égales. Rares sont les gens constitués d'un seul dosha: en général, nous sommes constitués de deux tendances, par exemple vata/pitta.

Éléments & doshas

Éléments	Terre	Eau	Feu	Air	Éther
VATA				x	x
PITA		x	x		
KAPHA	x	x			

Les 5 éléments et nos 5 sens

Les éléments sont connectés à nos sens: il n'est pas inutile de s'en occuper afin d'améliorer leur harmonie dans notre organisme. Pour nettoyer nos cinq sens, se reporter au chapitre N.

Correspondance entre éléments, chakras & sens

Élément	Chakra	Sens
Éther	Gorge (Visuddha)	Audition
Air	Cœur (Anahata)	Toucher
Feu	Ombilic (Manipura)	Vision
Eau	Sacrum (Svadhisthana)	Saveur
Terre	Périnée (Muladhara)	Olfaction

La maîtrise des 5 éléments

Le yoga est une pratique de plus en plus en vogue dans notre société occidentale, mais quelle est donc la finalité des asanas, du pranayama et des pauses méditatives en lotus? La sagesse orientale nous apprend que la quête du yogi est de maîtriser les cinq éléments, c'est-à-dire de s'élever au-dessus d'eux, alors qu'un être humain non éveillé reste esclave de ces cinq éléments. À titre d'exemple, un manque d'eau crée de la soif et un excès de feu procure de la fièvre chez le commun des mortels, pourtant un yogi éveillé peut méditer des heures dans la neige himalayenne sans ressentir le froid car il maîtrise son feu et sait l'équilibrer face au monde extérieur.

Équilibre, complétude & bien-être

La maladie est une partie déséquilibrée d'un tout en bonne santé et ce tout, c'est vous ou moi, dans notre complétude. On entend souvent dire « je veux me débarrasser de ma maladie ». Est-ce la bonne solution ?

La vision ayurvédique ou hippocratique de la santé nous apprend que la solution pour recouvrer son bien-être ne tient pas dans l'élimination de la partie atteinte mais bien dans le rééquilibrage de l'ensemble. Il ne suffit pas d'ôter l'élément perturbateur mais bien de l'apaiser dans ses excès pour le réintégrer en douceur dans un grand tout équilibré. Le traitement est alors causal.

Il est essentiel de comprendre cet équilibre si l'on veut guérir. Bien sûr, on peut soigner autrement, mais en restant centré sur le symptôme, notre vision prend le risque de perdre en sagesse et en justesse. S'appréhender dans son tout, c'est avoir une vision globale.

Prenons l'exemple d'une infection bactérienne qui se traduit par une angine. Quelle en est la cause ? L'invasion et la multiplication de millions de bactéries au fond de notre gorge qui irritent notre muqueuse. Nous pouvons soit nous arrêter et traiter le symptôme par des antidouleurs et une bonne dose d'antibiotiques, soit chercher plus loin. Reposons-nous la même question : quelle en est la cause ? La bise glaciale qui s'est emparée de moi quand je suis sortie sans écharpe. Continuons à nous poser la question, inlassablement : quelle en est la cause ? Mon système immunitaire sensible au froid, car il ne faut pas oublier que c'est lui qui veille au grain et gère les mauvaises bactéries et virus en tout genre (voir chapitre I). Persévérons : quelle en est la cause ? Un déficit en minéraux et une carence en zinc. Encore un petit pas : quelle en est la cause ? Une alimentation carencée. Quelle en est la cause ? Le manque de temps pour préparer des repas équilibrés. Et ainsi de suite… Et plus nous remontons dans la cause, plus nous approchons la médecine holistique.

Plus nous remontons loin, plus nous nous donnons la chance de traiter le déséquilibre (qu'il soit physique ou psychique) d'une maladie. Et plutôt que de donner des antibiotiques pendant tout l'hiver à nos enfants et finir par leur ôter les amygdales au printemps par désespoir de cause, il suffit de rééquilibrer leur alimentation, de leur apporter quelques oligo-éléments et de leur mettre une écharpe autour du cou quand ils sortent les jours de forte bise. Pour contrer le vent froid de l'élément air.

Le serment d'Hippocrate

« Je jure par Apollon, médecin, par Asclépios, par Hygie et Panacée, par tous les dieux et toutes les déesses, les prenant à témoin que je remplirai, suivant mes forces et ma capacité, le serment et l'engagement suivants :

Je mettrai mon maître de médecine au même rang que les auteurs de mes jours, je partagerai avec lui mon savoir et, le cas échéant, je pourvoirai à ses besoins ; je tiendrai ses enfants pour des frères et, s'ils désirent apprendre la médecine, je la leur enseignerai sans salaire ni engagement. Je ferai part de mes préceptes, des leçons orales et du reste de l'enseignement à mes fils, à ceux de mon maître et aux disciples liés par engagement et un serment suivant la loi médicale, mais à nul autre.

Je dirigerai le régime des malades à leur avantage, suivant mes forces et mon jugement, et je m'abstiendrai de tout mal et de toute injustice. Je ne remettrai à personne du poison, si on m'en demande, ni ne prendrai l'initiative d'une pareille suggestion ; semblablement, je ne remettrai à aucune femme un pessaire abortif. Je passerai ma vie et j'exercerai mon art dans l'innocence et la pureté.

Je ne pratiquerai pas l'opération de la taille, je la laisserai aux gens qui s'en occupent.

Dans quelque maison que j'entre, j'y entrerai pour l'utilité des malades, me préservant de tout méfait volontaire et corrupteur, et surtout de la séduction des femmes et des garçons, libres ou esclaves.

Quoi que je voie ou entende dans la société pendant, ou même hors de l'exercice de ma profession, je tairai ce qui n'a jamais besoin d'être divulgué, regardant la discrétion comme un devoir en pareil cas.

Si je remplis ce serment sans l'enfreindre, qu'il me soit donné de jouir heureusement de la vie et de ma profession, honoré à jamais des hommes ; si je le viole et que je me parjure, puissé-je avoir un sort contraire ! »

« Le rassurant de l'équilibre, c'est que rien ne bouge. Le vrai de l'équilibre, c'est qu'il suffit d'un souffle pour tout faire bouger. »

Julien Gracq

Bonus : créer son autel avec les 4 éléments

Si vous aimez méditer ou bien écrire, réfléchir, lire ou peindre, il est judicieux de se créer un endroit à soi. Pour équilibrer ce lieu, vous pouvez symboliser les éléments aux quatre coins de votre espace ou du bureau où vous étudiez. Pour ce faire, voici la disposition à adopter :

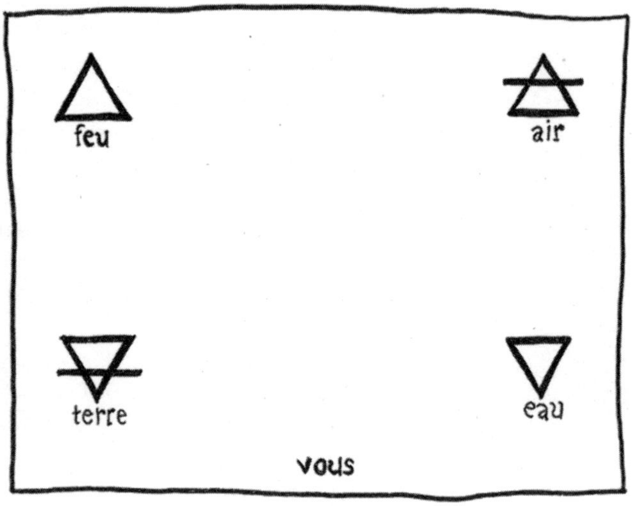

Vous vous aiderez soit des symboles des éléments, en dessinant les triangles aux endroits voulus, mais vous pouvez également faire apparaître les éléments à travers des objets utilisant ces éléments. À vous de choisir. À titre d'exemple, vous pouvez utiliser une bougie pour le feu, de l'encens pour l'air, un galet pour la terre, et une petite fiole (ou votre tasse de thé !) pour l'eau, disposés selon le schéma.

F

IL ÉTAIT UN FOIE

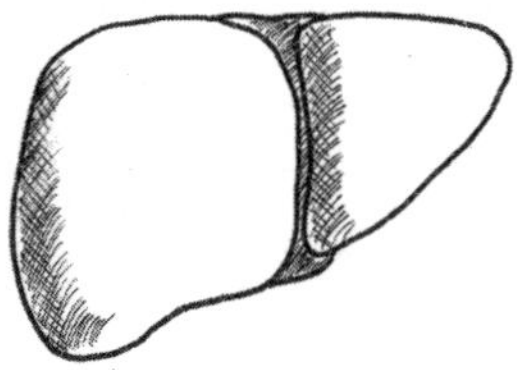

Anatomie d'un foie

Notre foie est un organe qui pèse plus d'un kilogramme et qui se trouve extrêmement bien protégé sous notre gril costal, plutôt à droite. Tout le monde sait à quoi ressemblent des foies de veau chez le boucher : en dehors de la taille qui diffère, la consistance de notre foie est similaire. Cet organe indispensable à la vie est rouge sombre (car il est très vascularisé), lisse (car enveloppé dans une capsule) et mou. Une petite poche à bile se trouve sous le foie, on l'appelle la vésicule biliaire. Elle a pour rôle de récupérer les sels biliaires synthétisés par le foie en attendant le moment propice pour leur relargage dans l'intestin (la digestion d'un repas riche en graisses par exemple).

Si on plonge dans le monde de l'infiniment petit, on réalise que notre foie est composé d'une dentelle microscopique de haute précision, faisant alterner artérioles et veinules et voies biliaires qui flirtent à qui mieux mieux avec les hépatocytes (les cellules de notre foie).

L'artère apporte du sang oxygéné, la veinule apporte les nutriments absorbés par le tube digestif. Le canal biliaire, lui, collecte la bile synthétisée qui attendra son heure de gloire dans la vésicule biliaire.

Les 500 rôles du foie

On peut tout à fait vivre sans vésicule biliaire, mais sans foie, que nenni. Il fait partie des organes indispensables et c'est une raison de plus pour prendre soin de lui quotidiennement. On considère souvent que son rôle se cantonne à digérer les graisses : ce serait manquer de respect au superintendant de notre santé. Le foie possède des centaines d'actions différentes qui se déclinent en 3 principales fonctions : l'épuration, le stockage et la synthèse.

Commençons par la synthèse

Notre foie intervient dans le métabolisme du glucose : il transforme le glycogène en glucose et inversement. Si le glucose est en excès lors d'un repas copieux, le foie en fait du glycogène : la seule forme de réserve de sucre existante.

Le foie synthétise et détruit le cholestérol. Il sait également fabriquer des triglycérides (en assemblant trois glucides, comme son nom l'indique) et d'autres molécules composées de protéines pures ou de lipoprotéines.

Il synthétise 500 ml de bile par jour et les acides biliaires qui nous permettent d'assimiler les graisses alimentaires.

Ayez le réflexe « filet d'huile »

Nous trouvons deux familles d'aliments dans notre assiette quotidienne : les aliments hydrosolubles, qui sont absorbés facilement, et les aliments liposolubles, qui ont besoin des sels biliaires afin d'être émulsionnés avant de passer la barrière intestinale. Il existe quatre vitamines liposolubles : les vitamines A, D, E et K ; elles ont leur importance dans notre bien-être et se retrouvent parfois à l'état de traces dans nos aliments.

Pour être sûr de bien les absorber, il faut mieux leur offrir un transporteur compatible : de l'huile (peu importe laquelle). Ces vitamines à l'état de trace se diluent dans cette huile lors de notre digestion, notre physiologie reconnaît la présence d'huile et envoie des sels biliaires pour l'émulsion. Pour être sûr de récupérer ces vitamines liposolubles, ajouter un filet d'huile à vos soupes, légumes ou jus de fruits frais (la carotte regorge de vitamine A).

Il active également certaines hormones, mais arrêtons-nous là, le but, c'est que vous compreniez le rôle crucial de votre foie plus que de vous proposer une liste (indigeste !) de tout ce que votre foie peut créer.

Notre foie stocke

Il stocke le glucose, comme nous l'avons vu, sous forme de glycogène, mais aussi le fer, le cuivre, la vitamine B2, la vitamine B12 et les vitamines liposolubles : j'ai nommé les vitamines A, D, E et K.

Notre foie épure

Ce formidable organe filtre 1 litre de sang par minute et se débarrasse de tout ce qui nous est nocif ou inutile : les anciens globules (rouge ou blanc), les toxines, l'alcool, les médicaments, les drogues, l'ammoniac…

Il décompose également les protéines (le collier) en acides aminés (les perles du collier) afin qu'ils puissent être recyclés et utilisés pour créer de nouveaux colliers.

C'est la nuit qu'a surtout lieu la fonction d'épuration. Si vous êtes chargé de toxines, la petite insomnie de 3 heures du matin risque de vous tirer des bras de Morphée ; elle indique à coup sûr que votre foie a besoin de soutien.

Émonctoire ?

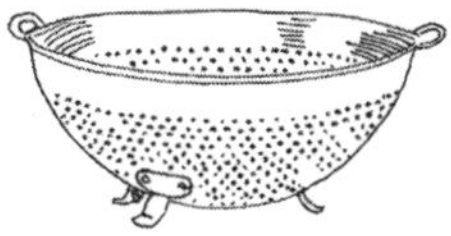

Un émonctoire est un organe ou un système qui épure notre organisme de ses déchets et humeurs néfastes ou excessives (et quand nous parlons d'humeurs, il ne s'agit pas de celle du capitaine Haddock quand il aperçoit la Castafiore s'apprêter à chanter, mais d'un liquide organique). Il existe trois émonctoires principaux et chacun accompagne une humeur qui lui est propre : la peau et la transpiration, et les reins et l'urine, et le foie et les fèces.

Humeur, humeurs & humour

Humeur vient d'un terme grec définissant les fluides vitaux. Le mot transite par le latin *humor* avant de nous arriver sous la forme qu'on connaît. Quand les docteurs se sont intéressés aux émotions, il a bien fallu les définir et essayer d'imaginer d'où elles venaient : une première croyance envisagea que nos émotions étaient régies par certains fluides qui s'écoulaient depuis le cerveau dans nos veines : on les a tout naturellement nommées « humeurs ». La psychologie émergente reprend le terme et le consolide, non sans raison d'ailleurs quand on sait que c'est l'élément eau qui véhicule les émotions selon la médecine ayurvédique.

Le terme d'humeur émotionnelle prend de l'ampleur aux dépens de l'humeur liquide qui tombe en désuétude au XIXe siècle ; de nos jours, elle n'est guère plus utilisée que par les ophtalmologues pour parler de l'humeur aqueuse de l'œil.

Les plus perspicaces auront remarqué que humeur et humour sont phonétiquement très proches et se posent des questions à juste titre : le mot « humour » français vient de l'anglais *humour* qui vient du français « humeur ». Vous suivez toujours ? Au XVIIIe siècle, les Anglais « inventent » ce terme pour parler de gaîté et de tout ce qui va avec.

En résumant, humour français vient de humour anglais qui vient de humeur français (les émotions) qui vient de humeur français (les liquides) qui vient du latin *humor* qui vient du grec. Et quel mot grec a donné humeur ? le mot *χημεία*, qui signifie… chimie !

La «iatrochimie» est une spécialité médicale inventée par Paracelse, qui découle directement des travaux d'Hippocrate, médecin grec ayant vécu il y a quelque 2500 ans sur l'île de Kos. Hippocrate déterminait quatre humeurs du corps humain, basées sur les quatre éléments (voir chapitre E). Les humeurs sont donc en équilibre chimique entre elles et déterminent la santé. Le moindre déséquilibre chimique entre ces humeurs entraîne la maladie.

Le foie de Prométhée

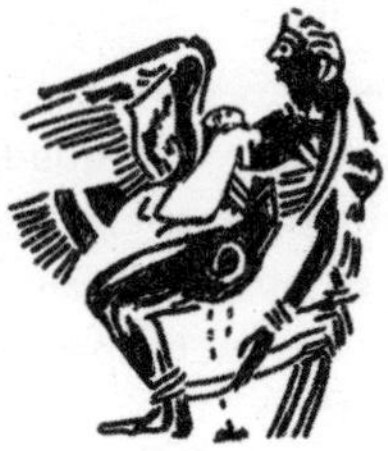

Prométhée était un Titan qui eut l'idée brillante de partager le feu sacré de l'Olympe avec les mortels (en l'occurrence, nos aïeux). On peut comprendre que cela vexa le dieu des dieux, Zeus, de perdre l'exclusivité du feu divin : il se mit très en colère (probablement suite à un problème de foie) et le condamna à être enchaîné au mont Caucase. Chaque jour, un aigle venait dévorer le foie du pauvre Prométhée. L'organe se régénérait la nuit et le Titan, malgré son supplice, restait en vie.

Ce mythe illustre parfaitement la régénération incroyable dont est capable notre foie. Enlevez un bout, et il repousse. Pratique et essentiel pour notre santé.

L'étymologie du mot «foie» provient d'un fruit : lequel?

L'apathie hépatique

Comme nous l'avons vu, le foie a beaucoup à faire et le pourcentage entre ses heures de travail et ses congés dépend directement de notre style de vie : trop de médicaments ingérés, une consommation régulière d'alcool fort, du stress chronique et une mauvaise alimentation risquent d'envoyer notre foie au banc des burn-out. Seulement, il lui est impossible de prendre des vacances si on a besoin de lui : il fait de son mieux tout en s'épuisant.

Une fatigue du foie se traduit par différents symptômes donc aucun n'est totalement spécifique mais l'ensemble raconte toutefois une histoire logique. Si vous avez :

- Une fatigue chronique, accentuée après les repas
- Des insomnies aux alentours de 3 heures du matin
- Une irritabilité, des colères mal gérées pour des broutilles, un manque de patience
- Des maux de tête
- Une langue pâteuse et jaunâtre
- Une mauvaise haleine
- Des nausées

… il est fort à parier pour que votre fatigue vienne d'un foie dépassé par les événements, qui réclame à grands cris des plantes bienveillantes et une alimentation plus saine pour se refaire une santé.

L'or & le foie

Nos arrière-grands-mères avaient coutume de frotter leur alliance sur le front des enfants pour vérifier si leur foie fonctionnait correctement. Si la peau frottée se teinte en noir, cela signifiait une faiblesse du foie ou une anémie.

La mystérieuse trace noire, si elle apparaît, signe vraisemblablement un déséquilibre acide de la peau.

Soutenir notre foie grâce aux plantes

Il existe pléthore de plantes bénéfiques pour le foie. La saveur souveraine pour le foie est l'amer ; les plantes bienveillantes pour cet organe sont donc souvent amères et une attirance naturelle pour les aliments amers (tels que endives, pissenlit, olive, sauge, etc.) signe en général une nécessité de soutenir nos hépatocytes : c'est leur moyen de communiquer avec nous.

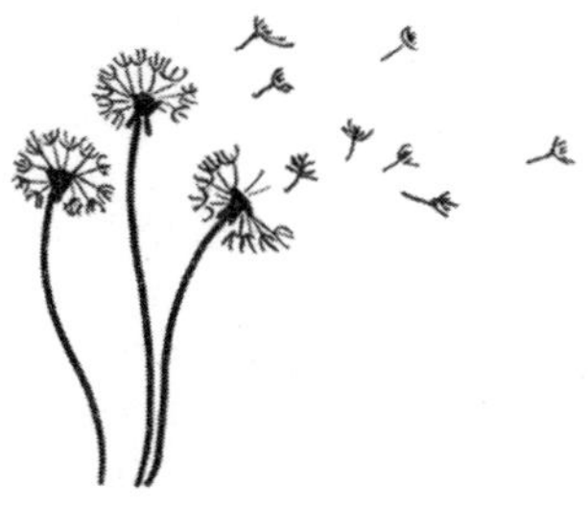

Les plantes sont classées selon leurs effets. Certaines protègent les cellules hépatiques, elles sont utiles en cas de prise médicamenteuse de long cours, d'autres drainent le foie, ou agissent sur la vésicule biliaire (on les appelle les amphocholérétiques). Enfin, certaines plantes possèdent plusieurs actions à la fois.

Les plantes peuvent être consommées sous forme de tisane, décoction, extrait de plante sèche ou teinture mère; on peut également les consommer séchées (en gélules). C'est à vous de choisir, selon votre affinité personnelle, la plante et la forme galénique qui vous convient. Cette liste n'est pas exhaustive, bien entendu.

Les plantes protectrices hépatiques

- Desmodium
- Chardon-Marie
- Chrisanthellum

Les plantes amphocholérétiques

- Artichaut
- Pissenlit
- Romarin

Les plantes drainantes

- Radis noir
- Artichaut
- Curcuma
- Pissenlit
- Ortie
- Chardon-Marie

La Vierge au Chardon

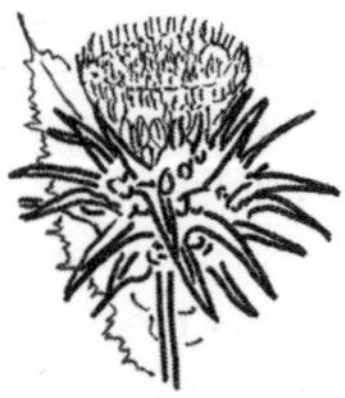

Voyageant vers la Palestine avec son enfant, la Vierge Marie s'arrêta dans un endroit ombragé pour allaiter son enfant. Près d'eux poussait une touffe de chardons: quelques gouttes de son lait tombèrent sur les feuilles et dessinèrent ainsi la nervure blanche caractéristique de cette plante. C'est ainsi qu'on nomma le chardon-Marie. La plante est connue depuis l'Antiquité pour soulager les maux du foie. Pline l'Ancien en recommandait le jus mélangé à du miel pour neutraliser un tempérament trop bilieux.

À la manière des artichauts, le chardon-Marie offre sa partie florale à la consommation. Pour les plus téméraires d'entre nous, sachez que les feuilles se consomment: il suffit de les cuire pour en faire une salade tiède, assaisonnée d'huile d'olive et de citron. Prenez soin d'ôter les épines auparavant.

Le cholestérol

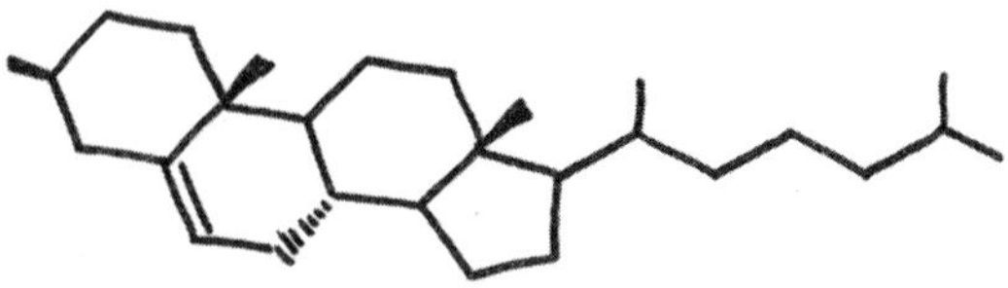

Impossible de parler du foie sans évoquer le cholestérol. Mis à l'index de trop nombreuses années, ce stérol découvert au XVIIIe siècle retrouve enfin ses lettres de noblesse car sachez-le : si nous voulons être en bonne santé, chacune de nos cellules a besoin de son quota de cholestérol.

Le précurseur d'hormones

Le cholestérol est un lipide de la famille des stérols qui regroupe entre autres la vitamine D3 et les hormones stéroïdiennes (testostérone, progestérone, œstrogène, cortisol, pour ne citer qu'elles). Le cholestérol est le précurseur de ces hormones et de la vitamine D, en d'autres termes s'il vient à manquer, notre organisme aura quelques difficultés à soutenir le taux optimal de tout ce petit monde.

Un lipide aux rôles multiples

Le cholestérol entre dans la composition de nos membranes cellulaires : il fluidifie nos membranes cellulaires et empêche la cristallisation des acides gras, il stabilise l'enveloppe de nos cellules en permettant également aux protéines de s'amarrer.

Mais cela ne s'arrête pas là : le cholestérol aide la propagation de l'influx nerveux dans nos cellules nerveuses, il rentre dans la formation des sels biliaires et, gardons le meilleur pour la fin : le cholestérol intervient dans la formation du coenzyme Q10, également appelé ubiquinone.

CoQ10

L'ubiquinone est une substance essentielle à notre dynamisme. Sa découverte dans les années 70 a été couronnée du Prix Nobel. Cette molécule est présente dans nos mitochondries et permet de transformer les nutriments de notre assiette en énergie vitale.

Un apport suffisant en coenzyme Q10 améliore ainsi notre capacité à l'effort. Mais ce n'est pas tout : en plus de son rôle énergétique, cette molécule est un antioxydant majeur. Selon la forme chimique qu'elle prend, on appelle le coenzyme Q10 ubiquinone (forme oxydée) ou ubiquinol (forme réduite).

L'âge et une vie trépidante mal gérée font baisser le taux de coQ10 dans nos mitochondries ; on devient paresseux, non par manque de motivation, mais parce que notre corps ne suit plus.

« -One » ou « -Ol » sont des rimes qui ont leur importance : si vous décidez de faire une cure de coenzyme Q10, préférez l'ubiquinol après 40 ans. Enfin, puisque la substance est liposoluble, il est de bon ton de choisir une forme huileuse ou d'ingérer la gélule avec un peu d'huile, de manière à assurer une absorption intestinale optimale.

Le bon, la brute et le truand ?

Le bon et le mauvais cholestérol sont un mythe ! Le cholestérol n'est qu'un, ni bon ni mauvais, mais il est transporté par des protéines et ce sont elles qui, par abus de langage, ont reçu le sobriquet de « bon » ou « mauvais » cholestérol.

Le cholestérol est synthétisé principalement par le foie, puis transite à travers le sang pour rejoindre les organes où il est utilisé (le cerveau, par exemple). Comme le gras (cholestérol) n'est pas soluble dans l'eau (sang), la nature a inventé un moyen de transport adéquat pour le cholestérol sous la forme de deux protéines : l'une véhicule le cholestérol du foie vers l'organe cible et l'autre récupère le cholestérol vieilli pour le ramener vers le foie, quand il a besoin d'être recyclé. Si la protéine LDL part du foie avec le cholestérol, la protéine HDL revient au foie en transportant le cholestérol. Les deux sont utiles à notre métabolisme et parfaitement inoffensives.

La protéine LDL *oxydée* peut présenter un risque en se déposant à l'intérieur des artères pour entrer dans la composition des plaques d'athérome. C'est donc elle qu'il faut doser pour apprécier le risque cardiovasculaire.

Un cholestérol sanguin équilibré en 4 étapes

1. Consommer des aliments qui abaissent le taux de cholestérol
   - Les gras : huile d'olive, oméga-3 (poissons gras, huile de lin) et oméga-6
   - Les fibres : pommes (pectine), quinoa, avoine, millet
   - Autres : ail, ginkgo biloba, zeste d'orange en décoction.

2. Consommer des plantes qui soutiennent le foie
   - Pissenlit
   - Chardon-Marie.

3. Éviter les aliments riches en cholestérol

Retenir que le cholestérol est essentiellement présent dans les graisses d'origine animale suivantes :

- Le jaune d'œuf
- Les charcuteries, la cervelle d'agneau et le foie gras de canard
- Le beurre, la crème et les fromages gras.

4. Marcher quotidiennement 30 minutes

Bonus : la cure des équinoxes

L'équinoxe est la période de l'année où la durée des jours égale celle des nuits. En l'occurrence, le 20 ou 21 mars et le 22 ou 23 septembre (selon les années). Ces dates signent l'entrée dans le printemps et l'automne. Pour être en harmonie avec la nature, il est recommandé de soutenir notre foie aux équinoxes.

Pour cela, vous adopterez une hygiène de vie simple sur une période de 21 jours en commençant le 10 du mois.

Le matin : boire un jus de citron à jeun additionné d'une cuillère à café rase de curcuma et d'une cuillère à café d'huile d'olive.

Aux repas, manger léger en évitant alcool, tabac et café. Limiter les viandes et laitages, et consommer des salades de pissenlit au printemps et endives en automne.

Le soir après un repas léger, boire une tisane de romarin frais.

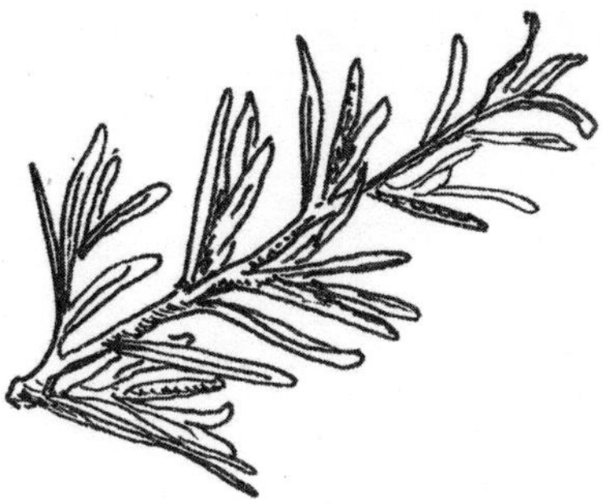

G

GLUCOSE, OSER S'EN LIBÉRER

Un sucre qui fait couler beaucoup d'encre

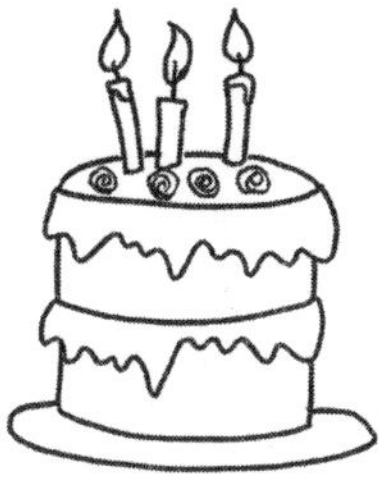

Impossible d'ignorer le glucose. Les uns disent qu'il est indispensable à la vie car c'est la molécule qui nous fournit en énergie, les autres proclament que le sucre est nocif et qu'il faut s'en tenir le plus loin possible… Qui croire ? Au risque d'ajouter à votre confusion, sachez que les deux assertions sont exactes : le glucose est bien une molécule indispensable qui nous apporte l'énergie de vie, celle-là même qui nous différencie d'un poireau rabougri oublié au fond d'un garde-manger ; le glucose reste cependant néfaste s'il est consommé en quantités déraisonnables.

Éclairons notre lanterne grâce à une leçon de biochimie accélérée qui permettra de mettre nos idées au clair et comprendre comment agit le glucose dans notre organisme, au niveau de nos intestins, de notre foie, de nos cellules et surtout de notre cerveau. Attachez votre ceinture (à défaut de la détacher d'un cran après avoir abusé du dessert), le voyage commence…

La chimie des oses

Le glucose a été découvert en 1747 : cette molécule isolée à partir du vin a été nommée « douceur » en raison de son goût. Cette substance est très soluble dans l'eau et cristallise facilement (tout pâtissier a pu le constater, debout devant sa casserole en train de touiller son sirop). Sa formule chimique répond au doux nom de « $C_6H_{12}O_6$ », c'est-à-dire qu'il contient 6 atomes de carbone, 12 atomes d'hydrogène et 6 atomes d'oxygène, agencés entre eux pour former une structure en forme d'hexagone.

Chimiquement on appelle « ose » toute molécule de la classe des sucres : le glucose est donc un ose parmi d'autres. En fait, tout ce qui se termine par le suffixe

« -ose » a de grandes chances d'être un sucre (mis à part rose, métamorphose et quelques autres substantifs : un virtuose n'a pas forcément une glycémie trop élevée).

Le fructose est par exemple le sucre des fruits et dans la vaste famille des oses, citons également le saccharose qui n'est autre que le sucre blanc issu de la betterave sucrière (formé d'un fructose et d'un glucose), le lactose (le sucre des laits des mammifères, voir chapitre D), le mannose, le ribose ou l'érythrose : certains noms vous disent quelque chose, d'autres resteront de parfaits inconnus toute votre vie durant et c'est très bien car ils ne servent pas à grand-chose.

La nature du glucose

Le glucose est une molécule somme toute assez simple à créer puisque constituée de 3 atomes que l'on retrouve partout dans le monde vivant : le carbone, l'hydrogène et l'oxygène.

Les plantes synthétisent le glucose, puis les enzymes végétaux attachent des centaines de molécules de glucose les unes aux autres pour en faire soit de l'amidon, soit de la cellulose, que nous retrouvons dans l'alimentation.

La cellulose est indigeste pour l'homme : nous n'avons pas les enzymes nécessaires pour la digérer, elle se retrouve donc intacte dans nos intestins et sa nature fibreuse encourage un transit de qualité. Les herbivores, eux, digèrent la cellulose, c'est la grande différence (parmi d'autres) entre la chèvre et l'être humain : brouter une prairie d'herbes sauvages ne nourrira jamais un homme.

L'amidon est comestible pour l'être humain car nous possédons l'enzyme capable de l'hydrolyser pour en récupérer les hexagones de glucoses. On le retrouve dans moult aliments comme les tubercules (pomme de terre), les graines (maïs, blé et toutes les céréales), certains fruits comme la banane, etc. Bref, vous l'aurez compris, l'amidon est purement d'origine végétale.

Le miel des abeilles contient du glucose qui provient du nectar des fleurs et du miellat de certains insectes.

Le saccharose, qu'on retrouve surtout dans la betterave sucrière et la canne à sucre nous alimente en glucose puisque cet ose est constitué comme nous l'avons vu d'un fructose et d'un glucose : nos enzymes digestifs séparent fructose et glucose et utilisent l'un comme l'autre à leur manière.

Le glycogène est un assemblage de glucose d'origine animale : on le retrouve dans le foie et les muscles des animaux, l'homme y compris. L'amidon et le glycogène sont composés tous deux de glucose, mais possèdent une structure différente. Ils sont une manière de stocker de l'énergie et représentent les réserves énergétiques des plantes et des animaux.

Quel est l'ingrédient principal que la plante utilise pour synthétiser du glucose ?

Tester vos enzymes

Un enzyme est une protéine qui transforme un composé en une nouvelle substance. L'ensemble de nos enzymes est responsable de notre métabolisme, c'est-à-dire du fonctionnement de notre corps. En général, on nomme les enzymes par leur action ou leur substrat, par exemple, la lactase est l'enzyme capable de transformer le lactose.

Tout enzyme se termine par le suffixe « -ase ». Pégase, lui, n'est pas un enzyme mais le cheval ailé, fils de Poséidon et de Méduse, mais la luciférase est l'enzyme de la luciole qui lui permet de créer de la lumière.

Voici une expérience toute simple pour vous convaincre de la présence de glucose dans le pain à la saveur pourtant salée : il suffit de mastiquer quelques secondes de la mie de pain sans l'avaler pour qu'elle s'imbibe de salive. Déposez ensuite la boulette sur une cupule et attendez 15 minutes avant de tester à nouveau sa saveur. Vous risquez d'être surpris. Votre salive contient de l'amylase, une enzyme qui dégrade l'amidon en glucose.

De la fourchette à nos cellules : le glucose étape par étape

La fourchette

On pourrait penser que le glucose se retrouve plus dans nos desserts que dans le plat de résistance ; or, ce n'est pas toujours le cas : nous avons vu que l'amidon était du glucose masqué donc toutes les céréales et tous les tubercules sont de grands pourvoyeurs de sucres, qu'on appelle « lents ». Voici pourquoi :

Prémolaire & salive

Tout commence dans votre bouche : le cookie aux noix de pécan et pépites de chocolat noir broyé gaîment par vos prémolaires va stimuler les enzymes salivaires qui commencent à s'activer autour de l'amidon de la farine en libérant les premières molécules de glucose. D'autres enzymes font la même chose sur le saccharose si vous avez utilisé du sucre de cuisine pour votre recette (si tel est le cas, je vous invite à le remplacer par du xylitol).

Estomac & jéjunum

Après un temps plus ou moins long de mastication déterminé par la règle des 3 G (êtes-vous gourmet (3 minutes) ? gourmand (1 minute) ? goinfre (7 secondes) ?), la bouchée descend dans l'estomac pour être dissoute puis le contenu est envoyé dans l'intestin grêle où le glucose est absorbé par la muqueuse intestinale du jéjunum. Il se retrouve alors dans notre sang.

Veines & artères

La présence de glucose dans notre sang est appelée glycémie : nous avons besoin de 1 g de glucose par litre de sang, soit l'équivalent d'une cuillère à café de sucre pour un individu de 80 kg. Cela vous paraît peu, n'est-ce pas ? Ce glucose circulant est cependant indispensable car c'est lui qui va baigner chacune de nos cellules de sa présence et offrir ses services en cas de nécessité. Le glucose a la faculté de pénétrer dans nos cellules par diffusion passive sans effort, néanmoins avec l'aide d'une clef.

Le sésame, ouvre-toi de nos cellules

Cette pénétration est orchestrée par l'insuline : sans cette hormone, le glucose reste au dehors et la glycémie monte, la présence du glucose dans nos cellules se fait cruellement réclamer, l'ATP, notre molécule énergétique, n'est plus synthétisé, la cellule ne peut donc plus assurer son énergie, et... RIP *(Requiscat In Pace)* la cellule... Tragique, mais ainsi. Parfois et c'est plus sournois, l'insuline est bien là, mais elle n'est plus reconnue et la conclusion est la même : les cellules restent affamées jusqu'à ce que mort cellulaire s'ensuive.

Mitochondrie

Aujourd'hui tout va bien : l'insuline est présente et remplit son rôle avec abnégation ; le glucose peut ainsi pénétrer dans nos cellules : il se dirige alors vers nos mitochondries où a lieu une réaction enzymatique essentielle à la vie, nommée le cycle de Krebs.

La mystérieuse mitochondrie

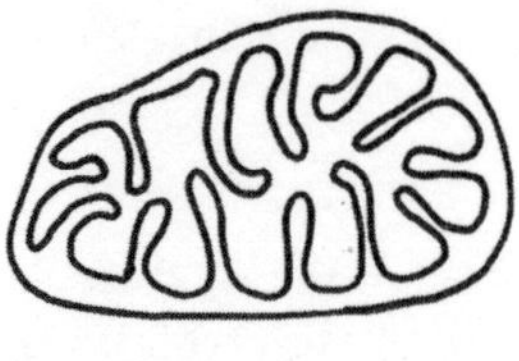

L'organite ressemble à un cloporte, vit par centaines dans toutes nos cellules (à l'exception des globules rouges) et est si petit qu'il nous faut un microscope électronique pour dépister sa présence. La dissection de la mitochondrie nous révèle un véritable labyrinthe de Minotaure où se joue l'énergie de chacune de nos cellules car c'est la mitochondrie qui nous pourvoit en ATP. Exprimé autrement : cette structure à peine longue de 10 micromètres est responsable de notre vie. Son origine n'est pas humaine et illustre parfaitement l'intelligence évolutive de la vie (voir chapitre X).

Vous avez dit Krebs ?

Edwin pour les intimes. Ce biochimiste génial, Prix Nobel de médecine en 1992, a mis en lumière le rôle du glucose dans nos cellules : remanié par nos enzymes, il entre dans un cycle de transformations successives qui permettra de rajouter *in fine* un atome de phosphore sur une molécule qui devient de l'ATP, l'énergie qui permet la vie.

Du glucose dans les poignées d'amour

Le glucose a donc un rôle primordial dans notre bien-être énergétique et nous sommes incapables de le stocker sous forme pure dans notre organisme, c'est pour cela qu'on le transforme en glycogène ; quand les réserves de glycogène sont saturées, le précieux sucre est utilisé par une autre voie de transformation enzymatique qui le convertit en graisses appelées triglycérides. Une alimentation trop riche en sucres favorise cette voie, appelée lipogenèse et entretient nos rondeurs.

Récapitulons :

Dans notre organisme, le glucose peut passer de sa forme simple à sa forme de stockage appelé glycogène, et réciproquement.

Quand les stocks de glycogène sont pleins, le glucose est transformé en triglycérides et part arrondir nos poignées d'amour.

Cette transformation est réversible.

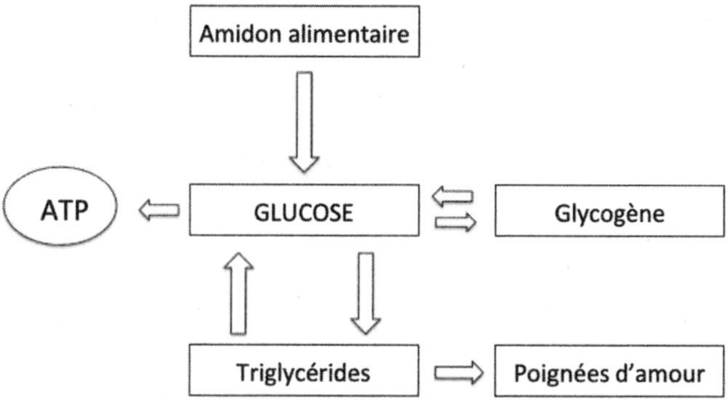

C'est grâce au glucose que la synthèse d'ATP est possible.

Des protéines parfumées au caramel

Et si la glycémie augmente ? Le problème commence avec l'excès de glucose circulant dans notre sang qui défie l'insuline de jouer correctement son rôle. Celle-ci n'arrive plus à lui intimer l'ordre de pénétrer dans nos cellules, le glucose traîne donc dans les artères et commence à faire du vandalisme en s'accrochant aux protéines : il les « caramélise », ce qui n'est pas bon du tout pour la santé car une protéine « caramélisée » perd de son efficacité.

Le cas du fructose

Méfiez-vous du fructose ! Vous allez me rétorquer qu'avec un nom pareil ce sucre a des accointances avec les fruits et que les fruits sont bons pour la santé : vos parents vous l'ont assez seriné.

Oui mais... le hic c'est que ce bon vieux fructose n'est pas reconnu par l'insuline qui intervient également dans la satiété. Pour comprendre, je vous propose de faire un test imaginaire : imaginez (je vous demande d'imprégner bien tous vos neurones de ce qui suit) que vous attaquez le sucrier à la petite cuillère dans un acte inconsidéré d'autodestruction aiguë. Au bout de quelques cuillerées pleines de cette poudre blanche et cristalline, vous allez être pris de nausées et reconsidérerez vos projets sous un autre angle. Si à présent vous dirigez vos tourments vers une salade appétissante de fruits frais, il est fort probable que vous posiez votre petite cuillère qu'une fois le bol vide. Pourquoi cette différence ? La salade de fruits contient pourtant bien plus de sucre que les trois misérables petites cuillères que vous avez ingérées avant la nausée salvatrice.

Si l'équilibre du glucose est régi par l'insuline, il n'existe aucune hormone équivalente pour son cousin le fructose et donc aucune régulation de l'appétit le concernant ; celui-ci s'accumule dans l'organisme, se dépose dans le foie sous forme de graisse (c'est le secret du foie gras) et fait des ravages d'autant plus importants que la consommation de fruits frais et bio est vivement encouragée par notre société.

Une dernière considération, au cas où vous ne seriez pas encore totalement convaincu : un excès de fructose dans l'alimentation a la fâcheuse tendance d'entraîner des carences en zinc, cuivre ou chrome et une consommation supérieure à 50 g par jour a toutes les (mal)chances d'entraîner des flatulences et borborygmes peu esthétiques, accompagnés de diarrhées.

Par quoi remplacer les fruits ? Mais par des légumes, pardi ! Préférez l'avocat à la banane et les choux aux cerises et les radis aux prunes, vous ne vous en porterez que mieux.

Comment devenir dépendant au sucre en 3 leçons

L'addiction au sucre est un phénomène hélas très présent dans nos sociétés modernes. Elle découle de plusieurs mécanismes intriqués. Les comprendre nous permet de dégoupiller la grenade à temps.

Première leçon : la dopamine

C'est l'hormone du bonheur, de la récompense, de la félicité, voire de la joie pour certains (voir chapitre B). Elle est sécrétée par notre cerveau en cas de surconsommation de sucre. Le sucre active la zone de la récompense et la dopamine qui contrôle le centre de plaisir est relâchée en procurant un sentiment immédiat de bien-être, hélas factice.

Une expérience a été faite sur des rats de laboratoire auxquels on a proposé deux mécanismes pourvoyeurs de bonheur : une pédale contrôlait l'arrivée de sucre blanc, l'autre celle de cocaïne. Avez-vous vraiment besoin d'entendre la fin de l'histoire ? La cocaïne a été rapidement boudée au profit du sucre. Le comportement addictif quel qu'il soit répond à la même activation de sécrétion de la dopamine et notre cerveau réagit de la même façon à l'absorption de sucre ou de cocaïne. Déconcertant, n'est-ce pas ?

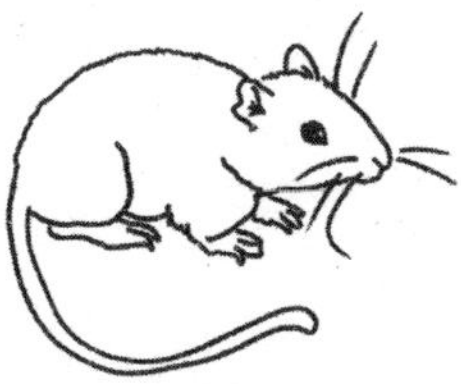

Leçon numéro deux : l'accoutumance

On s'habitue au glucose et à la dopamine et une dépendance prend peu à peu forme : consommer du sucre rend heureux, mais ce bonheur n'est qu'illusion car une fois qu'il a cessé d'agir, la morosité reprend ses droits. Un autre problème vient se rajouter, hélas : la consommation accrue de sucre entraîne une accoutumance à l'effet de la dopamine. Pour utiliser une métaphore, si vous achetiez au début de votre idylle 1 heure de bonheur pour 1 morceau de sucre, à présent ce bonheur ne dure guère que 20 minutes et il vous faut racheter du sucre pour obtenir le même effet.

Dernière leçon : un candida plus blanc que neige

Le candida albicans est un champignon qui vit sous forme de spores dans notre intestin. Dans sa gangue, il ne fait de mal à personne, mais c'est une autre histoire lorsqu'il sort de son hibernation pour essaimer en mycélium. Ces longs filaments colonisent notre tube digestif et déstabilisent ainsi notre digestion. Ils se nourrissent de glucose dont ils raffolent : afin qu'on se rappelle à leur bon plaisir, ces bestioles microscopiques sécrètent des substances qui passent dans notre sang pour venir stimuler notre appétit de glucose. La boucle est bouclée : plus on mange de sucre, plus le mycélium se développe, plus il nous demande de manger du sucre… Vicieux, comme cercle. Hélas.

Le sevrage

À présent que nous comprenons comment l'addiction s'est mise en place, on peut envisager la solution. Celle-ci est très simple : le sevrage du sucre passe par l'arrêt drastique du glucose dans notre alimentation. Les quinze premiers jours seront laborieux pour certains, faciles pour d'autres, mais tout rentre dans l'ordre très rapidement et la désaccoutumance est vécue comme une libération : il est bien plus facile de se sevrer du sucre que d'autres poudres blanches.

La gymnema sylvestre : l'anti-sucre naturel

La gymnema est un buisson rampant qu'on appelle le « fruit miraculeux ». Il pousse en Afrique et à peu près dans toute l'Asie. Les herboristes indiens l'utilisent dans leur pharmacopée depuis plus de deux mille ans pour traiter le diabète.

Ses feuilles amères ont la capacité de faire disparaître le goût sucré des aliments. Si vous avez du mal à concevoir la vie sans sucre, rien de tel que de consommer cette plante les premiers jours de votre éviction : elle est d'une aide précieuse et remarquable.

Une alimentation exempte de sucre de type paléolithique

Notre bon vieux ancêtre Cro-Magnon (encore lui, n'oublions pas que notre nature profonde n'est pas si éloignée de la sienne) se nourrissait de ce qu'il trouvait. Il ne faisait pas son difficile devant une sauterelle ou une écrevisse, le mammouth était une denrée rare et les lièvres couraient vite. Son régime alimentaire se cantonnait en tubercules, racines, quelques baies, de rares fruits en été et les animaux qu'il attrapait ou les charognes qu'il trouvait. Son alimentation se composait d'environ 75 % de gras, 5 % de sucres et 20 % de protéines.

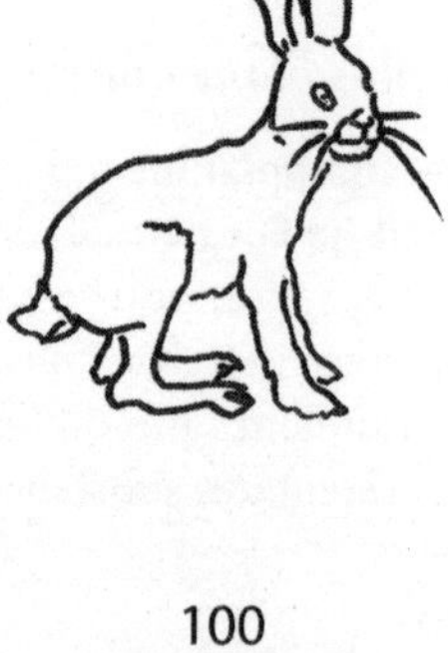

Une rapide comparaison avec notre alimentation moderne nous hérisse le poil à la verticale : le quota de protéines ne change pas, par contre lipides et glucides s'inversent presque : si l'OMS conseille l'équivalent d'une cuillère à soupe maximum de sucre blanc par jour dans notre alimentation, les statistiques occidentales révèlent que nous en consommons environ 8 fois plus.

La consommation de Cro-Magnon est idéalement l'objectif à tenir ; le glucose est indispensable à la vie mais le déséquilibre entre son apport et son utilisation est nocif pour la santé. Si vous consommez du sucre et que vous pratiquez une activité physique qui a besoin d'ATP : soyez rassurés, le glucose partira d'un pas vaillant vers son cycle de Krebs pour offrir son corps hexagonal au maintien de votre belle énergie. Si par contre vous êtes plutôt du type à prendre votre voiture ou les transports en commun le matin pour vous rendre au travail que vous effectuez assis tout au long de la journée et que vous prenez bien soin de prendre l'ascenseur pour descendre l'étage unique qui vous sépare du rez-de-chaussée, il devient alors utile, voire primordial, de restreindre la teneur en glucides de vos repas.

Avec ou sans sucre ?

Ces 3 listes d'aliments vous aideront si vous désirez freiner l'apport de sucre : la première liste correspond aux aliments que vous pouvez consommer sans restriction dans le cadre d'une éviction du glucose car ils en contiennent très peu. La seconde met l'accent sur les aliments qu'il est recommandé d'évincer, quant à la troisième, elle représente la voie du milieu : vous pouvez consommer ces aliments avec parcimonie et discrétion, autrement dit par gourmandise et en petite quantité.

1. Les aliments dépourvus de sucre

Les huiles végétales : vous les choisirez vierges et si possible avec la mention « pressé à froid » : olive, colza, tournesol, sésame, noix et noisettes, caméline, chanvre, macadamia, avocat, lin (gardez l'huile de lin dans votre congélateur pour éviter une oxydation trop rapide, et consommez à froid uniquement). Évitez l'huile d'arachide et de maïs, peu intéressantes car essentiellement saturées. Chaque huile végétale possède sa propre personnalité, est riche en certaines familles d'acide gras, il est donc justifié de varier les plaisirs et d'utiliser chaque jour une huile différente. La graisse de coco n'est rien d'autre qu'une huile qui solidifie à température ambiante. Elle présente de nombreuses vertus, n'hésitez pas à en consommer régulièrement (voir chapitre H) !

Le beurre contient de l'acide butyrique qui joue un rôle important dans l'immunité intestinale. Préférez-le clarifié : c'est le fameux ghee utilisé dans la cuisine ayurvédique.

Les graines et fruits oléagineux : tournesol, noix, amandes, noisettes, cajou, lin, courge, sésame, chia, macadamia, noix du Brésil, pistache, cacao (consommer les fèves entières crues), olives, noix de coco, sans oublier les avocats, pourquoi pas sous la forme d'un guacamole.

Un guacamole en 7 minutes

➚ Ingrédients

- 2 avocats mûrs à souhait, 1 citron vert, une poignée de coriandre fraîche, 1 oignon « botte », 3 mini tomates, sel, poivre et huile d'olive.

➚ Préparation

- Couper les avocats en deux, et à l'aide d'un couteau, taillader fin la chair dans tous les sens avant de l'ôter de la peau avec une cuillère. Rajouter tout de suite le jus du citron vert (afin d'éviter l'oxydation), les tomates coupées en dés très fins, l'oignon nouveau émincé, la coriandre hachée.
- Mélanger le tout sans essayer d'en faire une purée : il reste des morceaux d'avocats. Les plus hardis rajouteront un peu de piment à leur préparation. Consommer sans attendre.

Ce plat est sans gluten, sans laitage, sans sucre. Et se prépare très facilement.

Les herbes aromatiques et toutes les épices, sans restriction.

Les légumes : concombres, tomates, courgettes, courges, citrouilles, aubergines, poivrons, etc.

Les légumes verts à feuilles : salade, épinards, bettes, oignons, champignons, artichauts, luzerne, haricots verts, céleri, radis, cresson, navets, asperge, ail, poireaux, fenouils.

Les brocolis et tous les autres brassicacées (les choux) : idéalement au moins une portion par semaine pour leurs vertus (ce légume alcalin stimule notre immunité et représente un pilier majeur de notre santé).

Cailloux, bijoux & tous les choux

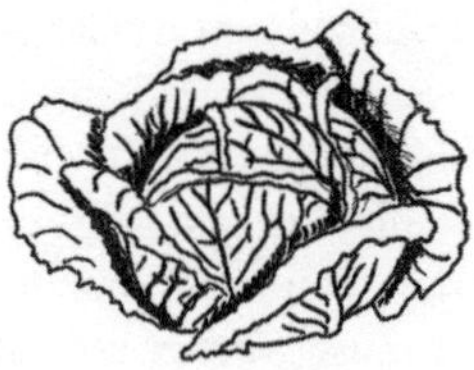

Chou-fleur, brocoli, chou romanesco, chou de Bruxelles, chou-rave, chou kale, chou rouge, chou pointu, chou vert, chou frisé, chou blanc, pak-choï et bien sûr : mon petit chou adoré…

On consomme tout dans les choux : la tige renflée, les feuilles et les fleurs !

Les algues comestibles : wakame, laitue de mer, laminaire, haricot de mer, mais aussi spiruline et chlorella (sous forme de compléments alimentaires).

Les agrumes : citron, citron vert et kumquats.

Les protéines animales : poissons, crustacés, viande de bétail, volaille, gibier.

Les œufs.

Les tisanes, thés, café.

2. Les aliments à éviter car riches en sucre

Le sucre, dans tous ses états : le sucre blanc, bien sûr, mais également la cassonade, le sirop d'érable, le miel, le sirop d'agave, confitures, crèmes glacées et sorbets, barres énergétiques, friandises et bonbons.

Les fruits secs (abricots séchés, raisins secs, mangue séchée, gingembre confit, etc.).

Attention aux ketchup, chutney, vinaigre balsamique, mayonnaises ou moutardes industrielles : tous ces aliments contiennent très souvent du sucre.

Dernier point : il y a toujours plus de sucre dans les produits allégés.

Le gluten : il est contenu dans quatre céréales : blé, seigle, orge et épeautre (et les synonymes : boulgour, couscous, froment, semoule) quelle que soit leur forme : pain, viennoiseries, pâtes, cake, biscuits, pizza, chapelure, farine dans les sauces, barres énergétiques, etc. Le gluten est une poudre épaississante qu'on rajoute volontiers dans les préparations, voire les cosmétiques (voir chapitre D).

Les boissons sucrées : les « Colas » et autres boissons gazeuses sucrées, les boissons énergétiques mais également les nectars (l'appellation « nectar » correspond à un jus de fruits additionné de sucre) et les purs jus de fruits qui contiennent bien évidemment le sucre du fruit pressé !

Vous éviterez également les féculents de maïs, pomme de terre et patate douce, le soja non fermenté comme le lait de soja. La sauce de soja contient souvent du gluten, préférez-lui de la sauce tamari.

Enfin, deux classes d'aliments qui ne contiennent pas de sucre mais qui sont néfastes pour la santé : les édulcorants chimiques de type aspartame et les margarines et toutes les graisses hydrogénées.

3. Les aliments « entre deux »

Vous pouvez en consommer deux fois par semaine ou une petite portion quotidienne :

Les légumineuses : haricots (blancs, rouges, noirs), fèves, lentilles (vertes, brunes, noires, corail), pois cassé, pois chiches.

Les céréales sans gluten non transformées (idéalement, évitez les flocons) : amarante, sarrasin, riz, millet, sorgho, teff, tapioca.

Les carottes et panais sont des tubercules trop sucrés pour une consommation quotidienne.

Les fruits frais : évitez les fruits très sucrés, typiquement les fruits exotiques. Pour information, la datte est composée de 75 % de sucres. Privilégiez les baies (myrtilles, framboise, fraise, cassis, gogi, groseille) qui regorgent d'antioxydants et sont naturellement sucrées au xylitol.

Les édulcorants naturels : stévia pure, xylitol.

Le chocolat noir avec un minimum de 70 % de cacao.

Enfin, pour les épicuriens : 1 verre de bon vin rouge par repas vous apportera des polyphénols bienfaisants.

Le xylitol

C'est une molécule naturelle contenue dans l'écorce de bouleau, connue et consommée par les Scandinaves depuis la fin du XXe siècle. Sa découverte est beaucoup plus ancienne puisqu'elle valut un prix Nobel en 1902 à Emil Fischer, chimiste allemand qui découvrit les sucres issus des bois qu'il nomme tout naturellement xyloses (*xylos*, c'est le bois en grec).

Comme tout composé se terminant par « ol », le xylitol est un alcool. On l'appelle également E967 et il est très prisé par l'industrie alimentaire pour son pouvoir sucrant supérieur au sucre de cuisine, surtout à la cuisson, tout en étant hypocalorique (2,4 kcal/g contre 4 kcal/g pour le glucose) et pour son très faible indice glycémique (7, alors que le saccharose est à 68) ; c'est un substitut idéal du sucre pour les diabétiques et celles et ceux désireux d'éviter le saccharose dans leur alimentation.

En un mot comme en 100, il est dépourvu des inconvénients du sucre sur notre santé et encensé par les dentistes car il combat la plaque dentaire et réduit donc les caries ; il possède également un goût rafraîchissant prisé par l'industrie des chewing-gums.

Seul petit bémol : si on consomme trop de xylitol, une partie n'est pas absorbée par notre intestin grêle et continue son chemin jusqu'au gros intestin où il entre dans un processus de fermentation. Cette fermentation produit des gaz parfois abondants responsables de flatulences. À bon entendeur, ne pas dépasser une dose de 25 g de xylitol par repas, moins si vous êtes sensible.

Le mot de la faim ?

On ne le répétera jamais assez : nous sommes là pour nous faire plaisir et expérimenter le bonheur et la joie. Si vous vous sentez frustré de bonheur en adoptant une telle alimentation, soyez indulgent avec vous-même et trouvez-vous des alternatives de joie. L'abandon des pâtisseries vous rend maussade ? Offrez-vous une sortie au théâtre à la place, une promenade, un livre, la paire de chaussettes de vos rêves ou une séance de massage ayurvédique.

L'important, c'est d'être heureux, tout le reste est secondaire. Même les cookies aux noix de pécan et pépites de chocolat noir !

Bonus : cookies aux noix de pécan & pépites de chocolat noir sans sucre

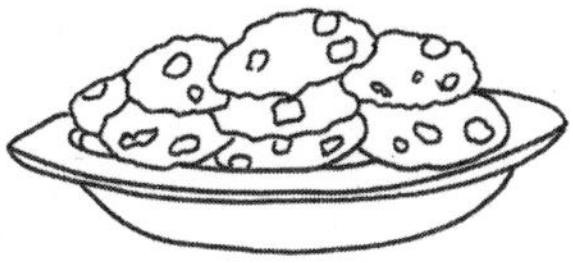

➚ Ingrédients

- 100 g de noix de pécan
- 30 g de chocolat noir haché en pépites
- 1 œuf
- 1 cs de ghee
- 1 cs de farine d'épeautre ou sans gluten
- 1 cc de xylitol.

➚ Préparation

- Réduire les noix en poudre et réserver quelques morceaux croquants.
- Faire fondre le ghee.
- Mélanger le tout dans un bol.
- Faire des petits tas d'environ 5 cm de diamètre sur une plaque recouverte de papier sulfurisé.
- Enfourner à 180 °C pendant moins de 7 min : les cookies durcissent en refroidissant, ils doivent ressortir mous du four.

H

HUILES : ESSENTIELLES & VÉGÉTALES

Huiles essentielles

« Essentiel » : quel bel adjectif ! On l'entend comme l'on veut, mais la langue des oiseaux nous murmure : « essence ciel », et c'est vrai que ces huiles parfumées ont quelque chose de précieux (« près des cieux ? »).

Naissance d'une huile essentielle

Une huile essentielle (parfois abrégée HE) vient toujours du monde végétal. Il peut s'agir d'une fleur, d'une racine, d'une feuille, de la plante entière également. *Essencia*, en latin, signifie « la nature d'une chose ». L'huile essentielle est obtenue en extrayant les composés aromatiques de la plante. Comme ceux-ci sont hautement volatils, on les extrait en général par distillation à l'eau : la vapeur se charge des parfums puis se refroidit : la condensation dans la cornue nous permet alors de récupérer la part aromatique de la plante. Cette partie est si concentrée qu'elle en devient huileuse. Et elle est toujours très odorante. On utilise les huiles essentielles en parfumerie et en médecine. Nous parlerons ici du versant médicinal des huiles essentielles.

> « *Ce que voient les yeux n'est pas le remède, lorsque la distillation aura transformé le végétal, alors le remède deviendra manifeste.* »
>
> Paracelse

Une pointe de chimie

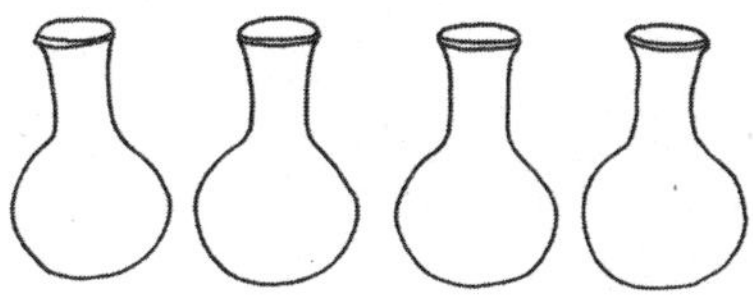

Une huile essentielle contient de nombreuses molécules différentes : c'est la complexité de cette composition qui est responsable de leurs vertus. On les classe selon leurs composants chimiques : ils appartiennent à huit familles principales et chacune des familles possède une action déterminée.

Les 8 familles principales des principes actifs des huiles essentielles

- Les terpènes
- Les alcools
- Les esters
- Les aldéhydes
- Les cétones
- Les phénols
- Les éthers
- Les peroxydes

Une huile essentielle peut être riche en plusieurs principes actifs différents, c'est le mélange qui détermine son action globale et ses propriétés uniques.

Gare aux cétones !

Il s'agit d'une molécule présente dans certaines huiles essentielles qui sont donc à manier avec précautions.

La nocuité dépend de plusieurs paramètres, comme le type de cétone, la concentration de cette cétone dans l'huile essentielle et la voie d'administration : une huile essentielle appliquée sur la peau est moins toxique qu'une autre prise *per os* (par la bouche).

La sauge officinale, la menthe pouliot et la menthe poivrée, le romarin à camphre, l'hysope officinale et l'eucalyptus mentholé sont toutes des huiles essentielles titrées en cétones à utiliser avec respect.

12 huiles essentielles pour une pharmacopée du bien-être

Il existe des centaines d'huiles essentielles et il est impensable de toutes les avoir dans sa propre pharmacie. Voici un choix personnel de douze huiles essentielles qui rendent la vie quotidienne plus facile. Leur nom est toujours en latin : c'est grâce à cette appellation générique que vous pourrez les reconnaître et les commander n'importe où dans le monde.

Les huiles essentielles sont pour tout le monde mais ne sont pas à mettre entre toutes les mains : comme pour toute substance, on respecte les précautions d'emplois et si vous êtes novice en la matière, évitez-les pendant la grossesse, l'allaitement et chez les enfants de moins de trente mois et préférez l'avis d'un aromatologue. La liste des indications n'est pas exhaustive, loin s'en faut. Nous parlons ici des plus courantes.

Citrus limon

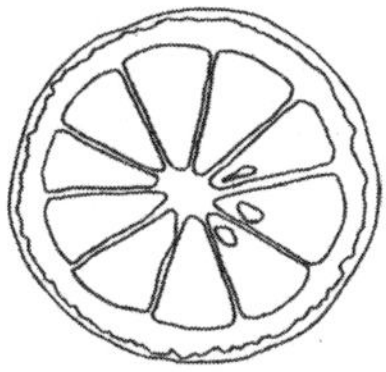

Il ne faut pas moins de 3000 citrons pour obtenir 1 kg d'essence. On utilise le zeste qui contient du limonène. Cette huile essentielle antiseptique est très utile en diffusion dans une pièce pour purifier l'air des virus et bébêtes en tout genre pendant la saison froide. Toujours en diffusion, elle stimule sans exciter quand on a du mal à se concentrer. On l'utilise dans les stases et congestions veineuses et pour les ronflements : masser l'intérieur des narines chaque soir avec 1 goutte d'HE de citron et de l'huile de sésame. L'huile essentielle de citron est également puissamment anti-nauséeuse : à utiliser si vous avez le cœur au bord des lèvres, associée à une goutte d'HE de menthe poivrée (voir plus loin). Enfin, 1 goutte sur votre brosse à dents permet de régler les problèmes de tartre et de blanchir les dents.

Cupressus sempervirens

Le cyprès est originaire de Chypre, l'île d'Aphrodite. On distille le rameau de cet arbre méditerranéen qui est connu pour ses propriétés décongestionnantes. L'huile essentielle est une aide précieuse pour retrouver de belles jambes en cas de lourdeur, varices et varicosités, couperose, cellulite, hémorroïdes ou rétention d'eau. En massage sur le bas ventre, c'est un bon remède d'énurésie de l'enfant.

Cymbopogon martini

Cette HE est plus connue sous le nom de palmarosa. Tout le monde devrait avoir une fiole de réserve dans son armoire à pharmacie : elle contient du géraniol qui en fait une des HE antifongiques les plus puissantes. Idéale contre les mycoses, mais aussi l'acné, les sinusites et les otites. Elle facilite l'accouchement si le terme est dépassé (masser le bas du dos avant le travail). Très efficace en déodorant car le palmarosa détruit les bactéries responsables des odeurs désagréables de nos aisselles : appliquer 1 goutte pure sous les aisselles chaque matin.

Eucalyptus citriodora

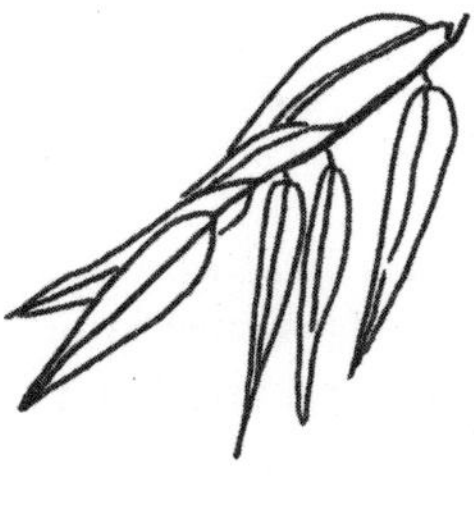

La distillation de la feuille libère un arôme de citronnelle. C'est un magnifique anti-inflammatoire qui fait également office de répulsif à moustiques. Apaise les douleurs et diminue les spasmes. On l'utilise surtout en massage sur les tendinites et arthrites, voire les sciatiques. Vous pouvez l'associer avec l'hélichryse italienne pour plus d'efficacité : 1 goutte de chaque 4 fois par jour avec de l'huile de sésame en cas de tendinite aiguë.

Gaultheria fragrantissima

On l'appelle également le wintergreen. La gaulthérie est traditionnellement utilisée pour tout ce qui touche au système locomoteur : articulations, crampes, rhumatisme, arthrose... Elle permet également de calmer les douleurs des coliques néphrétiques et diminue une fièvre intempestive. N'hésitez pas à l'associer à l'eucalyptus citriodora pour une action anti-inflammatoire synergique.

Lavandula angustifolia

La lavande tire son nom de *lavare* : laver. Elle nettoie toutes sortes de scories, surtout émotionnelles : stress, anxiété, insomnie, agitation, voire dépression. Son action antispasmodique en fait un très bon traitement contre les crampes mais aussi pour abaisser une tension artérielle trop élevée. Elle est très bien tolérée sur la peau : 1 goutte pure sur les poignets avant de se coucher prépare aux nuits calmes et si vous vivez en couple pourquoi ne pas se masser mutuellement les pieds le soir à l'aide de 3 gouttes de lavande diluées dans de l'huile de sésame. Pour éloigner les mites, imbibez un petit bois flotté de quelques gouttes de lavande et placez-le dans votre armoire à linge, comme le faisaient nos grands-mères.

Melaleuca alternifolia

C'est le fameux arbre à thé, le tea tree des anglophones. Il a la réputation de tout guérir, sauf de la mort. Il stimule le système immunitaire, c'est un puissant antibactérien, antiviral, fongicide et parasiticide. Il est utile en cas d'infection buccale : aphtose, gingivite et remplace efficacement les dentifrices (2 gouttes pures sur la brosse à dents. Et si vous rajoutez 1 goutte d'HE de citron, vos dents n'en seront que plus blanches).

Il s'attaque sans vergogne aux mycoses sous les ongles, mais pour cela il faut être patient et l'utiliser pur, 2 à 3 fois par jour en alternant avec l'HE de palmarosa et faire preuve de persévérance. Cette HE peut vous sauver également des verrues.

Si vous êtes sujette aux cystites, essayez l'huile essentielle de tea tree : 5 gouttes dans 1 cc d'huile d'olive, à prendre 4 fois par jour. Les symptômes disparaissent en quelques heures.

Mentha piperata

C'est une hybride de deux autres menthes : l'aquatica et la spicata. La menthe poivrée est une HE polyvalente qui harmonise l'énergie digestive : elle combat les nausées, stimule la sécrétion de bile, est stomachique et carminative (un mot savant qui veut simplement dire qu'elle diminue les pets !) Elle a une action antidouleur très utile en cas de névralgie, de sciatique ou de tendinite et relance une tension artérielle basse (1 goutte pure sur les poignets).

En cas d'indigestion, mélanger 1 goutte d'HE de menthe poivrée, de citron et de romarin à verbénone avec 1 cc d'huile d'olive (ou pur pour les plus courageux). L'effet est spectaculaire.

Pelargonium rosat

Voici un géranium cultivé pour son arôme de... rose ! Passablement utilisé par les parfumeurs de Grasse, en Provence, cette huile essentielle est prisée pour les soucis de peau, que ce soit rougeur, acné ou même des vergetures. Elle cicatrise, calme les inflammations, élimine les bactéries et mycoses. Associée aux HE de cyprès et de citron, elle devient une panacée indispensable pour galber les cuisses et les débarrasser de leur peau d'orange.

Enfin, le géraniol qu'elle contient repousse efficacement les insectes en tout genre.

Ravintsara

C'est l'huile de l'hiver par excellence. Elle nous protège des virus ayant la fâcheuse habitude de s'attaquer à notre sphère ORL : ayez le réflexe ravintsara dans les rhumes, angines, sinusite ou laryngite. Elle est utile également en cas de boutons de fièvre et de grippe. Cette huile originaire de Madagascar est un excellent coup de fouet immunitaire.

Elle est également intéressante dans les insomnies ou quand l'anxiété s'empare de vous sans crier gare : 1 goutte d'HE sur l'intérieur des poignets, bien masser et surtout n'oubliez pas de respirer lentement, concentré sur le flux et reflux de l'air à travers vos poumons.

Salvia sclarea

On distille la sommité fleurie de cette lamiacée qui porte admirablement son nom : la sauge, issue de salvia, la sauveuse. Elle a des propriétés *oestrogen-like*, ce qui en fait un excellent substitut de nos hormones devenues paresseuses lors de la ménopause : il suffit de se masser les poignets avec une goutte pure. En hydrolat (1 cc pour 1 verre d'eau, à boire 3 fois par jour), elle adoucit les bouffées de chaleur.

La sauge est une HE féminine : elle harmonise le système hormonal d'une femme en cas d'aménorrhée (voir chapitre V, paragraphe s).

Thymus satureioides

Des nombreux thyms, voici la sarriette qui tire son nom du satyre mythologique aux sabots de bouc. Ce thym est originaire des sols caillouteux des montagnes d'Afrique du Nord, il est surtout connu pour son action antibactérienne et est utilisé avec succès dans le traitement des parasitoses intestinales ou des cystites. Mais cela serait le rabaisser de le cantonner à ce seul rôle : il guérit les fatigues profondes, qu'elles soient physique, psychique ou sexuelle (satyre oblige !).

En cas de candidose intestinale, prendre 1 goutte de sarriette, 1 goutte d'origan compact et 1 goutte d'HE de citron le matin dans 1 cc d'huile d'olive, pendant 21 jours, associé à une alimentation pauvre en glucose et riche en inuline (voir chapitre D).

Huiles végétales

Dans le chapitre précédent, je vous invitais à réduire votre quantité quotidienne de glucose. La suite logique de ce rééquilibrage nutritionnel passe par une augmentation de la portion lipidique. Si on se base sur un régime paléolithique, notre apport en lipides devrait avoisiner les 75 % de notre ration quotidienne ; or, c'est hélas à peu de choses près le pourcentage de sucres dans une alimentation occidentale déséquilibrée. N'ayez pas peur de consommer des huiles végétales : chacune possède sa vertu propre et le plus beau cadeau que vous puissiez vous faire est de les diversifier : gardez-les dans votre réfrigérateur afin de les protéger de l'oxydation (sauf l'huile d'olive qui solidifie à froid et l'huile de lin qui préfère le congélateur pour soutenir au mieux son action antioxydante) et variez les plaisirs chaque jour.

Huile ou graisse ?

C'est du pareil au même, c'est juste une question de température et de propriété chimique : on parle de graisse quand, à température ambiante, le corps gras est solide et d'huile quand nous avons affaire à une structure liquide. D'une manière globale, le gras animal (beurre ou saindoux) se présente sous forme solide, les huiles végétales sous forme liquide (sauf la graisse de coco, qui se liquéfie aux alentours de 25 °C).

C'est aussi une question de « double liaison » : le squelette d'une huile (le tronc où s'accrochent les différentes branches) est toujours constitué d'atomes de carbones liés les uns aux autres. Si le lien s'effectue entre deux atomes de carbones avec une liaison simple (on dit que la liaison est saturée), le corps gras a tendance à figer alors qu'une liaison double lui amène une certaine fluidité, fort bénéfique à la santé.

Figement ou fluidité des huiles se retrouvent à l'identique dans notre organisme. Comprendre qu'une membrane cellulaire fluide fonctionne mieux (qu'une rigide) et que l'huile de palme est vaillamment rajoutée dans l'alimentation industrielle car elle solidifie facilement (l'acide palmitique est totalement saturé) et apporte ainsi un côté croustillant à l'aliment (biscuit, céréales, etc.), c'est le premier pas pour choisir de bonnes huiles insaturées.

Pourquoi appelle-t-on ces huiles « oméga » ?

Les doubles liaisons

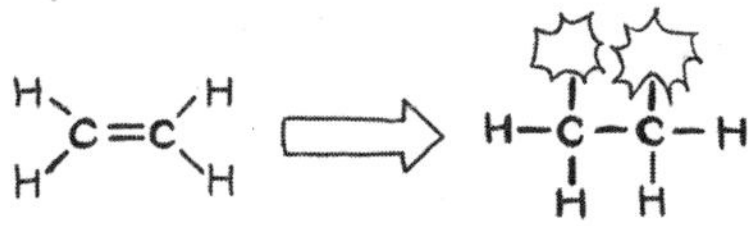

Le nombre élevé de doubles liaisons fait la valeur des acides gras. Une double liaison signifie que 2 atomes de carbones sont doublement liés entre eux. Soit C=C alors qu'un C – C suffirait.

En cas de nécessité antioxydante, Monsieur Carbone, dans un acte de philanthropie désintéressée, est prêt à capter un radical libre d'oxygène en errance (nommé O) pour le neutraliser. Cet atome libre d'oxygène pourrait endommager nos cellules mais fixé à son carbone, il devient inoffensif. Les doubles liaisons veillent ainsi à notre bien-être cellulaire.

Plus un acide gras possède de doubles liaisons (on parle alors d'acide gras polyinsaturé), plus il nous est bénéfique. Ainsi, l'huile d'olive est composée majoritairement d'acide oléique à une double liaison, alors que le DHA du saumon en possède 6 à lui tout seul.

Les oméga-3

De tous les oméga, ce sont les 3 qui font couler le plus d'encre, d'abord car ils sont essentiels à nos cellules (surtout à nos neurones) et riches en doubles liaisons et nous savons à présent que c'est le secret de l'antioxydation, ensuite car ils sont assez rares dans notre alimentation occidentale et une pénurie dans l'assiette finit toujours par se transformer en carence dans l'organisme.

Il existe trois principaux acides gras dans la famille très prisée des oméga-3 :

- L'acide alpha linolénique : ALA, qui possède 3 doubles liaisons
- L'acide eicosapentaénoïque : EPA, 5 doubles liaisons
- L'acide docosaexaénoïque : DHA, le vainqueur incontesté, extrêmement fier de ses 6 doubles liaisons.

Pour des raisons de paresse évidente, nous allons dès à présent les nommer de leur sobriquet, en boudant leur nom de baptême scientifique, trop abscons à notre goût.

DPA : une découverte récente

L'acide docosapentaénoïque ressemble furieusement à l'EPA avec ses 5 doubles liaisons et une chaîne un chouïa plus longue (22 carbones au lieu de 20). On commence à parler de lui comme le chaînon manquant des oméga-3. En fait, il a la capacité de se transformer en EPA ou DHA, ce qui est fort pratique. Il se trouve actuellement sous les binoculaires des biochimistes qui l'étudient avec curiosité.

Avec ses frères oméga-3, il joue un rôle essentiel dans le monde mystérieux de nos intestins (voir chapitre D) sur 3 tableaux à la fois : il stimule notre immunité, équilibre le microbiote et permet l'élaboration d'une membrane cellulaire optimale : les entérocytes peuvent être fiers de leurs microvillosités ! Tout comme l'EPA et le DHA, on le trouve dans les poissons gras. Quant à sa fonction sur notre système cardiovasculaire, il est encore trop tôt pour se prononcer, mais il y a fort à parier qu'il partage les mêmes bénéfices que ses deux grands frères.

Les omega-3 interviennent à différents niveaux. Ils jouent un rôle primordial dans la santé de notre système cardio-vasculaire avec entre autres un rôle dans la régularisation de notre tension artérielle. Ils préviennent l'œil et sa rétine d'un vieillissement prématuré. Comme le DHA est un des constituants principaux de notre encéphale, on comprend qu'il contribue à maintenir d'excellentes fonctions cognitives et une mémoire de qualité (voir chapitre C). Les EPA, quant à eux, interviennent dans notre immunité en garantissant sa qualité (voir chapitre I).

D'une manière générale, les oméga-3 maintiennent notre organisme en bonne santé et contribuent à notre bien-être et, si on veut s'aider d'une métaphore parlante, un apport suffisant d'oméga-3 lubrifie les rouages de notre corps en l'empêchant de rouiller.

Notre organisme est capable de synthétiser de l'EPA et du DHA à partir de l'ALA trouvé dans l'alimentation, mais en petite quantité et le rendement est dépendant de la qualité de nos enzymes. En d'autres termes, il est important d'avoir une alimentation diversifiée en ces 3 acides gras et surtout les EPA et DHA, constituants des membranes de toutes nos cellules.

Le végétal et l'animal

Quand on parle des oméga-3, il est impossible de s'en tenir aux seules huiles végétales : celles-ci peuvent être riches en ALA comme l'huile de lin, mais comme nous l'avons vu notre organisme peine parfois à les transformer en EPA et DHA, primordiales au maintien de notre bien-être. L'huile de lin peut se révéler insuffisante et ce sont les poissons gras qui sont riches en EPA et DHA. Même si ce chapitre traite *stricto sensu* des huiles végétales, il serait déraisonnable de passer sous silence les vertus de l'huile de foie de morue, des petites sardines ou des rougets barbets.

Pour les inconditionnels du vegan, afin d'avoir un apport suffisant en oméga-3 autre que le ALA, il est bon de consommer des extraits d'une micro algue qui a un nom à coucher dehors : la *schizochytrium*, mais on lui pardonne car elle est riche en DHA.

Les oméga-3 d'origine végétale : ALA

Teneurs en ALA de quelques huiles végétales :

- Huile de chia 65 %
- Huile de lin 53 %
- Huile de caméline 30 %
- Huile de soja 7 %
- Huile de chanvre 20 %
- Huile de noix 13 %
- Huile de colza 9 %

Les oméga-3 d'origine animale : EPA & DHA

Teneurs en DHA et EPA dans les produits de la mer :

- Maquereau salé 4,57 %
- Caviar 2,61 %
- Saumon d'élevage 2,25 %
- Hareng 2,13 %
- Anchois en conserve 2 %
- Saumon sauvage 1,78 %
- Sardine (conserve) 1,20 %
- Truite 0,93 %

Une mention spéciale pour l'huile de foie de morue qui dépasse toutes les attentes : riche en vitamine A, D et en acides polyinsaturés d'une teneur dépassant les 22 %, soit près de 3 g d'oméga-3 par cuillère à café : nos grand-mères avaient raison d'insister avec leur cuillère matinale pleine à ras bord malgré les grimaces des enfants ! C'est grâce au foie de morue que les Vikings ont survécu dans un pays hostile insuffisamment ensoleillé. Et chacun connaît leur force et endurance légendaires. La morue faisait partie de leur alimentation de base, et une portion de foie de morue leur assurait une supplémentation en vitamine D pour un mois.

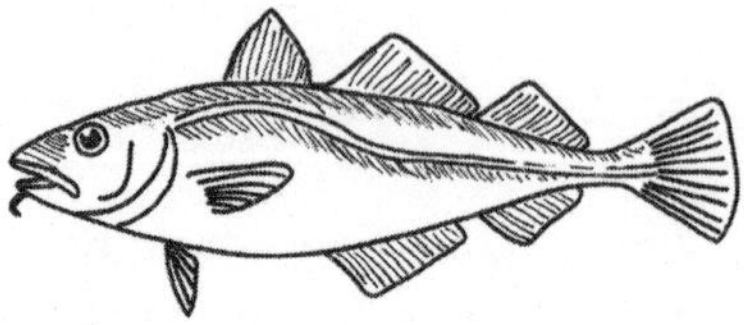

L'apport minimal conseillé en oméga-3 pur est de 1 g chaque jour que nous passons sur Terre.

Mes conseils

1. Gardez dans votre frigidaire ou votre congélateur des huiles vierges pressées à froid riches en oméga-3 (lin, colza, caméline, noix, chanvre) et utilisez-en chaque jour une différente, à raison d'au moins 1 cuillère à soupe quotidienne.
2. Consommez régulièrement du poisson gras de petite taille, peu cuit, voire cru (sardines et anchois marinés ou sushi), et du foie de morue si vous en trouvez.

Les oméga-6

Notre alimentation est naturellement plus riche en oméga-6 qu'en oméga-3, c'est sans doute pour cela qu'on parle moins d'eux (car les carences sont moindres), d'autant plus que notre organisme sait en synthétiser certains (mais pas tous) : nous avons besoin d'un apport quotidien d'acide linoléique car nous ne savons pas en créer par nous-mêmes. Pour notre bien-être, il est important de maintenir un rapport entre les oméga-6 et les oméga-3 proche de 1. Exprimé en d'autres termes : il est nécessaire d'augmenter la part des oméga-3 de notre alimentation quotidienne tout en maintenant notre apport en oméga-6.

Voici la teneur de certaines huiles en acide linoléique :

- Huile de carthame 67 %
- Huile de pépins de raisin 67 %
- Huile de tournesol 60 %
- Huile de germe de blé 53 %
- Huile de noix 47 %
- Huile de sésame 40 %

Nota bene : d'une source à l'autre, ces pourcentages changent, car ils dépendent de l'huile testée qui dépend de la plante qui dépend du sol dans lequel elle a poussé qui dépend de l'exposition au soleil et des intempéries de l'année... Il s'agit d'un ordre de grandeur, ne vous affolez pas si vous trouvez d'autres sources avec d'autres chiffres. Merci. (Ceci est valable pour tous les pourcentages que je vous propose.)

La belle-de-nuit & les animaux sauvages

L'onagre est une fleur qu'on appelle « belle-de-nuit » car elle fleurit à la tombée du jour. Elle fait partie du genre « *oenothera* » qui signifie le vin des bêtes sauvages car la légende raconte qu'elle a le don de les amadouer.

De cette fleur naît une graine dont on tire une huile précieuse à plus d'un titre. Tout d'abord, elle est très riche en oméga-6, dépassant même l'huile de carthame avec 70 % d'acide linoléique.

La plante est considérée par les Britanniques comme une panacée royale : vous avez un rhume ? Il vous suffit de faire une décoction de feuilles. La racine se consomme bouillie : elle a une saveur de noix. Les feuilles se déclinent en soupe en accompagnant d'autres légumes.

Mais ce qui fait le charme de la belle-de-nuit, c'est la présence d'un autre acide gras de la famille des oméga-6, j'ai nommé l'acide gamma-linolénique (ou AGL) qui a la vertu de diminuer les processus inflammatoires et de ralentir le vieillissement de la peau.

L'huile d'onagre est utile en cas d'acné, d'eczéma ou de peau sèche, soulage la sécheresse des yeux, atténue les symptômes douloureux des maladies inflammatoires et aide les femmes en période prémenstruelle ou à la périménopause.

L'huile d'onagre se trouve surtout sous forme de capsules pour enrichir notre alimentation, elle peut également s'utiliser à même la peau : huiler votre visage chaque soir en le massant quelques minutes : ce geste simple remplace toutes les crèmes de nuit.

Beurre ou ghee ?

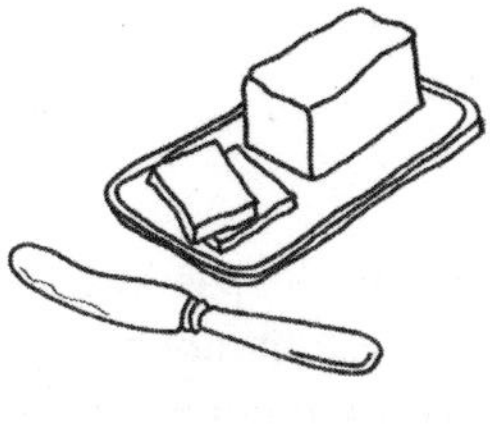

Le beurre est un corps gras d'origine animale, contenant près de deux tiers d'acides gras saturés, 22 % d'acide palmitique et 0,2 % de cholestérol. C'est toujours ainsi qu'on le présente, en passant totalement ses vertus sous silence. Et c'est dommage car il en a, et non des moindres. Tout d'abord, il contient de la vitamine A, du phosphore mais aussi un petit acide qui a toute son importance :

l'acide butyrique. Ce corps gras a un rôle primordial dans la transcription de notre ADN. Il possède une action antimicrobienne (que ces microbes soient des virus, champignons ou bactéries) et stimule notre système immunitaire digestif en l'encourageant à faire les différences entre les bactéries de notre microbiote et les indésirables.

Ensuite le beurre contient des acides gras à courtes chaînes, bien mieux métabolisées que les longues chaînes. Il est ainsi plus digeste!

Le beurre ne contient pas de lactose mais il possède une part protéique qui n'est pas idéale pour la cuisson des plats: les chefs font ainsi clarifier leur beurre avant de l'incorporer dans leurs sauces, c'est-à-dire qu'ils filtrent les protéines de manière qu'il ne reste que la matière grasse.

La médecine ayurvédique utilise passablement le ghee dans ses traitements, qu'ils soient internes (où le ghee sert de base pour de nombreuses plantes et épices) ou externes dans les massages. Selon ses préceptes, le ghee favorise la mémoire à celui qui en consomme régulièrement et assure une longue vie.

Ghee ou beurre clarifié: c'est du pareil au même!

Une consommation quotidienne de 15 g de beurre par jour ou 2 cs de ghee est tout à fait raisonnable et optimise notre santé.

Préparer son ghee

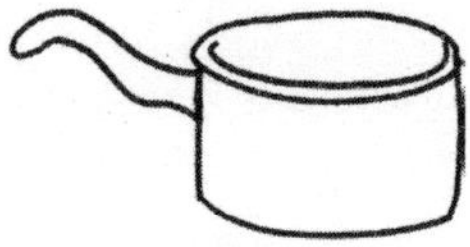

Faire fondre au bain-marie 500 g de beurre doux. Peu à peu, les protéines lactées précipitent à la chaleur et remontent à la surface: écumer ces nuages floconneux à mesure qu'ils se forment. Cela peut prendre 30 minutes. L'élimination de la caséine laisse un liquide doré et transparent: le ghee. Passer à l'étamine et mettre en bocal. Le ghee se conserve longtemps au frigidaire et s'utilise volontiers pour frire les aliments.

Huiler notre peau

Notre peau a besoin d'être graissée, pas hydratée! N'en déplaise aux crèmes hydratantes... Certes, «hydrater» est un mot bien plus glamour que «graisser»... Mais ce n'est pas respecter la nature première de notre épiderme qui sécrète une protection lipidique appelée sébum. Le sébum «imperméabilise» notre peau contre les intempéries: son film protecteur empêche la déshydratation de nos cellules. Rajouter de l'eau sur notre peau n'aura jamais le même effet. (Pour ceux qui ont du mal à le concevoir, imaginer un marin breton pris dans la tourmente: eh bien, il met son «ciré»: une veste imperméable qui empêche l'eau de traverser alors qu'elle aurait continué son chemin à travers un pull en coton).

Si vous désirez huiler votre peau, choisissez une huile qui pénètre au moins jusqu'à l'épiderme (voir tableau ci-dessous). Les huiles d'argan, de bourrache et d'onagre, de jojoba ou d'amande douce sont parfaites pour cela.

Quelle huile végétale choisir sur la peau ?

La meilleure manière d'appliquer les huiles essentielles sur la peau consiste à les mélanger avec une huile végétale qui les transportera vers la zone anatomique ciblée. Chaque huile végétale possède son propre degré de pénétration dans notre peau. Voici une liste indicative des huiles en fonction du site d'action souhaité :

Couche cornée

Ces huiles resteront en surface, elles pénètrent peu l'épiderme et sont idéales pour traiter une mycose ou à utiliser en répulsif à insectes : avocat, olive, germe de blé.

Épiderme

Huiles de bourache et onagre, jojoba, argan, amande douce et rose musquée.

Derme

Huile de calophylle, macadamia et noyau d'abricot. Idéales si vous désirez agir sur le capiton sous-cutané.

Muscle et articulation

Huile de sésame. Une meilleure pénétration se fera si vous la chauffez préalablement quelques minutes entre 100° et 160 °C.

Circulation sanguine

Les huiles de tournesol et de pépins de raisin sont les huiles qui pénètrent le plus profondément dans l'organisme : elles permettent à vos HE de diffuser dans tout l'organisme.

Huile de calophylle

On l'appelle également huile de tamanu ou takamaka. Elle provient du calophyllum, arbre qui pousse en Asie. Le nom signifie « les bonnes feuilles », on extrait du fruit une huile assez sombre qui a des vertus anti-inflammatoire, cicatrisante et antibactérienne.

Cette huile régénère la peau après une plaie, une cicatrice ou même une brûlure. Vous pouvez l'agrémenter d'une goutte d'huile essentielle d'hélichryse italienne pour potentialiser son effet.

Elle est très utile en cas de rhumatismes et vous pouvez également l'utiliser en cas de varicosités : deux applications par jour en massant bien quelques minutes pour que les petits vaisseaux disgracieux s'atténuent ou disparaissent.

C'est une huile précieuse que je vous conseille d'avoir dans votre pharmacopée personnelle.

La graisse de coco

La graisse de coco est composée de 86,5 % de graisses saturées, donc a priori peu séduisante. Et pourtant... Elle est constituée d'acides gras à chaîne moyenne : l'acide laurique, par exemple, qui représente 50 % de la composition de la graisse de coco possède douze atomes de carbone. Sa structure lui confère une propriété fort intéressante : celle de servir de nutriments pour nos neurones.

Le glucose a longtemps été considéré comme le seul élément nutritif de notre cerveau, nous savons à présent que la graisse de coco peut aisément le remplacer dans son rôle. L'université de Valence (Espagne) a conduit une étude sur l'impact de la graisse de coco chez les patients souffrant de démence : il s'est avéré qu'une prise quotidienne de 40 ml de graisse de coco (environ 3 cs) diminue significativement les symptômes de démence.

La graisse de coco ne bouge pas à la cuisson. Vous pouvez aussi l'utiliser pour faire votre *gandoush* (voir chapitre N) pour ses vertus sur l'émail dentaire.

Bonus : mélange d'huiles essentielles pour rendre le sourire à nos articulations

Dans une fiole de verre opaque, mélanger 3 ml de gaulthérie, 2 ml d'eucalyptus citriodora, 2 ml de lavande aspic, 1 ml d'hélichryse italienne et 1 ml de menthe piperata. Appliquer 2 gouttes de ce mélange diluées dans de l'huile de calophylle ou de sésame et masser l'articulation pendant plusieurs minutes, deux fois par jour. Il est également important de respecter l'articulation en la mettant au repos.

I

IMMUNITÉ : LA GARANTE DE NOTRE BIEN-ÊTRE

La clef de voûte de notre bien-être

J'aime à imaginer notre corps humain à l'image d'une gracieuse église romane emplie de beauté et d'harmonie. Les voûtes des ouvertures sont maintenues en place par la dernière pierre, clef centrale qui maintient ses sœurs en place. Si vous ôtez cette clef de voûte, tout s'effondre.

Eh bien, c'est un peu la même chose chez nous : la cohésion de notre organisme dépend de notre système immunitaire : c'est lui qui sépare le bon grain de l'ivraie, qui reconnaît les siens et protège ses brebis contre les dangers extérieurs. Notre immunité permet l'intégrité de notre organisme en luttant contre les agents pathogènes qui la mettent en danger (virus, bactéries, champignons, parasites) et en éliminant les éléments altérés de notre propre organisme (comme les cellules vieillies ou celles dont l'ADN mute, par exemple).

La santé repose sur un système immunitaire aguerri. Et quand notre immunité fonctionne, il est inutile de court-circuiter son action en administrant des ersatz chimiques destinés à tuer les bactéries d'une manière parfois un peu pataude (je pense avec émotions à notre microbiote face aux antibiotiques).

Globules contre crapules

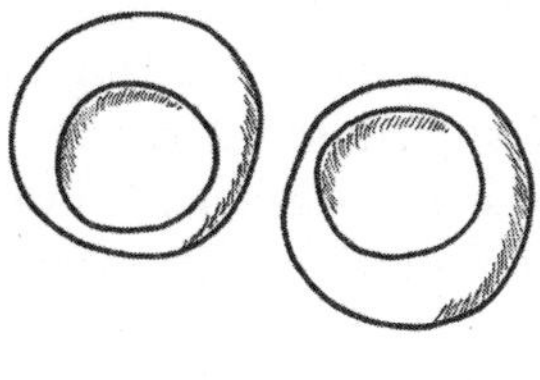

Le rôle principal dans notre immunité est tenu par nos globules blancs. Nos bébés globules naissent dans la moelle osseuse (à ne pas confondre avec la moelle épinière) avant de partir à l'aventure d'une vaste *terra incognita* : notre organisme.

Avec les plaquettes et les globules rouges, ces cellules sphériques représentent les cellules constituant notre sang. Le globule mesure environ 12 millioniėmes de mètres, soit presque deux fois plus gros que les globules rouges, il est dit blanc car il est transparent au microscope contrairement au globule rouge qui, lui, apparaît plutôt jaune ; à l'instar de Templiers, il a prêté serment de protéger nos cellules contre les attaques ou invasions des guerriers barbares (les microbes en tout genre).

Si les globules rouges sont mille fois plus nombreux que les blancs dans une goutte de sang, les blancs, eux, peuvent s'enorgueillir de posséder une famille assez étendue incluant différentes lignées généalogiques : dans la branche des polynucléaires, nous retrouvons les cousins neutrophiles, basophiles et éosinophiles. Les lymphocytes et les monocytes sont issus du même aïeul mais ont créé leur famille respective. Tous appartiennent donc au clan des blancs, même l'oncle rebelle *natural killer* et le beau-frère « phagocyte » rendu célèbre par son sacré coup de fourchette, mais chacun est responsable d'une action bien particulière dans la croisade immunitaire. Dernier point, pour les intimes de la noblesse, sachez que les globules blancs se font appeler leucocytes.

Sachant que la durée de vie d'un globule rouge est de 120 jours,
Quelle est la durée de vie d'un globule blanc dans le sang?

Le fidèle anticorps

Les anticorps sont des substances sécrétées par nos leucocytes ; ils ressemblent à des bâtonnets en forme de « Y » en microscopie électronique. On entre ici dans le monde de l'infiniment petit, puisque ces bâtonnets ne mesurent pas plus de 15 nanomètres. Pour vous donner un ordre de grandeur, on fait tenir près de 67 millions d'anticorps dans un mètre linéaire.

La précision de notre système immunitaire n'a rien à envier aux montres suisses les plus prestigieuses, il est inutile de vous décrire ici tout le processus immunitaire de A à Z et je vous demande de me croire sur parole. En simplifiant et pour aller à l'essentiel, lorsqu'un élément étranger considéré comme ennemi et que l'on nomme antigène, aussi petit soit-il, rencontre un leucocyte, ce leucocyte va sécréter un anticorps qui lui est spécifique, à l'instar de deux pièces de puzzles uniques qui s'emboîtent parfaitement l'une dans l'autre.

Ce premier contact permet l'instauration d'une mémoire immunitaire comparable à celle d'un pachyderme à grandes oreilles. Les anticorps circulent ensuite à petite dose dans notre sang et lymphe et à chaque instant se tiennent prêts à neutraliser leur antigène respectif s'il ose pointer à nouveau le bout de son nez.

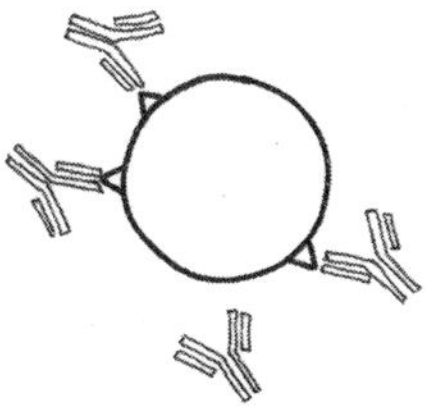

Si rencontre se fait, ces bâtonnets s'empressent d'agglutiner leur ennemi spécifique en le fixant de leurs deux bras courts, une fois attachés, ils attirent les globules blancs qui viennent se fixer sur leur bras long (le pied du Y). L'intrus (une bactérie par exemple) est ainsi encerclé et totalement englué aux globules blancs : le contact ainsi créé entraîne le signal de mise à mort de l'importun : notre malheureuse victime, cernée par une myriade d'anticorps, subit les affres et turpitudes biochimiques des substances libérées par les globules blancs qui la liquident avec ferveur et dextérité : tout se termine dans un bain inflammatoire par l'éradication des bactéries et virus indésirables avant qu'ils ne prolifèrent dans notre organisme.

Béatrice la Bactérie

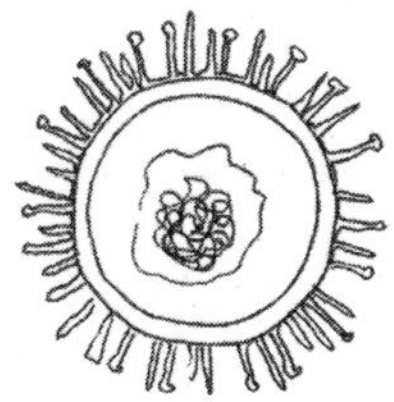

Béatrice la bactérie est un être unicellulaire qui s'autosuffit à lui-même : là où l'être humain a besoin de milliards de cellules agencées en foie, cerveau, système digestif, locomoteur, etc., et bien sûr en système reproducteur pour perpétuer l'espèce, son unique cellule s'occupe de tout. Elle possède une membrane qui lui fait office d'épiderme et un noyau qui se pâme dans un liquide que l'on appelle cytoplasme. Cette simplicité suffit à son bonheur.

Comme toutes ses autres cousines, Béatrice est minuscule, de l'ordre du micromètre, et cohabite la plupart du temps en colonies. On peut la retrouver partout sur notre bonne vieille Terre, du plus haut des sommets à l'océan le plus profond.

La plus vieille bactérie au monde a été découverte au Canada, elle vivait sur Terre il y a 4 milliards d'années mais il fallait attendre l'invention du microscope au XVIIe siècle pour observer notre toute première bactérie (l'aïeule de notre héroïne Béatrice, du côté maternel bien évidemment).

Depuis l'invention du microscope, les bactériologistes adorent cultiver les bactéries dans leur boîte de Pétri pour les observer grouiller et se multiplier: pas moins de 10 000 espèces différentes sont actuellement recensées et certains scientifiques pensent qu'il y aurait quelque 10 millions d'espèces différentes de bactéries de par le monde!

Notre demoiselle bactérie n'a pas besoin d'amoureux pour se reproduire: en se divisant, elle donne 2 bactéries filles totalement identiques à elle; elle se multiplie donc par clonage. Il faut moins d'une heure à une bactérie pour devenir grand-mère, la progression de la colonie est donc très rapide, d'où l'importance d'une réaction rapide de notre immunité en cas d'infection.

Toutes les bactéries ne sont pas néfastes, il faut bien leur reconnaître ceci. Notre peau, par exemple, est entièrement recouverte de «bonnes» bactéries, à l'instar de notre tube digestif: leur présence nous protège de l'invasion des bactéries *non grata*.

Les interleukines ou le réseau cellulaire sans fil

Aidons-nous de l'étymologie grecque pour comprendre ce mot: si « leucocytes » signifie cellules blanches, les interleukines sont par conséquent des substances qui permettent aux globules blancs de communiquer à distance.

Un anticorps fixé sur la membrane du leucocyte stimule ainsi sa sécrétion d'interleukines. Selon la nature de l'interleukine, il s'ensuit une réaction biochimique, souvent suivie d'un processus inflammatoire.

Ces trois acteurs principaux (leucocytes, anticorps et interleukines) ainsi que la qualité de leur jeu sont indispensables au bon déroulement du processus immunitaire.

«Tumor, rodor, calor & dolor»

À l'instar d'Atos, Portos, Aramis et d'Artagnan, l'un ne va pas sans les trois autres: ce sont les quatre points cardinaux de l'inflammation. Celui qui sait percevoir la langue des oiseaux entend la flamme qui s'y cache. Et qui dit flamme dit chaleur.

On aime nommer les symptômes inflammatoires en latin: *tumor* le gonflement, *rodor* la rougeur, *calor* la chaleur et *dolor* la douleur. Observez un bouton d'acné sur le menton de votre adolescent: l'endroit est gonflé, chaud, rouge et la plupart du temps, il fait un peu mal. Itou pour l'angine, la conjonctivite ou la sinusite. Ce sont les interleukines qui induisent l'inflammation, et quand ces signes sont présents, on peut en déduire qu'une guerre sans pitié se déroule au niveau immunitaire ayant pour but de bouter l'ennemi hors de notre organisme.

« Ne confondons pas. Est-ce que ça vous chatouille, ou est-ce que ça vous grattouille ? »

Jules Romain,
Knock ou le triomphe de la médecine

Encore plus petit ?

Dès le XIXe siècle, on pressent que la kyrielle de microbes connus et observables n'explique pas tout, qu'il doit exister une autre forme de vie, beaucoup plus petite et encore invisible. L'invention du microscope électronique, dans les années 30 du siècle passé, permet de contempler le premier virus. Depuis, on en trouve partout sur Terre et on comprend qu'ils ont eux aussi un rôle à tenir. Si tout le monde connaît le terme de microbiome, peu de gens savent que le virome, c'est la présence des virus dans nos intestins. Chez un être sain, leur nombre est cent fois supérieur à celui de toutes nos cellules !

Comparé à la taille de nos cellules, un virus est vraiment minuscule et tout à fait rudimentaire : ses quelques dixièmes de micromètres renferment du matériel génétique : ADN ou ARN, souvent entouré d'une enveloppe de protection. Il existe une multitude de formes de virus allant de la forme icosaédrique (qui nous renvoie aux corps platoniciens, voir chapitre E) à une forme d'insecte à longues pattes, et plusieurs milliers d'espèces infectieuses pour les humains.

Or, il ne faut pas confondre infection et pathologie car toute infection n'aboutit pas à la maladie : seulement une grosse centaine de virus est pathogène, c'est-à-dire avec une évolution possible vers une maladie.

Julius le virus

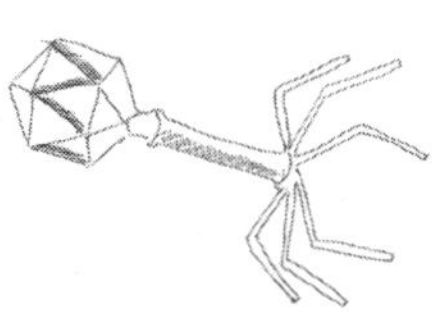

Contrairement aux bactéries qui se débrouillent comme des grandes, un virus est bien incapable de gérer sa reproduction tout seul : pour survivre, il a désespérément besoin du coup de main d'une cellule hôte et ne se réplique que dans une cellule vivante.

Quand notre virus atterrit sur la surface d'une cellule spécifique, il actionne une porte d'entrée et injecte son matériel génétique dans la cellule qui n'y voit que du feu: Julius le perfide va détourner la fonction de son hôte pour se répliquer au sein même de notre ADN. La cellule infectée se remplit bien malgré elle de nouveaux virus, et quand le nombre atteint un volume critique, la cellule meurt en libérant ces nouveaux virus tout frétillants. Et ainsi de suite, jusqu'au moment où notre immunité met de l'ordre dans tout ce désordre... virulent.

Vous comprenez à présent pourquoi on parle de «transmission virale» d'une nouvelle: contrairement à la bactérie qui se divise en 2, 4, 8, 16, etc., un virus en réplique des milliers en une seule fois. C'est pour cela que les épidémies de grippe ou de varicelle se répandent bien plus vite qu'une angine à streptocoque.

Toute infection virale n'aboutit pas à une maladie: une immunité forte intercepte les premiers virus sitôt qu'ils pointent leur nez dans notre organisme, une immunité faible réagira avec un temps de retard et devra faire face à une charge virale plus importante. C'est pour cela qu'il est important de soutenir son immunité dès les premiers symptômes, voire avant, quand tout le monde attrape froid autour de nous.

Moi & tous les autres

Un bon système immunitaire reconnaît le «moi» du «non-moi»: c'est son rôle fondamental. Quand notre immunité rencontre une particule microscopique comme un poil de chat, du pollen de noisetier, un virus de la grippe, une cellule thyroïdienne ou toute autre bizarrerie qui passe à sa portée, elle se pose d'abord la question qui mettrait en émoi Sigmund Freud lui-même: «Est-ce moi ou est-ce un autre?» Si elle rencontre une cellule du «moi», elle n'y touche pas, si le micro-organisme ne nous appartient pas, notre immunité réfléchit à la question suivante, celle que se posent tous les chefs de guerre: «Suis-je en présence d'un ennemi dangereux à mon intégrité?» (J'ai cité une bactérie ou un virus) ou bien la substance que je décèle est-elle dénuée de nuisance? (Un poil de chat inoffensif véhiculé par un courant d'air).

Un bon système immunitaire fait la différence entre le poil du matou et le virus de la grippe: dans le premier cas, il ne prend même pas la peine de s'y intéresser et l'ignore froidement, dans le second cas, il recrute fébrilement ses soldats pour dissuader les envahisseurs de rester sur place.

Quand notre système immunitaire n'est plus capable de reconnaître les siens, les maladies s'installent. Il peut se fourvoyer de trois façons:

Primo : le terrain infectieux

Notre immunité ne reconnaît plus les bactéries et virus dangereux : c'est la porte ouverte à toute infection, rhumes récidivant l'hiver, angine, gastro-entérite, grippe, etc.

Secundo : le terrain allergique

Notre immunité devient hyperactive et ajoute à la longue liste d'indésirables le pollen, les poils de félins, la cacahuète ou encore le nickel : c'est l'allergie. Le phénomène allergique n'est ni plus ni moins qu'une super inflammation totalement inutile qui se met en place contre un ennemi imaginaire.

Tertio : l'auto-immunité

Notre système immunitaire confond une cellule thyroïdienne (ou toute autre cellule de notre organisme) avec un envahisseur indésirable et dirige son action de mise à mort sur cette cellule (et donc l'organe) : on appelle cela une maladie auto-immune. Et c'est très embêtant, vous en conviendrez, car quand on commence à guerroyer avec soi-même à petit feu, rien ne va plus.

Le phagocyte : un guerrier glouton

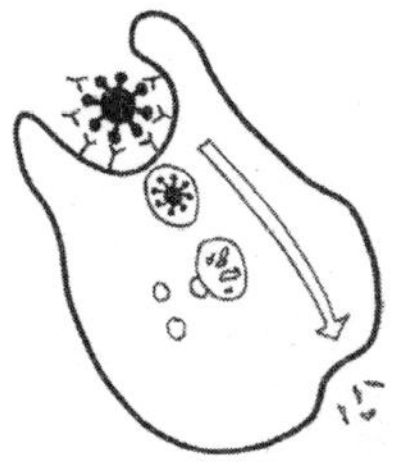

Le système immunitaire est d'une délicate complexité et nous retiendrons que les globules blancs sont les soldats d'une armée. Ces soldats, selon leur spécificité, peuvent aussi agir face à l'ennemi dans un corps-à-corps sans pitié sans aucune aide des anticorps : on appelle le phénomène la phagocytose. Un macrophage (du grec : « gros mangeur ») s'approche d'une bactérie, l'encercle et peu à peu l'incorpore en son sein pour la phagocyter (traduction littérale : la cellule qui mange), pour la détruire. *Blurps...*

L'objectif : guérir... rapidement !

Une immunité efficace aboutit à l'élimination des agents pathogènes et à la guérison rapide. Un excellent système immunitaire traitera d'ailleurs le dossier sans laisser les symptômes s'installer : on peut être patraque, un peu fatigué quelques heures et en pleine forme le lendemain, sans se douter que notre immunité a délogé de nos muqueuses ORL les virus d'une méchante grippe. Une personne bien portante ne signifie pas « jamais en contact » avec les agents pathogènes. Cela veut juste dire que la réaction est saine, rapide et efficace : on reste en bonne santé malgré tous ces virus aéroportés qui viennent nous conter fleurette certains jours froids d'hiver.

Une réponse rapide et adaptée de notre système immunitaire est donc essentielle, elle se traduit par de la fièvre. Si notre système immunitaire est affaibli, il n'arrivera pas à éliminer totalement les indésirables et il s'ensuit un phénomène inflammatoire chronique, source de maladie doublée d'épuisement. En résumant, si une inflammation se déclare, pour recouvrer la santé rapidement, il est essentiel de soutenir notre système immunitaire les tout premiers jours. On peut ainsi tuer dans l'œuf une grippe ou une angine avant que les symptômes s'invitent d'eux-mêmes.

Que faire d'une fièvre ?

La température interne du corps humain en bonne santé est de 37 °C, avec des légères fluctuations. On parle de fièvre quand la température interne dépasse 38 °C.

Souvenez-vous du *calor* de l'inflammation : la fièvre est une réaction saine et physiologique de la défense immunitaire, son ascension rapide et intense est synonyme d'une excellente force vitale et d'une réaction adaptée vis-à-vis des agents envahisseurs pathogènes.

Si vous supportez la fièvre : laissez faire, c'est la meilleure manière de guérir vite. L'élévation de température traduit la réaction importante de notre système immunitaire, elle provient des interleukines des macrophages et elle nous est deux fois salutaire : elle stimule notre immunité d'un côté et calme l'effervescence de nos envahisseurs en inhibant leur multiplication de l'autre.

Vous pouvez donc faire entièrement confiance à une fièvre. Nos neurones sont capables de supporter des températures allant jusqu'à 41,3° avant de griller comme des côtelettes oubliées sur un barbecue : cela nous laisse une certaine marge ; évitez toutefois les fièvres prolongées supérieures à 40 °C.

Pour faire baisser une fièvre, rien de tel qu'un bain tiède, une lavette fraîche sur le front. Et n'oubliez pas de vous hydrater correctement car la fièvre fait transpirer (c'est une manière d'éliminer les toxines, c'est également salutaire).

Dernier point : la mesure de la température doit se prendre en interne : par voie rectale. Si vous prenez votre température par voie buccale, rajoutez 0,5 °C à la valeur trouvée et si votre thermomètre est sous l'aisselle, allongez la température trouvée de 0,8 °C pour refléter votre réelle température interne.

Les nutriments essentiels à notre système immunitaire

Certes, nous en avons besoin quotidiennement et tout au long de l'année, mais il n'est pas superflu pour les « petites natures » de faire une cure de ces compléments alimentaires au début de l'automne pour passer la saison froide à l'abri des virus hivernaux.

Citons en priorité dans la famille des oméga-3 les EPA que l'on retrouve dans les poissons gras (voir chapitre H) : une carence en ces précieux EPA peut s'installer sournoisement lorsque l'on vit dans une région loin des océans avec des habitudes alimentaires peu basées sur le poisson. Les vegans se rabattront sur l'huile de lin, qui contient le précurseur de l'EPA (j'ai nommé le LNA).

L'EPA ne suffit pas pour autant : notre immunité a grand besoin de zinc et à moindre degré de magnésium, de vitamine C et de vitamine D3.

Le cas du zinc

Le zinc est bien connu des couvreurs car il fait d'excellentes toitures et gouttières, mais c'est surtout un des piliers de notre immunité : sous sa casquette de coenzyme, il intervient dans plus de 200 réactions enzymatiques différentes dont certaines responsables de l'activation de la réponse immunitaire : une immunité carencée fonctionne comme un myope ayant oublié ses lunettes : l'ennemi est bien là, mais il devient impossible de le reconnaître et d'agir.

Le zinc est un métal que l'on retrouve dans passablement d'aliments de consommation quotidienne. Or, sa carence est paradoxalement chose courante. Et pourquoi donc ? me demanderez-vous avec justesse. Eh bien, il ne suffit pas d'avoir le nutriment en quantité suffisante dans l'assiette, encore faut-il que notre intestin puisse l'absorber. Un excès d'amidon dans votre assiette (rappelons que l'amidon n'est rien d'autre que des centaines de molécules de glucose assemblées les unes aux autres) freine le passage intestinal du zinc. Itou avec l'acide phytique qui perturbe l'absorption du zinc et d'autres minéraux comme le fer.

L'acide phytique se lie au zinc et crée un produit insoluble et donc peu absorbé. Ce composé se trouve dans l'enveloppe des céréales et légumineuses. Manger trop de céréales (comme du pain, des pâtes ou des biscuits, très présents dans l'alimentation occidentale) ou de légumineuses nuit au bon fonctionnement de notre système immunitaire.

L'excès de fructose dans l'alimentation aurait les mêmes conséquences sur l'absorption de zinc. Les protéines animales, en revanche, stimulent l'absorption de ce précieux métal.

Bonus : 3 formules coup de fouet pour renforcer notre immunité

Avant les symptômes (mal de gorge, nez qui coule, démangeaisons), certains individus perçoivent les prodromes. Un état indéfinissable s'installe : on se sent patraque, fatigué, en manque d'entrain... N'attendez donc pas de répondre à l'interrogatoire du Docteur Knock, c'est le moment de donner un coup de pouce à votre système immunitaire. Voici au choix trois formules expresses qui ont fait leurs preuves, appliquez celle qui vous parle, dès le tout début des symptômes.

La formule « ayurvédique »

Un citron pressé dans une tasse d'eau bouillante, rajouter quelques rondelles de gingembre frais et un peu de miel. Boire au moins 3 tasses par jour de cette tisane bien chaude. Idéale pour les refroidissements de la sphère ORL ainsi que les gastro-entérites.

La formule « européenne »

Vingt gouttes de teinture mère d'echinacea purpurea auxquelles vous rajoutez 1 g de vitamine C : à prendre 3 fois par jour, matin, midi et 16 heures pendant 5 jours. L'echinacea est la panacée de tous les refroidissements (voir chapitre V, paragraphe e).

La formule « minérale »

Faites préparer par votre pharmacien à parts égales un mélange en oligo-éléments de cuivre, or et argent et consommez-en chaque matin et soir, 5 ml à jeun en gardant 1 minute en bouche avant d'avaler. Pendant 10 jours de suite.

Et reposez-vous.

J

JEÛNER D'AMOUR & D'EAU FRAÎCHE

Le jeûne

Vieux comme le monde

Jeûner a de tout temps fait partie de l'essentiel de notre bien-être. L'observation de périodes d'abstinence alimentaire était déjà préconisée par Hippocrate, le père grec de la médecine moderne. Les animaux, maîtres de leur santé, s'en accommodent très bien lors des longs hivers, soit en hibernant à la manière des loirs, soit comme les biches qui se contentent de fines écorces de noisetiers quand l'herbe disparaît sous la neige hivernale. L'homme des cavernes partageait les mêmes mœurs que les animaux sauvages : la patience était de mise lorsque tombaient les premiers flocons de la saison froide, les réserves de l'été accumulées sous forme de pannicule adipeux permettaient à notre grand-père Cro-Magnon de passer l'hiver sous sa peau de loup en attendant les jours meilleurs.

Les foies des oies d'Égypte

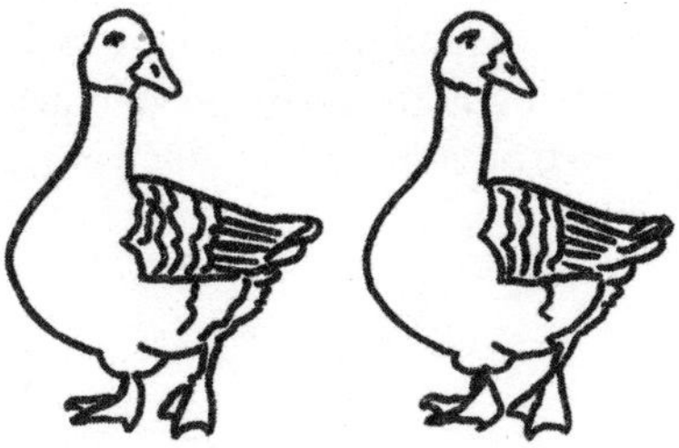

Les origines du foie gras remontent à l'Égypte antique : avant d'entamer leur migration de plusieurs milliers de kilomètres, les ouettes égyptiennes (l'ancêtre de nos oies, considéré comme animal sacré) se gavaient de graines pour constituer leur provision énergétique. Leur métabolisme transformait ces hydrates de carbone en gras qui se déposait dans leur foie. Ces réserves conséquentes leur permettaient ainsi d'effectuer leur long périple sans trop se soucier de trouver de la nourriture en route. Les Égyptiens furent les premiers à observer ce phénomène : le foie gras n'a donc pas été inventé par l'homme mais juste reproduit à partir d'un phénomène naturel qui prépare au jeûne.

(Soyons clairs : cet encart n'est en aucun cas un encouragement à vous gaver avant un jeûne !)

Préconisé dans les Écritures sacrées (Carême, Ramadan ou les cultes de Cérès, pour ne citer qu'eux), le jeûne est tombé en désuétude et peu à peu banni des terres d'abondance de notre société moderne.

Le XXe siècle fut le siècle de tous les excès et l'après-guerre s'adonna à l'abondance avec joie et en liesse. L'orgie alimentaire du monde occidental fut responsable de la pandémie d'obésité qui débuta dans les années 80 et comme une nouvelle affligeante vient rarement seule, notre société fut témoin de l'émergence de maladies dégénératives qui allaient de pair avec le profil ventripotent que grand nombre d'entre nous ont adopté, bien malgré eux.

La nature n'aime pas les déséquilibres : pour être belle, il lui faut vibrer en harmonie. Forts de cette vérité, certains scientifiques se sont penchés sur notre alimentation excessive et sur les conseils préconisés par leurs pairs aux siècles passés : y aurait-il quelque secret de bien-être à chercher au fond d'une assiette vide ? La réponse est oui, et les bienfaits du jeûne sont si convaincants qu'il est depuis quelques années le sujet de maintes publications scientifiques.

Jeûner vient de l'étymologie *jejunum* qui signifie affamé. « Jéjunum » est le nom donné à la portion de notre intestin grêle responsable de l'absorption des nutriments. Quand on arrête de s'alimenter, le corps modifie son métabolisme et puise son énergie dans ses réserves de pannicule adipeux. À l'échelle macroscopique, cela se traduit par une fonte de notre graisse et une perte de poids. Mais pour mieux comprendre les enjeux, prenons notre loupe pour examiner ce qui se passe au sein même de nos cellules.

Glycolyse & énergie

La vie est possible car nous produisons dans nos mitochondries (de minuscules réacteurs énergétiques en forme de cloporte présents dans quasiment toutes nos cellules) une molécule appelée ATP. Nos enzymes utilisent du glucose pour synthétiser cet ATP à travers une succession de réactions biochimiques appelée cycle de Krebs (voir chapitre G).

Ce glucose provient de différentes sources : l'alimentation en représente la source principale car le glucose est présent dans la majorité des aliments courants. Nous ne sommes cependant pas programmés pour manger continuellement et il faut parfois apprendre à poser sa fourchette pour vaquer à d'autres activités : l'organisme sait repérer en lui quelques molécules de glucose à donner en pâture au cycle de Krebs ; il choisit initialement le glycogène présent dans notre foie et nos muscles qui représente notre stock de glucose. Si le glycogène vient à s'épuiser, notre physiologie met en branle d'autres voies de synthèse du glucose, à partir de nos protéines et de notre masse graisseuse.

Nous possédons donc quatre stratégies possibles de rationnement en glucose : l'alimentation, et trois autres voies endogènes : le glycogène, les protéines et les graisses. La voie « classique » du glycogène s'appelle la glycogenèse, les deux autres voies non classiques qui utilisent les protéines et la graisse, se nomment la néoglucogenèse.

B.A.-BA d'étymologie

Gluco = sucré
Genèse = qui fabrique
Lyse = qui détruit
Néo = nouveau

Sauriez-vous retrouver au moins 3 mots contenant le radical « genèse », « lyse » puis « néo » ? (Ce qui fait 9 mots en tout)

Dans le jeûne, puisque l'alimentation est mise à ban, les 3 voies se succèdent pour alimenter le cycle de Krebs : tout d'abord, notre organisme puise ses réserves dans le glycogène car c'est la manière la plus rapide de trouver du glucose. Au bout d'une demi-journée de jeûne, le glycogène vient à manquer et la voie protéique se met en place, rapidement remplacée par la voie lipidique : au bout de quelques jours de jeûne, le glucose provient quasi exclusivement de nos graisses, ce qui explique une fonte parfois impressionnante de notre capiton.

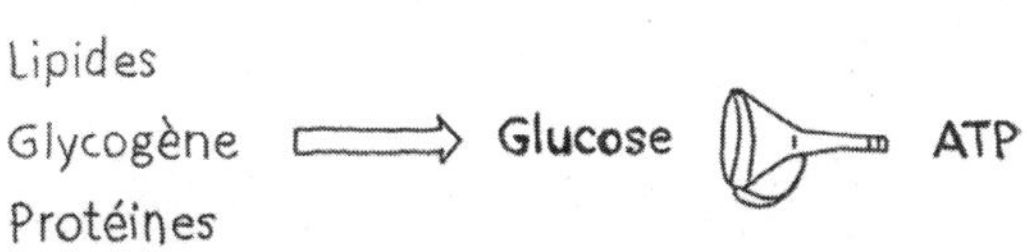

Mais ce n'est pas tout, car il y a les corps cétoniques : ceux-ci jouent un rôle primordial dans le jeûne et la santé.

Quand l'acétone s'en mêle

Quand le glucose vient à manquer, certains acides aminés et triglycérides sont capables de générer des corps cétoniques qui vont alimenter notre cerveau car en cas de menace, c'est le roi qu'on sauve en premier, pas les barons ni les duchesses.

Ces corps cétoniques sont synthétisés par le foie : cet organe est notre majordome, l'homme-orchestre de notre organisme (voir chapitre F). En cas de jeûne prolongé, le foie transforme certains acides aminés et des triglycérides à chaînes moyennes en trois corps chimiques appelés « cétones » dont l'acétone, le même composé chimique qui se trouvait dans les dissolvants de nos mères. Ce sont ces corps cétoniques, glorieux chevaliers, qui contribuent jusqu'à 75 % à l'énergie dont a besoin notre cerveau en cas de disette. Leur concentration dans notre organisme dépend de la durée du jeûne : présents au début uniquement dans notre sang, les cétones se retrouvent ensuite dans les urines puis dans l'haleine : l'acétone est un gaz volatil qui s'échappe de notre sang par nos alvéoles pulmonaires, ce qui explique une haleine parfois chargée en cas de jeûne prolongé.

Cétones, comices & démons

Du temps des Romains, le jeûne permettait d'exorciser les démons qui prenaient possession des innocents : quand l'œil se révulsait et que la bave moussait au coin de la bouche dans une perte de connaissance soudaine et inexpliquée, on parlait de sorcellerie. Les Romains étaient un peuple superstitieux : un citoyen à terre en train de mousser lors de leurs comices romains (assemblées politiques) était de mauvais augure : ils interrompaient alors leurs réunions et le « possédé » était enfermé plusieurs jours de suite sans manger le temps que ses crises disparaissent.

Cette pratique démontra bien malgré elle l'intérêt des cétones dans l'épilepsie (car il s'agissait bien de crises d'épilepsie, vous l'aurez reconnu). En s'inspirant de ces faits, des travaux furent entrepris en 1920 qui démontrèrent l'efficacité du régime cétogène chez les enfants épileptiques.

Petite anecdote : de nos jours, l'épilepsie est encore nommée « mal comitial » par les neurologues.

Jeûne & cerveau

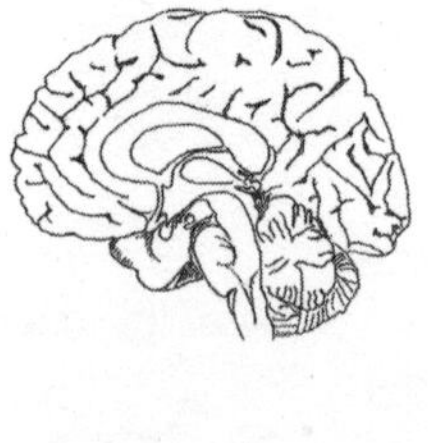

Notre cerveau pèse environ 2 % du poids de notre corps mais brûle 20 % de nos apports énergétiques. On peut perdre une dent, une jambe ou se faire ôter la vésicule biliaire et continuer à vivre à peu près correctement, mais quelques minutes sans apport d'oxygène suffisent à léser notre cerveau. C'est pour cela que notre organisme, dans son immense mansuétude, a mis au point des voies de survie pour alimenter en permanence cet agglomérat subtil et tout à fait génial de cellules nerveuses. Nous venons de le voir : l'une des voies fait intervenir les corps cétoniques, on l'appelle donc à juste titre la « cétogenèse ».

Dans nos neurones les corps cétoniques permettent un bien meilleur rendement énergétique que celui du glucose. Mais ce n'est pas tout : pendant le jeûne notre cerveau synthétise une molécule appelée « FGF » ou *fibroblast growth factor* qui permet une meilleure connexion synaptique entre nos neurones et freine la dégradation cérébrale liée au vieillissement ou à certaines maladies.

Jeûner améliore nos capacités mentales : tout le monde s'en est déjà rendu compte lors du creux de 11 heures du matin : notre estomac commence à faire des borborygmes malséants, la faim se fait entendre mais nous continuons vaillamment notre travail alors que notre esprit alerte guette la cloche de midi. « Dong », nous prévient douze fois de suite le clocher de l'église voisine : il est temps de passer à table.

Et peu de temps après avoir ingurgité notre repas, une envie irrépressible d'aller faire une sieste nous prend : le cerveau fonctionne au ralenti alors qu'il était aiguisé comme un couteau de braconnier lors du jeûne matinal.

D'où vient notre énergie lors du jeûne ?

Il y a énergie et énergie. Sur le plan biochimique, le glycogène constitue 1 % des réserves énergétiques, ce qui correspond à 12 heures d'autonomie.

Les protéines représentent 22 % de ces réserves, mais notre organisme brûle peu ses muscles : on peut vivre 5 jours sur nos muscles, c'est peu.

Notre pannicule adipeux constitue notre véritable arme secrète : il garde en réserve la majorité de nos besoins sous forme de gouttelettes de gras : un individu de 70 kg sans surpoids détient 15 kg de gras, ce qui correspond à peu près à 2 mois d'autonomie dans un jeûne complet. Remercions donc nos adipocytes, responsables d'une expérience de jeûne réussi, puisqu'ils constituent 77 % de nos réserves caloriques.

Quant à l'énergie subtile, que tous les jeûneurs ont pu expérimenter, elle provient du Prâna qui nous entoure, de l'énergie et la chaleur du soleil et sans doute aussi d'amour. Jeûner permet de mieux ressentir ces énergies subtiles.

Pourquoi jeûner ?

Quand on entame un jeûne, c'est une question qu'il est indispensable de se poser avec honnêteté et la réponse est très personnelle. Rien n'impose un jeûne en dehors de la gastro-entérite aiguë où toute nourriture avalée repart aussi sec d'où elle est venue. Les raisons de jeûner sont multiples : on peut jeûner devant une maladie grave pour rétablir la dynamique énergétique et physiologique de notre corps, mais également pour se sentir plus léger, pour se purifier de toxines ou juste par habitude saine, au printemps, lorsque les beaux jours reviennent. Jeûner permet de retrouver sa vitalité, tous les jeûneurs vous le diront.

Vous ne le savez sans doute pas, mais à chaque fois que vous jeûnez, vous augmentez la longueur de votre ligne de vie : des travaux de l'université John Hopkins montrent que les restrictions alimentaires permettent d'accroître l'espérance de vie et protègent notre cerveau et le système cardiovasculaire des désagréments liés au vieillissement.

Le jeûne renforce également nos forces curatives en stimulant nos émonctoires et permet la réparation de notre ADN.

On ne jeûne pas pour perdre un excès de poids : pour cela, il est plus judicieux de modifier son alimentation à long terme de manière à manger plus sainement. Le poids perdu lors du jeûne est en principe repris les semaines qui viennent.

Où ? Quand ? Comment ? Mode d'emploi personnalisé

Une fois que votre décision est posée, il ne suffit pas de jeûner : vous avez besoin d'orchestrer cette période de votre temps afin qu'elle vous soit bénéfique. La finalité d'un jeûne est tout autre que celle de ne plus manger : en arrêtant la nourriture « physique », vous laissez place à une autre qualité de nourriture, plus subtile. Et pour l'accueillir à sa juste valeur, il est important de planter un décor digne de votre décision, donc de trouver la meilleure réponse personnalisée à ces questions :

Où ?

Jeûner est une expérience qui demande une certaine intériorisation, selon votre nature il est parfois préférable de vous isoler pendant quelques jours : on peut pratiquer un jeûne chez soi, mais l'endroit le plus judicieux reste encore en pleine nature loin des villes qui ont la fâcheuse tendance de nous drainer de notre énergie. La nature, elle, nous ressource, avec une mention spéciale pour les montagnes : l'énergie pranique abonde en altitude.

Quand ?

La fin de printemps est une période idéale pour jeûner : à l'instar du grand nettoyage de printemps que toute bonne maîtresse de maison commémore, jeûner nous débarrasse des scories emmagasinées pendant la saison froide : tissu adipeux en surplus, repas de fêtes copieux et autres nourritures riches dont nous avons l'habitude en hiver pour « tenir le coup ». Le printemps est le témoin des jours qui rallongent et des chaleurs qui reviennent : la luminosité du soleil est un précieux allié dans le jeûne car elle nous apporte ce que l'absence de nourriture nous refuse : de l'énergie.

Vous pouvez également jeûner en été ou en automne, mais évitez l'hiver qui reste la saison la plus difficile car elle est froide et sombre.

Comment ?

Le jeûne peut être individuel ou collectif : on peut tout à fait tenir un jeûne chez soi, mais si vous préférez vivre une expérience collective, rien ne vous empêche de rejoindre un groupe. Idéalement, coupez-vous de la pollution, des actualités et du stress environnant : débrancher votre poste de télévision, éteignez la radio et évitez les personnes autour de vous qui auraient un dialogue du style « es-tu sûr(e) que tu vas y arriver ? – mais ce n'est pas dangereux pour ta santé ? – à quoi cela sert tout cela ? – tu n'as pas faim toute la journée ? – tu veux un petit chocolat pour tenir le coup ? »

Jeûne & comprimés chimiques

Il est déconseillé de consommer des médicaments chimiques au cours d'un jeûne : cela va à l'encontre de sa philosophie. Si vous prenez des médicaments au long cours, il est important d'en parler à votre médecin pour savoir si vous pouvez arrêter la médication.

Dans la même optique, le tabac, le chewing-gum, les excitants comme le café, l'alcool sont à écarter d'un jeûne.

Pendant le jeûne, il est bon de s'occuper de son corps : des exercices physiques doux, tels que la marche, la nage, le yoga, le taï chi chuan ou le Qi gong sont tout à fait appropriés.

On peut jeûner pendant son activité professionnelle, il est toutefois recommandé de faire l'expérience d'un jeûne pendant une période sereine.

Reposez-vous, détendez-vous, lisez, paressez, faites la sieste, méditez : tout cela est bénéfique pour vous.

Combien de temps ?

Au risque de vous décevoir, je n'ai pas la réponse ! Et je vous encourage fortement à ne pas en avoir non plus. Le jeûne est avant tout un processus de lâcher-prise : jeûner, c'est ouvrir une porte, poser un pied sur une terra incognita et observer ce qu'il arrive sans ne plus rien contrôler. Alors, si vous décidez dès l'entrée du jeûne que vous allez « tenir » au moins 3, 7 ou 17 jours, vous mettez en péril la spiritualité même de votre jeûne.

Entrez dans ce monde sans aucune idée préconçue. Ne luttez pas, ne vous lancez aucun défi, l'idée maîtresse d'un jeûne n'étant pas la volonté mais bien le lâcher-prise. Cela peut sembler difficile à admettre, mais l'expérience de 3 jours de jeûne « libre » vous apportera plus que 21 jours de jeûne « programmé », surtout si vous passez les derniers 7/8e de votre temps à compter les jours, puis les heures qui vous délivreront de cet « enfer…mement »…

Le jeûne doit être plaisir ou il n'est pas. Certes, vous rencontrerez des désagréments, mais n'oubliez jamais que c'est une expérience holistique : c'est l'ensemble qui est garant de la réussite : l'absence de nourriture, la méditation, la détente, le lâcher-prise, la faiblesse, le sommeil particulier. Évitez le calendrier de prisonniers où l'on compte avec anxiété les jours qui nous restent à passer dans notre geôle.

Le micro-jeûne quotidien de 16 heures

Sauter le repas du matin est déjà considéré comme un jeûne. On l'appelle le micro-jeûne car il met au repos notre système digestif pendant près de 16 heures, ce qui procure un bien-être considérable quand sa pratique devient régulière.

Certains d'entre nous décident de changer de mode de vie et adoptent ce micro-jeûne : c'est un moyen efficace de perdre de la masse graisseuse superflue. La privation de nourriture déclenche la néoglucogenèse au bout d'une douzaine d'heures : nos enzymes vont alors puiser dans les triglycérides pour créer le glucose manquant. Restreindre sa portion de sucre en s'alimentant sur la période des 8 heures restantes encouragera d'autant plus cette voie saine de la cétogenèse. L'idéal est de sauter le repas du soir, mais il constitue pour beaucoup un moment social de partage : il est plus simple de jeûner le matin.

Certains respectent un jour de jeûne par semaine : c'est bien aussi. Si vous envisagez de jeûner plus que deux jours, il est nécessaire de préparer votre organisme en changeant progressivement de nourriture les jours précédant le jeûne, et de reprendre en miroir les jours suivant la réintroduction alimentaire (voir plus loin).

Les contre-indications

Le jeûne n'est pas conseillé à tout le monde. On l'évitera chez les enfants, chez la femme enceinte ou allaitant. Parmi les autres contre-indications, citons une situation de stress ou le surmenage, les désordres de types anorexie/boulimie, la prise de médicaments chimiques lourds, le diabète insulinodépendant ou encore le climat (froid ou manque de soleil).

Que consommer quand on ne mange plus ?

Il existe autant de jeûnes que de jeûneurs… La proposition de jeûne abordée ici est issue de la médecine ayurvédique et inspirée du mode de vie des yogis qui partent méditer plusieurs mois dans les grottes himalayennes.

Avant de commencer

Sur une semaine, diminuez progressivement vos apports alimentaires : éliminez tout d'abord les aliments d'origine animale : viande, poissons puis œufs et produits laitiers. Continuez avec les céréales avec gluten, sans gluten, pour arriver progressivement à une consommation uniquement basée sur les fruits et légumes le dernier jour.

Pendant le jeûne

Je vous propose un jeûne liquide basé sur trois piliers :

- La potion des initiés
- Un bouillon de légumes
- Des tisanes d'herbes

La potion des initiés est la clef de voûte de ce jeûne. Grâce à ses ingrédients, elle couvre cinq des six saveurs ayurvédiques (il manque le sel, qu'il est conseillé d'éviter pendant le jeûne). La faible présence de miel permet d'aborder le jeûne en douceur et d'éviter des céphalées imputées à l'arrêt trop brutal de l'apport en glucose.

La potion des initiés

Ingrédients

- Pour 1 l d'eau bouillante, vous avez besoin de
- Un morceau de gingembre frais râpé
- Une cs de miel,
- Le jus d'un citron.

Préparation

- Mélanger le tout en infusion et garder dans un thermos : à boire tout au long de la journée.

Chaque soir, choisissez des légumes bio de saison que vous couperez en petits dés. Faites-les bouillir « nature » (sans aucun ajout) dans 1 litre d'eau 1 heure à feu très doux, puis jeter les légumes et ne consommer que le bouillon. Les légumes ont donné leurs vitamines et sels minéraux au bouillon, la partie solide ne nous intéresse pas.

Le reste de votre journée: buvez, buvez et buvez. De l'eau fraîche si vous le désirez, mais aussi des tisanes chaudes faites à partir de plantes dépuratives pour le foie: pissenlit, chardon-Marie, romarin, fenouil, camomille, mélisse, menthe… À discrétion.

Hydratation

Il est indispensable de bien s'hydrater tout au long de la journée pour accompagner le foie et les reins dans l'élimination des toxines importunes.

La reprise

Quand vous décidez de rompre le jeûne, la réintroduction des aliments se fait en miroir: légumes et fruits, légumineuses, céréales puis aliments d'origine animale en dernier. Prenez votre temps pour tout réintroduire, idéalement sur une semaine.

Un tube digestif propre comme un sou neuf

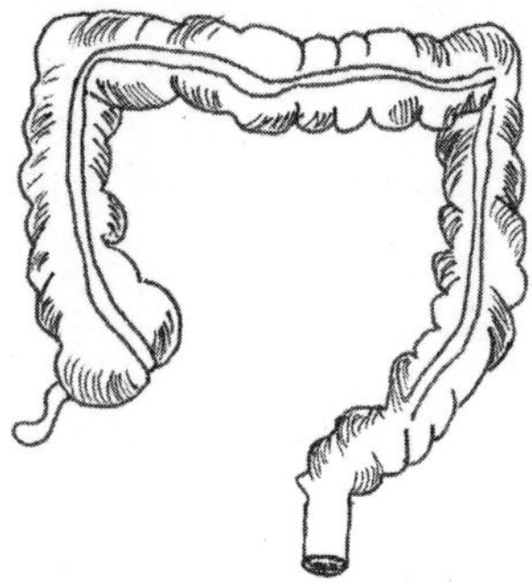

C'est la condition *sine qua non* pour un jeûne réussi. Le hic, c'est que cela ne se fait pas forcément tout seul: la nature a besoin d'un petit coup de pouce.

Lorsqu'on arrête de s'alimenter, les mouvements péristaltiques de notre intestin cessent (car il n'y a plus aucun bol alimentaire à faire progresser). Estomac et intestin grêle restent vides, soit, mais au niveau du côlon les choses se passent différemment: il est fort probable que les dernières selles non évacuées stagnent dans l'obscurité d'un tube digestif au repos, et les milliards de bactéries tout autour d'elles continuent le processus de fermentation et putréfaction, en libérant des toxines dans le milieu ambiant; ces toxines passent sans le moindre souci la barrière intestinale et se retrouvent dans la circulation sanguine.

L'idée du jeûne étant la purification, cela va à l'encontre même de la philosophie recherchée. C'est pour cela qu'il est essentiel de nettoyer notre gros intestin par des lavements réguliers, idéalement quotidiennement puis tous les deux jours.

Laver son côlon à la maison

Il est bon de laver son gros intestin de temps à autre, surtout quand on jeûne.

➚ Pour cela, vous avez besoin de

- Une poche à lavement d'au moins 1,5 litre
- De l'eau chaude à 37 °C (température corporelle)
- Idéalement un bon bain chaud
- Votre intimité
- Facultatif: un bon roman, une tisane relaxante, une bougie, de l'encens, de la musique douce pour une ambiance sereine.

➚ Déroulement

- Un bain chaud est la meilleure manière de recevoir un lavement: c'est un moment de détente.
- Remplir la poche à lavement d'eau chaude uniquement, 37 °C minimum.
- Accrocher la poche à lavement en hauteur: selon la loi de Pascal et la mécanique des fluides, la pression fera le nécessaire.
- Mettre la canule en place et laisser couler lentement l'eau dans vos intestins. Massez-vous le ventre dans le sens antihoraire.
- Garder l'eau le plus longtemps possible en vous relaxant dans votre bain.
- Puis courir vous soulager!

Les désagréments du jeûne (et comment y remédier)

Jeûner c'est aussi éliminer une foule de toxines, et leur sortie va procurer certains désagréments, comme une langue de plus en plus chargée qui prend souvent une couleur un peu jaunâtre: elle est le reflet de ce qui se passe dans nos intestins qui se nettoient.

Tout d'abord, il y a la perte de poids: pour certains, ce n'est pas vraiment un désagrément. Là-dessus, il n'y a rien qu'on puisse faire. Ensuite, on peut ressentir un état de faiblesse, qui n'a rien à voir cependant avec la fatigue. Cette faiblesse est souvent due à une hypotension: on peut ressentir des petites étoiles dans les yeux accompagnées de vertiges légers quand on se redresse trop vite. Si c'est le cas, allongez-vous quelques minutes et mettez les pieds au mur pour faire refluer le sang au cerveau. Apprenez à bouger plus lentement en respectant votre corps.

Cette faiblesse est souvent doublée d'un regain d'énergie interne: on dort moins et mieux. On sent rarement de la fatigue lors d'un jeûne.

Faim ?

Contrairement aux diètes restrictives où la faim persiste et des symptômes tels qu'apathie, fatigue et irritabilité sont au premier plan, le jeûne total se traduit plutôt par une perte d'appétit dans les premiers jours, grâce à l'augmentation progressive des corps cétoniques qui sont anorexigènes. Le jeûne favorise également la sécrétion d'endorphines et induit une sensation de bien-être parfois un peu euphorique.

Certaines personnes peuvent ressentir une sorte d'anxiété lors d'un jeûne : c'est le principal désagrément psychologique qui reste toutefois rare. Il traduit la peur primale du manque, l'équation simple (et erronée) de « absence de nourriture = fin certaine ».

La frilosité, elle, est par contre souvent ressentie et c'est pour cela qu'il est préférable de jeûner au soleil et avec sa petite laine.

Une légère acidose peut se mettre en place, sœur jumelle de la cétose : la potion des initiés à base de jus de citron permet de contrecarrer cet inconvénient en alcalinisant l'organisme.

D'autres maux physiques tels que crampes d'estomac, acouphènes peuvent se produire, ou des maux de tête les premiers jours. Dans le cas des maux de tête, vous pouvez consommer un peu plus de potion des initiés, ce qui vous apportera un supplément de miel les premiers jours.

Consacrer du temps à son corps

Le jeûne est la période idéale pour nettoyer son organisme et le seconder dans l'épuration des toxines. Douches fraîches au gant de crin, hammam au savon noir et sauna, massages ayurvédiques à l'huile chaude de sésame vous feront le plus grand bien (voir chapitre N).

Matière versus esprit

Il existe un équilibre délicat entre la matière et l'esprit. L'un ne peut vivre sans l'autre, car la matière est indispensable à l'incarnation. Mais à trop vivre dans la matière, on en oublie parfois sa légèreté.

Jeûner, c'est perdre sciemment de la matière et cette place laissée vide permet à notre coupe de se remplir de subtil : il n'est pas besoin de volonté lors d'un jeûne pour qu'une transmutation se fasse au fond de nous. L'esprit est plus alerte, les 5 sens sont aiguisés et il n'est pas rare qu'une certaine clairvoyance émerge.

Si mes mots vous mettent l'eau à la bouche (j'ose la métaphore), sachez que rien n'est préférable à l'expérience personnelle.

Il se passe bien des choses lors d'un jeûne. Les premières heures sont pleines de doutes : on se demande si on va tenir, on entre de plain-pied dans l'inconnu, le non rationnel (vivre sans manger : est-ce possible ?) puis les premiers jours s'écoulent, tout va bien hormis la faiblesse, un bien-être s'installe doucement et de l'acteur on passe progressivement au spectateur : il n'est plus besoin de volonté pour continuer, puisque les corps cétoniques sont anorexigènes, les heures, les jours s'écoulent, la matière disparaît, notre organisme fonctionne mieux, l'esprit est de plus en plus clair… et on se rend compte qu'à tout bien choisir, on se sent nettement mieux le ventre vide en train de méditer en silence, plutôt que de manger un plat de spaghettis en écoutant les nouvelles assis devant son poste de télévision.

Quand sortir du jeûne ?

Si on est fidèle à notre philosophie de lâcher-prise, on ne peut sciemment pas répondre à cette question avant le jour où nous décidons de rompre le jeûne. Parfois la sortie du jeûne est guidée par des impératifs de la vie sociale ou professionnelle, parfois elle est impérative si les désagréments sont trop importants (à l'impossible nul n'est tenu).

D'une manière idéale, votre langue vous indiquera la sortie du jeûne. Au cours des jours, elle se chargera d'un dépôt plus ou moins épais blanc jaunâtre qui correspond à l'état de notre foie en train de filtrer le sang et de faire le tri des déchets. Peu à peu, la muqueuse reprendra une texture normale, idéalement notre langue doit redevenir rose et humide, sans dépôt ni crevasse.

Surveillez votre langue chaque matin, la réapparition de sa couleur naturelle traduit un organisme propre et épuré. Vous pouvez alors envisager de rompre votre jeûne en réintroduisant progressivement les aliments, à votre rythme.

Les bienfaits du jeûne

Ils sont nombreux bien sûr, sinon cela ne vaudrait pas la peine d'entreprendre un jeûne. En vrac, citons le nettoyage en profondeur, l'élimination des toxines, l'auto-guérison cellulaire, une meilleure concentration, la confiance en soi, le lâcher-prise, la légèreté, l'élévation spirituelle, la clairvoyance et une certaine forme d'éclat perceptible dans le regard. Quant à la perte de poids, elle peut inquiéter certains ou réjouir d'autres, mais en principe, on reprend nos kilogrammes lors de la réalimentation.

L'eau

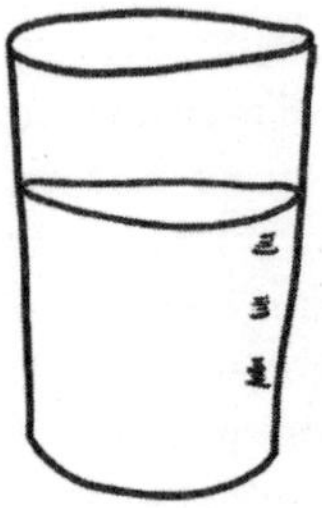

« Je poursuivrai ma chance jusqu'au fond de l'eau. »
Jules César

On ne voit qu'elle depuis l'espace, quand on observe notre planète bleue ; pourtant, l'eau ne représente que 0,2 ‰ de la masse de la Terre (ce qui fait quand même près de 1,4 milliard de km^3 d'eau, soit pas mal de baignoires remplies à ras bord).

L'eau de notre corps

L'être humain est un peu le négatif de notre planète : l'eau se cache sous la peau et constitue à peu près 65 % de notre poids, soit 45 litres d'eau pour un adulte de 70 kg. Sans eau, pas de vie : on la retrouve partout dans notre corps, à proportions inégales. Les trois quarts de notre cerveau sont constitués d'eau (le reste de gras), alors qu'elle ne constitue qu'une infime partie de l'ivoire de nos dents.

Le pourcentage d'eau varie également en fonction de l'âge : plus on prend de l'âge, plus on s'assèche : un embryon de quelques jours renferme 95 % d'eau, soit le même pourcentage qu'une méduse au fond de son océan. Un centenaire à l'automne de sa vie n'a plus que 50 % d'eau en lui, mais une fourmi est bien sèche en comparaison puisqu'à peine 10 % de sa masse est constituée d'eau.

Répartition de l'eau dans notre organisme

Reins : 81 %
Cœur, sang : 79 %
Poumons 78 %
Cerveau : 76 %
Muscles, estomac et intestins : 75 %
Peau : 70 %
Os : 22 %
Ivoire de la dent : 1 %

Moyenne : 65 % de la masse du corps humain est constituée d'eau.

Le rôle de l'eau dans notre santé

L'eau est le constituant essentiel de toute cellule et contribue à notre santé par les nombreuses fonctions qu'elle occupe :

Elle permet le transport des substances hydrosolubles vers les cellules.

Elle maintient notre température stable (grâce à la transpiration qui permet d'abaisser la température : c'est ce qui explique pourquoi nous transpirons quand la fièvre s'installe ou en période de canicule estivale, pour rafraîchir notre corps et retrouver une température idéale de 37 °C).

La molécule H_2O participe à de nombreuses réactions enzymatiques.

Enfin, elle rend possible l'élimination des déchets métaboliques toxiques, par les reins et la transpiration principalement.

Que se passe-t-il en cas de déshydratation ?

Quand on se déshydrate, l'organisme ne peut plus faire face à ses fonctions : il y aura alors une accumulation de déchets et tout ce qui en découle.

Contrairement aux chameaux, l'être humain ne peut stocker l'eau : il faut donc boire quotidiennement pour contrebalancer les pertes provenant de la respiration, de la transpiration, de la miction et de la défécation.

Toute la vérité sur les bosses des chameaux

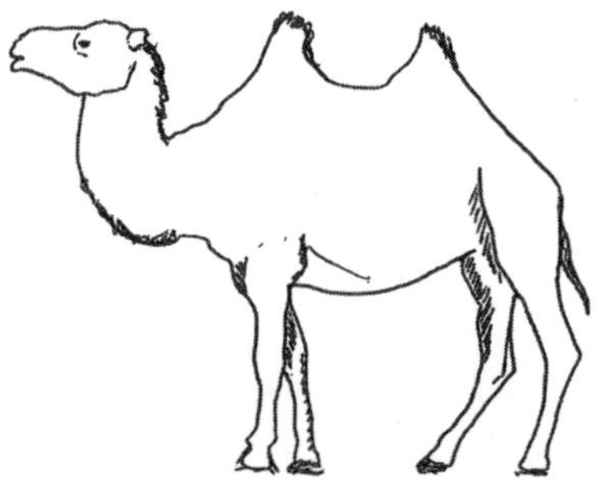

Les deux bosses des chameaux sont constituées de… gras ! Contrairement aux idées reçues, ce n'est pas une réserve d'eau mais bien de la graisse qui se trouve cachée dans ces monticules poilus. Cette graisse aide notre chameau à traverser le désert en lui procurant une précieuse autonomie : la graisse en se dégradant libère de l'énergie mais aussi des précieuses molécules d'eau ; en cas de déshydratation, le chameau a la capacité d'arrêter sa transpiration et de diminuer drastiquement sa diurèse. Il peut ainsi survivre plusieurs semaines en plein désert sans boire ni manger. Mais quand il trouve un point d'eau, ses lèvres se transforment en ventouse et il peut boire jusqu'à 135 litres d'eau en à peine dix minutes !

Toute perte d'eau exagérée entraîne une sensation de soif et cette soif est la meilleure arme pour lutter contre une déshydratation. Mais parfois cette sensation ne se fait pas sentir ou elle est difficile à comprendre, comme chez les bébés par exemple, dont l'expression principale est le cri.

Trop boire ?

Il est nécessaire de bien s'hydrater, cependant il est peu recommandé de boire en excès : cela peut entraîner un épuisement des reins ; en éliminant l'eau en surplus, ils éliminent de force certains électrolytes comme le sodium qui se retrouve trop bas dans le sang. Boire c'est bien, mais au-delà de 3 à 5 litres par jour, cela ne sert clairement à rien et nuit à votre bien-être (dans des conditions normales, si par contre vous vous trouvez sous les tropiques et que vous transpirez abondamment, c'est différent !).

Les bienfaits de l'eau chaude

L'idéal ? Boire tiède ou chaud, en évitant les boissons glacées qui sortent du réfrigérateur. Les Bédouins du désert l'ont bien compris : il n'y a pas de boisson plus désaltérante que le thé chaud à la menthe. Si vous buvez froid, l'organisme compense cette froideur qui arrive directement dans l'estomac en montant sa température corporelle.

Eau chaude au lever du lit

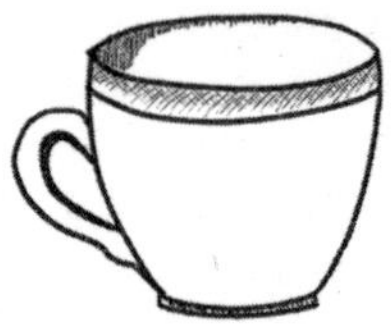

La médecine ayurvédique préconise de commencer sa journée en buvant de l'eau chaude à jeun. C'est une excellente manière d'harmoniser le transit digestif.

Pour cela, il suffit de boire un verre d'eau chaude le plus rapidement possible et le plus chaud possible (37 °C, par exemple, le but n'étant pas de vous ébouillanter le gosier de bon matin !). Il est fortement conseillé de boire cette eau dans la position de la grenouille : la position accroupie libère le ventre, ouvre le bassin et permet ainsi le passage rapide de l'eau dans notre intestin de manière optimale. Les bienfaits de ce verre d'eau sont doubles :

1. Élimination des déchets par les reins

L'eau bue est absorbée au niveau de l'intestin grêle pour diffuser dans le corps et permettre à chaque cellule d'échanger cette «eau fraîche» contre son eau chargée des toxines de la nuit. Je schématise bien sûr, mais c'est ainsi que notre organisme fonctionne: par des échanges, des diffusions et de l'osmose. Les reins filtrent le sang (le volume total de notre sang passe une trentaine de fois par jour par les reins pour y être filtré) et se débarrassent des déchets dans les urines. S'alléger en toxines est une manière élégante de commencer la journée.

2. Exonération des selles

Une grande quantité d'eau ingurgitée rapidement (pas question ici de siroter votre eau chaude comme la reine d'Angleterre le fait avec son Darjeeling, le petit doigt en l'air) crée une douche digestive interne: elle nettoie les humeurs de la nuit quand elle arrive en trombe dans l'estomac et, puisque vous êtes à jeun, elle passe le pylore sans encombre et continue son chemin vers le duodénum, le jéjunum et l'iléon (les 3 portions de notre intestin grêle, où elle finira par être absorbée). Ce passage déclenche un mouvement péristaltique: les parois de l'intestin vont se contracter en rythme et cette reptation se propage à l'ensemble de l'intestin pour arriver à la partie terminale du côlon qu'on appelle l'ampoule rectale. Nous sommes dans l'antichambre de la liberté: quand l'ampoule rectale se remplit, l'envie d'exonération se fait sentir, le sphincter anal se relâche sur la glorieuse selle du matin. Alléluia!

Ne riez pas, c'est ainsi que l'organisme sain fonctionne: sitôt qu'on met un pied à terre, la première tâche matinale est d'évacuer les déchets. Petite et grosse commission, car personne n'a envie de commencer la journée chargé du repas de la veille (ou de l'avant-veille pour certains) en train de fermenter ou de joyeusement putréfier au fond du ventre.

Constipation

Si la vidange ne se fait pas correctement, on parle de constipation. Vous pouvez alors augmenter la quantité ingurgitée à 2 ou 3 verres d'eau, voire 1 litre pour les plus téméraires. Dans la médecine ayurvédique, la constipation est la mère de toutes les autres maladies. À bon entendeur, levons un grand verre d'eau chaude à notre santé!

Pratique quotidienne

C'est le garant de la réussite. Une fois que vos intestins se sont réapproprié leur rôle, continuez à boire une quantité d'eau matinale de 30 cl.

L'eau parfaite

Toujours selon la médecine ayurvédique, l'eau devrait avoir bouilli au moins 20 minutes puis être refroidie et contenue dans un pot de cuivre. Personne ne vous en voudra si vous adaptez cette pratique à votre rythme de vie occidental.

Bonus : une haleine fraîche

Comme nous l'avons vu, au bout de quelques jours de jeûne, l'haleine risque d'avoir des effluves quelque peu chargés en corps cétoniques. Pour avoir l'haleine fraîche, frictionnez vos poignets quelques secondes avec 1 goutte d'huile essentielle de menthe poivrée : c'est un petit cache-misère qui marche très bien, car les molécules odorantes diffusent rapidement dans le sang et parfument insensiblement l'inconvenance de votre haleine.

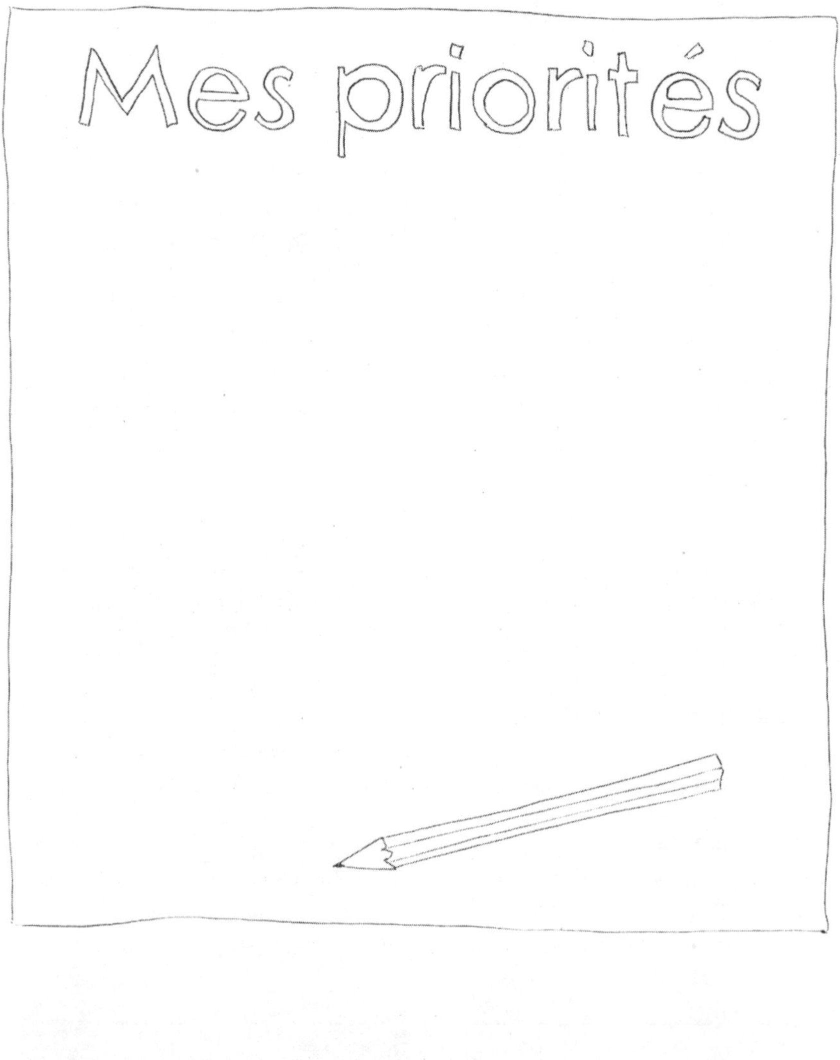

K

KIT SANTÉ POUR VOYAGES RÉUSSIS

« Heureux qui comme Ulysse a fait un beau voyage. »
Joachim du Bellay

Quand on voyage, il faut parfois faire face aux tracas et petits tourments rencontrés sur notre chemin, que cela soit une route de montagne qui donne le tournis, des insectes estivaux qui raffolent de nourriture exotique (vous, donc), un sommeil qui a du mal à venir en raison d'un environnement nouveau, un excès inattendu de soleil ou encore un repas qui fait la forte tête face à vos intestins. Voici pour vous une liste de remèdes naturels qui prennent un minimum d'encombrement dans votre sac et vous permettent de faire face aux aléas cachés au détour des voyages, exotiques ou non.

Légendes et posologie :
HE : huile essentielle, 1 goutte pure sur le bobo plusieurs fois par jour.
Hom : homéopathie, acheter un tube du remède en 7 CH et prendre 3 granules à la fois plusieurs fois par jour. En situation d'urgence, peu importe si on est à jeun ou pas.
TM : teinture mère.

Jetlag

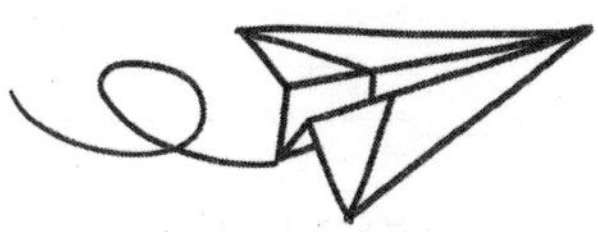

Avant de partir : cocculus (Hom) pour bien s'ancrer dans le nouveau fuseau horaire.

Sitôt arrivé sur le nouveau continent, trois règles d'or vous permettent de partir du bon pied dès le lendemain matin :

- S'exposer à la lumière du jour
- Bien s'hydrater
- Ne pas succomber à la sieste anticipée et respecter les nouveaux horaires.

Les transports

L'avion

Appréhension du vol
- argentum nitricum (Hom).

Se détendre
- Lavande officinale (HE) sur l'intérieur des poignets, masser quelques instants.
- Enlever les chaussures pour faire frétiller vos orteils.
- Étirez-vous régulièrement.

Dormir

- Porter un masque et des boules Quiès.
- Une fois n'est pas coutume, choisir les pâtes au menu : le gluten alourdit la digestion et facilite ainsi l'endormissement.
- Valériane (TM).

Le mal de mer

- Accroché au bastingage en train d'aspirer goulûment de grandes bouffées d'air, avec des nausées terribles et des sueurs froides : tabacum (Hom).
- Allongé sur la couchette de sa cabine, en évitant le moindre mouvement : petroleum (Hom).

La voiture

- Nausées à chaque virage et besoin d'avoir la fenêtre grande ouverte : tabacum (Hom).
- Prendre le volant si c'est possible.
- Observer la ligne d'horizon sans la quitter des yeux. Pour les enfants : un large couvercle en guise de volant, demandez-leur de faire semblant de conduire de leur siège : d'une remarquable efficacité.

Les vertiges

N'en déplaise à Bossuet qui voyait en eux une folie passagère d'inspiration divine, pour comprendre le vertige, il nous faut d'abord envisager l'équilibre. Nous sommes stables car plusieurs organes des sens nous renseignent sur l'horizon et notre situation dans l'espace : les yeux, bien sûr, mais également les récepteurs proprioceptifs de nos muscles (qui nous permettent de toucher notre nez les yeux fermés) et un circuit fermé dans l'oreille interne fait de canaux semi-circulaires. Si notre physiologie est bien accordée, tout se passe dans le meilleur des mondes les deux pieds bien à plat sur terre et notre corps trouve naturellement son équilibre.

Si par contre les messages reçus par nos yeux sont différents de ceux de nos oreilles internes, rien ne va plus et une sensation vertigineuse s'installe. Dans le mal de mer, par exemple, l'horizon disparaît derrière les vagues toujours mouvantes et même si les canaux semi-circulaires de nos oreilles internes nous renseignent exactement sur notre position dans l'espace, notre regard est berné par tant de remous et apporte une information erronée au cerveau, qui lance le vertige.

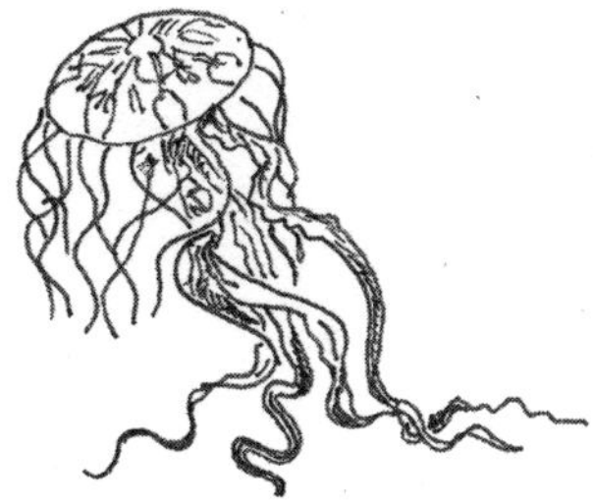

Piqûres d'insectes et morsures d'animaux

Répulsifs à mouches & moustiques

- HE citronnelle, pour ne citer qu'elle. À mélanger avec une huile végétale: idéalement l'huile de neem, terriblement efficace contre les moustiques car elle indispose leur odorat ou huile d'olive.

Piqûre de moustique

- Lavande aspic (HE) 1 goutte pure sur la piqûre ou Ledum (Hom)

Méduse

- Cantharis (Hom) ou arsenicum album (Hom) si la brûlure est importante.
- Neutraliser le venin en prenant une douche le plus chaud possible sur la lésion occasionnée par la méduse, plusieurs minutes de suite (le venin est chimique et la chaleur le modifie en le rendant inactif).

Araignée

- Lavande aspic (HE) 1 goutte pure sur la piqûre ou Ledum (Hom).

Chats & chiens

- Bien désinfecter car les crocs de ces bestioles pullulent de germes.
- Puis Ledum (Hom).
- Au moindre doute (gonflement local douloureux, fièvre), montrer la plaie à un médecin.

Abeilles

- Enlever le dard d'une pichenette de l'index (jamais en pressant le sac à venin !) puis Apis (Hom).

Guêpes

- Apis (Hom) ou Vespa (Hom).

Serpents

- Lachesis (Hom).
- Le garrot n'est plus à la mode.
- Les morsures de serpents sont rares car les serpents sont peureux. Dirigez-vous rapidement vers un centre de soin.

Les tiques en pratique

- Les tiques ne sont pas dangereuses en elles-mêmes, mais elles sont parfois contaminées par certaines maladies navrantes pour l'homme (mais pas pour les chiens ou chats).
- Vérifier les zones de contamination pour évaluer le risque.
- Avant chaque sortie en nature (forêt, prairies, montagne), enduisez-vous la peau d'une huile végétale d'olive ou de neem additionnée de quelques gouttes de citronnelle (HE) qui par leur parfum rebuteront les tiques les plus téméraires.
- Après chaque sortie en nature, étudier l'ensemble de votre corps pour être sûr qu'une bébête n'est pas restée accrochée à votre peau ni dans vos vêtements. La tique, une fois sur votre peau, choisit avec gourmandise une zone chaude, humide à la peau fine où elle peut sans encombre enfoncer son rostre.
- Une contamination éventuelle dépend de la durée de contact : si vous trouvez une tique, empressez-vous de l'enlever. Soit à l'aide d'une pince à tiques, soit en approchant une source de chaleur près de l'animal qui se détachera tout seul (par exemple, le bout incandescent d'une cigarette).
- Puis tea tree (HE) et clou de girofle (HE) : une goutte pure sur la plaie en massant plusieurs minutes, en intercalant les prises, 6 fois par jour (donc 3 fois pour chaque HE), pendant une semaine, pendant laquelle vous soutenez activement votre immunité avec un mélange de vitamine C et d'echinacea (voir chapitre I, bonus).
- Au moindre doute (apparition après quelques jours d'un anneau rouge centrifuge), consulter votre médecin.

Le tube digestif

Douleurs dentaires & rage de dents

Un clou de girofle en entier à mâchouiller et à laisser contre la dent, additionné d'un café serré extra fort.

Indigestion

Mélange en HE de 1 goutte de menthe poivrée, 1 goutte de citron et 1 goutte de romarin à verbénone dans 1 cc d'huile ou pur si aucun autre support (vous pouvez utiliser la tabatière anatomique de votre main en guise de petite cuillère).

Nausées

Ipéca (Hom).

Vomissements

Laissez vomir ! C'est le traitement de choix. Nux vomica (Hom).

Crampes intestinales qui plient en deux

Colocynthis (Hom).

Diarrhées

Laisser sortir, c'est une purge magnifique !

China (Hom) si elles sont associées à un épuisement intense.

Arsenicum album (Hom) si les selles sont nauséabondes, avec sensation de froid intense, agitation angoissée et notion d'empoisonnement par de la viande avariée.

Veratrum album (Hom) s'il y a des sueurs froides concomitantes et épuisement à la limite de perdre connaissance.

Et par pitié : pas de boissons qui se terminent par « cola » qui irriteraient d'autant plus votre muqueuse intestinale fragilisée.

Constipation systématique en vacances

Lycopodium (Hom)

La xylostomiase des lendemains de fête

Ce mot étrange se décompose en *xylo* (bois) et *stomiase* (bouche). C'est la bouche de bois, sèche et pâteuse comme une pâte de bois… En d'autres termes moins châtiés : la gueule de bois !

L'alcool

C'est une toute petite molécule très volatile, se prend d'amitié avec tout le monde : elle se dissout très bien dans l'eau mais aussi dans les graisses. Quand on boit à jeun, l'alcool passe dans le sang en moins de 30 minutes et se dissout dans tout ce qui contient de l'eau ou du gras dans notre organisme. Il existe même un passage encore plus rapide : en respirant un alcool, les molécules volatiles s'envolent pour pénétrer vos narines et atteignent le cerveau en quelques secondes seulement : c'est la part des anges.

L'élimination

Comme tout poison, l'organisme se débarrasse de l'alcool. 90 % de son élimination passe par le foie et ses enzymes. Le reste de l'épuration est prise en charge par la sueur et les poumons qui vont relarguer la molécule dans l'air ambiant (les reins par contre éliminent peu l'alcool).

-ol ou -al ?

L'alcool, ou éthanol si on emprunte le jargon des chimistes, se transforme en éthanal puis en acétate. L'éthanal est un produit encore plus toxique que son grand frère l'éthanol. C'est le délinquant de la famille, le responsable des gueules de bois.

Le foie utilise une poignée d'enzymes pour se débarrasser de l'éthanal, qui se transforme *in fine* en un coenzyme et devinez quoi ? Ce coenzyme (l'acétyl-coenzyme A pour ceux que cela intéresse) élabore des acides gras et du cholestérol : trop boire, c'est également encourager le dépôt des graisses dans le foie.

De l'eau !

Imaginez que le foie a besoin d'une molécule d'eau pour neutraliser une molécule d'alcool (je simplifie à dessein). Boire de l'alcool sans prendre sa tisane du soir, c'est prendre le risque d'une xylostomiase le lendemain au réveil.

La gueule de bois

Quand il n'y a plus d'eau disponible dans l'organisme, éthanol et éthanal traînent leur toxicité dans nos veines. C'est la « bouche de bois » assurée, sèche et pâteuse. Certains ont la même sensation dans leur cerveau. Qu'ils se rassurent : cela prouve que malgré les exagérations de la veille, il fonctionne encore).

Que faire ?

Vous avez déjà la réponse : ne pas trop boire d'alcool ! Et surtout jamais à jeun. Ensuite, si c'est déjà trop tard, manger gras permet de recapturer un peu de l'alcool et d'éviter qu'il aille inonder trop vite votre cerveau. Et surtout, réhydratez-vous ! Attaquez la bouteille d'eau minérale d'un litre au goulot et quand vous allez uriner de nouveau, c'est signe que l'organisme retrouve une hydratation correcte. Et prenez quelques granules de nux vomica (Hom) : ils feront des miracles sur votre xylostomiase.

Insomnies

Si les idées affluent en s'endormant: lavande officinale ou lavandin super (HE) 1 goutte sur chaque poignet ou 1 goutte sous chaque pied, masser quelques minutes les pieds et les poignets.

La valériane est réputée pour ses propriétés soporifiques, pensez aussi à la mélisse, au pavot jaune de Californie, ou encore à la lavande en infusion.

Cystites & infections vaginales

Cystites

Boire beaucoup pour provoquer une douche interne dans la vessie: cela évite aux bactéries de s'accrocher aux parois de la vessie.

Airelles ou canneberges: sous la forme de fruits séchés, jus ou comprimé.

Dès les premiers symptômes: 5 gouttes d'HE de tea tree dans 1 cc d'huile d'olive à avaler 4 fois par jour.

Si ça brûle atrocement en faisant pipi: cantharis (Hom).

Si la cystite s'installe suite à une relation intime avec sentiment d'intrusion et de « non-respect de son territoire »: staphysagria (Hom).

Infections vaginales

La plus courante? La fameuse mycose. Elle apparaît toujours dans les moments les plus improbables, en vacances ou quand votre pharmacie de ville est fermée. Heureusement, nous avons souvent de l'ail à la cuisine: utiliser une gousse en guise d'ovule et changer toutes les 12 heures jusqu'à disparition des symptômes; l'allicine est un merveilleux antibiotique naturel. Si vous avez peur de ne pas pouvoir récupérer la gousse, percez-la d'un fil pour tirer dessus, à la manière d'un tampon.

Le soleil

Insolation

Prévenir

- Éviter le soleil direct entre 11 heures et 16 heures
- Porter un chapeau de paille à larges bords
- S'hydrater en suffisance

Trop tard?

- Belladonna (Hom)
- Boire de l'eau ou des tisanes tièdes en quantité
- Prendre un bain tiède pour se réhydrater
- Se mettre à l'ombre, au calme, dormir pour récupérer.

Coups de soleil

Prévenir

- Éviter le soleil aux heures chaudes de la journée

- Huiler votre peau *après* chaque exposition au soleil avec de l'huile de sésame vierge ou un macérat de millepertuis (voir chapitre V, paragraphe m).

Vous êtes rouge comme un homard à l'américaine?
- Bains tièdes, voire froids, pour calmer la brûlure
- Belladonna (Hom)
- Huiler votre peau en abondance avec de l'huile de millepertuis
- Éviter le savon et tout autre décapant
- Éviter le soleil sur un coup de soleil.

À l'instar d'un coup de soleil, peut-on attraper un coup de lune?

Marcher

Voir chapitre M: ma trousse de la baroudeuse.

La peau

Plaie ouverte

- Dans un premier temps, désinfecter (voir encart)
- Si la plaie est à bords nets (coupure): staphysagria (Hom)
- Si la plaie est lacérée (morsures): ledum (Hom)
- Si la plaie s'infecte: nettoyer plusieurs fois par jour avec du calendula (TM) et prenez 3 g de vitamine C par jour pendant 5 jours. Si la fièvre s'installe, consulter votre médecin.

Comment désinfecter une plaie avec peu de choses?

Commencer par faire saigner si la plaie est ouverte: il ne faut pas garder de microbes à l'intérieur de la chair.

Si vous avez de l'eau à proximité, laver à grandes eaux.

Si vous avez du savon: savonner, l'alcalinité du savon est très efficace pour tuer les bactéries.

Si vous n'avez rien à proximité (et que vous êtes assez souple), porter la plaie à la bouche: la salive est un très bon désinfectant.

Si vous êtes chez vous : 20 gouttes de calendula (TM) dans un verre d'eau, tremper un coton dans la lotion et nettoyer la plaie régulièrement. Le calendula est une plante magnifique qui désinfecte et cicatrise.

Hématome

- Hélichryse (HE) ou arnica montana (Hom).

Un souci qui ôte beaucoup de soucis

➚ Ingrédients
- Un petit bocal en verre passé à l'eau bouillante
- Rempli aux ¾ d'huile de tournesol
- Une poignée de fleurs entières de soucis (le nom commun du calendula).

➚ Préparation
- Mélanger fleurs et huile, fermer hermétiquement et laisser 3 semaines au soleil.

➚ Utilisation

Le calendula désinfecte, calme l'inflammation (donc les irritations de tout horizon) et stimule la régénération de l'épiderme et des muqueuses. Vous pouvez l'utiliser sur les piqûres d'insectes, les écorchures, plaies, irritations, eczéma et même les aphtes ou gingivite en rinçage de bouche. Il contient des flavonoïdes qui stimulent le retour veineux et soignent ainsi vos jambes.

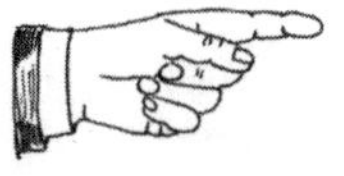

Bonus : soulager instantanément le doigt après le coup de marteau malencontreux

Nous sommes d'accord : la probabilité du coup de marteau est fort aléatoire pendant les vacances, mais la possibilité de se cogner le petit orteil contre le pied du lit existe et le traitement est le même : 3 granules d'hypericum, répétés toutes les 15 minutes selon l'intensité du coup. Arrêter sitôt que la douleur disparaît.

Il me reste à vous souhaiter de belles vacances ☺

L

LUNE & SOLEIL : LEURS BIENFAITS DANS NOTRE VIE

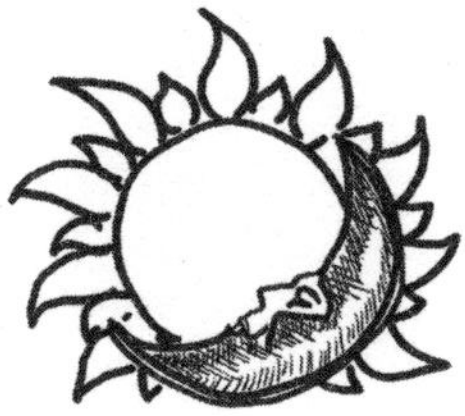

La Lune est le satellite naturel de la Terre et le Soleil est l'étoile autour de laquelle nous virevoltons, l'être humain sur sa bonne vieille Terre et toutes nos autres planètes avec. Bien qu'ils fassent partie des planètes des anciens (voir chapitre O), Lune et Soleil ne sont pas des planètes à proprement parler, mais ils font partie de notre paysage céleste depuis la nuit des temps. Le Soleil est évidemment associé au jour alors que nous avons attribué à la nuit et ses mystères dame Lune, même si, capricieuse comme une jeune fille et n'en faisant qu'à sa tête, elle apparaît également en plein jour dans ses plus beaux apparats.

Dans de nombreuses cultures, la Lune et le Soleil représentent la dichotomie des énergies, active / passive, masculine / féminine, chaleur / froideur : les initiés utilisent ces astres pour parler des deux faces d'une même médaille.

Ces corps célestes accompagnent notre quotidien de leur danse perpétuelle et n'influencent pas que les poètes : ils s'insèrent dans la vie de nos cellules et régissent notre physiologie, le rythme nycthéméral de nos organes et nos états d'âme.

Le yoga du Soleil & de la Lune

Tous les yogas tirent leur enseignement du premier yoga décrit dans les enseignements : le Hatha Yoga. Hatha veut littéralement dire « Soleil – Lune » (*Ha* = Soleil, *tha* = Lune). C'est le yoga par excellence qui permet de réunifier notre côté solaire à sa part lunaire afin d'atteindre l'équilibre, l'alignement puis l'unité.

« La Lune est le rêve du Soleil. »

Paul Klee

Honneur aux dames: commençons par dame Lune, puisqu'elle symbolise notre part féminine réceptive à côté du Soleil qui incarne la puissance du masculin actif.

Dame Lune

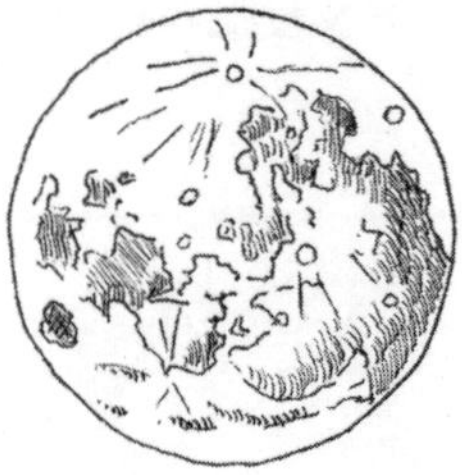

Anatomie de la Lune

La Lune est le satellite naturel de la Terre: il y a quelques milliards d'années, la Terre entra en collision avec une autre planète: un morceau de notre planète fut éjecté sous le choc pour devenir notre Lune (l'autre planète, vraisemblablement moins costaude que la nôtre, se fit pulvériser sous l'impact et persiste encore de nos jours dans notre système solaire sous la forme de la ceinture d'astéroïdes, entre Mars et Jupiter).

La Lune n'a plus d'atmosphère pour la protéger, elle est donc criblée de cratères d'impacts plus ou moins volumineux car il n'est pas si rare que cela dans l'espace de rencontrer d'autres corps stellaires qui tracent leur route tout droit sans respecter une quelconque priorité de droite. N'oublions pas que chaque étoile filante que nous apercevons est une météorite de l'espace venant s'éteindre dans notre atmosphère.

Phases de la Lune et calendrier lunaire

La Lune présente des phases d'une période de 29,5 jours: elle passe de nouvelle lune (croissant quasi invisible) à la pleine lune en 14 à 15 jours puis décroît sur le même laps de temps. Jadis, nos mois étaient basés sur les lunaisons. On a coutume de dire qu'une phase lunaire dure 28 jours car on peut ainsi faire tenir exactement 13 mois lunaires dans 365 jours.

Puis l'homme a défini le mois comme le douzième d'une année solaire basée sur les solstices et équinoxes et a inventé les mois à 30 jours, ceux à 31, un petit mois de février et les années bissextiles pour arriver à tout faire tenir dans les 365 jours de la révolution solaire: voici un bel exemple de passage de l'énergie lunaire à l'énergie solaire à travers notre histoire.

On parle avec beaucoup de légèreté des quartiers de lune comme on parlerait de quartiers d'orange. Je rassure les plus anxieux : la Lune ne perd pas des bouts d'elle-même chaque jour : à l'instar d'une éclipse, les quartiers représentent la surface de la Lune illuminée par le Soleil en pleine nuit : elle agit comme un miroir. Seulement la Terre, jamais loin, se trouve quasiment toujours entre le projecteur (le Soleil) et l'écran (la Lune) et son ombre obscurcit la surface éclairée à la manière des gamins assis au dernier rang du cinéma qui s'amusent à créer des ombres chinoises reportées sur le film.

Une éclipse de Lune apparaît toujours une nuit de pleine lune : notre satellite se montre sous sa forme la plus sphérique car la Terre ne fait aucun obstacle aux rayons du soleil, et puis soudain, grâce aux caprices des astres, un alignement parfait se produit pendant quelques dizaines de minutes : la Terre passe entre Lune et Soleil. Son ombre projetée éclipse totalement la Lune qui prend alors une teinte rousse majestueuse : on parle d'une éclipse totale de Lune. Le phénomène est plus fréquent que l'éclipse solaire.

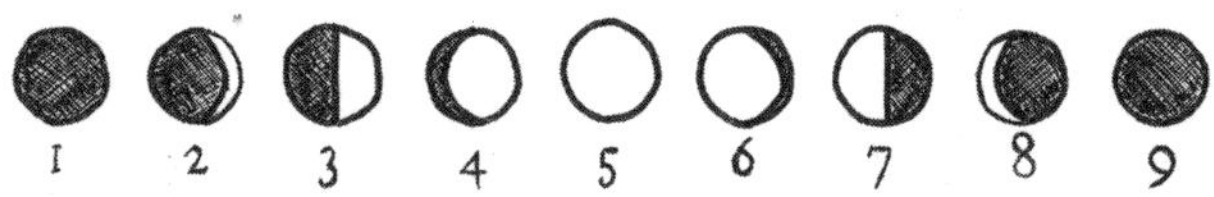

Les couleurs de la Lune

Lune rousse : couleur que la Lune prend lors d'une éclipse lunaire, ou lunaison qui suit Pâques.

Lune blanche : pleine lune (la face de la Lune est pleinement illuminée).

Lune noire : nouvelle lune. Les astrologues occidentaux utilisent ce terme pour désigner le point immatériel où se trouve le second foyer de l'ellipse de l'orbite lunaire autour de la Terre.

Lune bleue : seconde pleine lune d'un mois, qui ne prend pas pour autant une couleur bleutée.

Lune verte : elle symbolise une symbiose et harmonie parfaite avec les éléments de la nature et n'a rien à voir avec notre satellite naturel.

Lune gibbeuse : qui a la forme d'une bosse (dame Lune est presque pleine).

Par vents et marées

À la manière d'un couple amoureux, par sa masse et grâce à la loi de la gravitation universelle de Newton, la Lune attire la Terre et la Terre attire la Lune. Rajoutons l'influence du Soleil, celle de la rotation de notre planète sur son axe et un peu de force d'inertie et nous observons un phénomène étrange : la masse liquide de nos océans, plus souple que nos montagnes, se déplace en fonction de la Lune ; cela définit les marées.

Vives-eaux & mortes-eaux

Quand le Soleil, la Lune et la Terre se trouvent sur le même axe, les influences planétaires s'additionnent: c'est le cas à la pleine lune et à la nouvelle lune. Les marins parlent alors des vives-eaux: l'amplitude des marées est plus forte. Les premiers et derniers quartiers de Lune, au contraire, correspondent aux mortes-eaux: les corps célestes se trouvent en quadrature.

La Lune attire également la croûte terrestre qui varie d'un peu moins d'un mètre d'altitude deux fois par jour. On appelle ce phénomène les marées terrestres ou marées crustales, il est connu depuis l'Antiquité: les Romains savaient que le débit de leurs sources variait le long de la journée.

Si la Lune peut influencer les marées des océans, la croûte terrestre et les sources, nous pouvons aisément imaginer qu'elle a une influence sur notre physiologie. Le cycle de fécondité de la femme en est la preuve la plus parlante.

La Lune influence le psychisme: la pleine lune peut rendre irritable et nombre de personnes déclarent avoir un sommeil de piètre qualité à ce moment-là: lors de la pleine lune, la sécrétion de mélatonine est moindre et le sommeil profond perd en qualité (voir chapitre R).

Même si les sages-femmes redoutent les gardes de pleine lune, les études statistiques ne semblent pas démontrer une augmentation du taux de naissances les nuits de pleine lune.

Une grossesse entre 9 mois lunaires et 9 mois solaires

La durée d'une grossesse est propre à chaque enfant. On considère qu'un enfant naît à terme dès que la grossesse atteint son neuvième mois et qu'elle peut durer jusqu'à 276 jours. La durée physiologique d'une grossesse se situe donc entre 9 mois lunaires et 9 mois solaires. Les sages-femmes et obstétriciens parlent en «semaines d'aménorrhée», soit le nombre de semaines depuis les règles qui ont précédé la fécondation. Il faut ôter deux semaines à leurs calculs pour trouver l'âge réel d'une grossesse.

Le sourire de dame Lune

Avez-vous déjà remarqué que certains croissants de lune sont plutôt horizontaux alors que le reste de l'année ils sont surtout verticaux? On appelle ce phénomène le sourire de la Lune. Ce sourire est visible tout au long de l'année sous les tropiques, et observables 2 deux fois par an dans nos contrées tempérées, aux alentours des équinoxes : l'écliptique (la ligne imaginaire où se déplacent la Lune, le Soleil et les planètes) se trouve alors perpendiculaire à l'horizon et permet d'observer la barque lunaire souriant doucement dans l'obscurité intersidérale lors du coucher de lune.

Que signifie l'expression « voir la Lune en plein jour » ?

Lune montante & lune descendante

Les agriculteurs du terroir respectent les flux lunaires et si on veut que la récolte soit bonne, il est de bon ton de planter en lune décroissante qui rend la terre fertile et de récolter en lune croissante, car la sève alors est attirée vers le fruit et le nourrit. La pousse des cheveux épouse la même logique (voir bonus).

La féminité au cours du cycle lunaire

Être réglée en fonction de la Lune est un signe de bonne santé. D'ailleurs, nos grands-mères ne disaient-elles pas « avoir ses lunes » pour parler pudiquement de leurs règles ? Idéalement, les saignements débutent le jour de la nouvelle lune, mais de nombreuses femmes saignent les jours de pleine lune.

Il n'existe à ma connaissance aucune méthode pour décaler les règles (bien qu'un gros choc émotionnel puisse chambouler un cycle), mais il est sûr qu'un cycle menstruel physiologique dure 28 à 29 jours, autant qu'une lunaison. Si vous adoptez une hygiène de vie favorable en respectant une alimentation saine, un sommeil de qualité et une sérénité à toute épreuve, il est fort à parier que votre cycle intime se calera de lui-même sur la Lune.

Artémis, Séléné, Hécate & les mystères de la Lune

Il ne faut pas moins de trois divinités grecques pour symboliser la Lune : Artémis est associée au croissant de Lune, Séléné à la pleine lune ; quant à Hécate, elle symbolise la Lune noire et sa part de mystères.

Artémis

C'est la déesse vierge et chasseresse. Elle règne sur la nature sauvage et les montagnes, est munie de son arc en or, est souvent représentée avec une biche. Déesse lunaire, fille de Zeus et sœur jumelle d'Apollon, le dieu solaire, elle refuse farouchement de prendre mari. Ses cultes se rapportent à la naissance, puberté, accouchements et mort des femmes. On la représente avec un croissant de lune (voir chapitre O). Artémis fut baptisée Diane par les Romains.

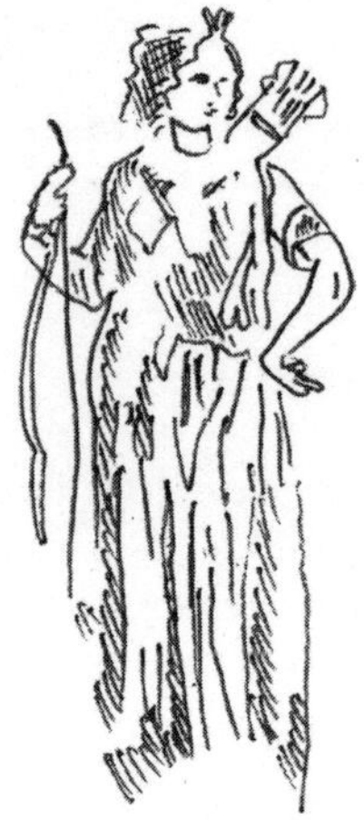

Séléné

C'est la sœur de Hélios le Soleil et de Eos l'aurore. Les Romains l'appellent Luna, elle est décrite comme une femme à la blancheur éclatante, habillée de blanc ou d'argent, et portant le croissant de lune sur sa tête. Des trois divinités, c'est elle qui personnifie l'astre lunaire. Elle eut comme amants le dieu Pan et Zeus lui-même.

Hécate

Elle est associée à la face sombre de la nouvelle lune et a reçu le don de prophétie et de sorcellerie. Elle est liée aux sorcières, on lui sacrifiait des chats noirs femelles. Elle est la petite fille de Hélios, le Soleil, et la fille de Asteria, la nuit étoilée.

Un linge blanc comme lune ?

Nos grands-mères blanchissaient les draps à la lune : elles étendaient leurs linges mouillés à même l'herbe du pré, si possible un soir de pleine lune, pour en ôter les taches. Ça marche très bien et si cela semble de prime abord un peu magique, le blanchiment obéit à un phénomène scientifique qui combine deux réactions différentes :

D'abord, la fraîcheur de la nuit entraîne la condensation de l'eau contenue dans l'air : cette eau se dépose sur l'herbe sous forme de rosée.

Ensuite, il existe dans l'air au niveau du sol des réactions chimiques très rapides qui « jouent » avec les atomes d'oxygène en les combinant tantôt en deux atomes, tantôt en trois atomes. Quand les atomes d'oxygène se retrouvent à trois, on appelle la molécule « ozone » : elle est instable et très vite détruite par le soleil en radicaux qu'on nomme « peroxyde d'hydrogène », ce qui est ni plus ni moins le nom scientifique de l'eau oxygénée ! Celle-ci se dissout dans la rosée du matin.

Étaler des draps mouillés sur l'herbe, ce n'est ni plus ni moins les tremper dans de l'eau oxygénée naturelle. La lune n'y est pour rien, mais le phénomène de blanchiment existe bel et bien !

« *J'aime penser que la Lune est là même si je ne la regarde pas.* »
Albert Einstein

Monsieur Soleil

« *Jamais le Soleil ne voit l'ombre.* »
Léonard de Vinci

Le Soleil est l'étoile autour de laquelle nos planètes gravitent pour former le système solaire. La Terre est la 3e planète la plus proche du Soleil, après Mercure et Vénus. Elle a une position de choix qui nous procure un climat tout à fait propice à la vie : ni trop froid ni trop chaud (à titre d'exemple, il fait 460 °C à la surface de Vénus et environ -150 °C sur Saturne).

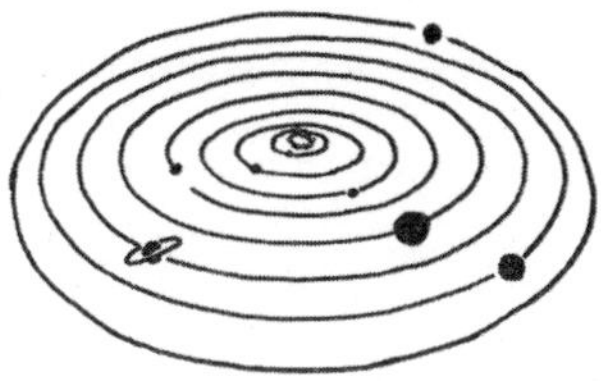

Le Soleil en chiffres

Le Soleil est un astre composé essentiellement d'hydrogène et d'hélium, les gaz les plus légers que nous puissions être amenés à rencontrer dans l'univers. Malgré cette légèreté apparente, il ne pèse pas moins de 1,99 x 10 à la puissance 30 kg ! C'est-à-dire plus de 99 % de la masse totale de notre système solaire, qui contient également, outre la Terre, sept autres planètes, cinq planètes naines, une ceinture d'astéroïdes composée de milliards de petits corps, quelque 185 lunes, une bonne quantité de comètes et une pleine brassée de poussière interplanétaire.

Le diamètre du Soleil est de 1,4 million de kilomètres, celui de la Terre est d'environ 12 700 km : toute comparaison gardée, si le Soleil était grand comme les ballons gonflables qui servent aux cours de fitness, notre Terre aurait la taille d'un petit pois !

Si la Lune, le satellite naturel de la Terre, se trouve à 384 000 km de nous, le Soleil, lui, est distant d'un peu moins de 150 millions de kilomètres. Sa lumière met donc 8 minutes pour nous parvenir. En d'autres termes, l'image de chaque somptueux coucher de Soleil nous arrive alors que notre étoile est déjà cachée par l'horizon (cela nous ramène à l'illusion du monde, n'est-ce pas ? c'est un exemple concret qui illustre bien le fait que nous ne voyons pas forcément la « vraie réalité » des choses).

La fin des éclipses ?

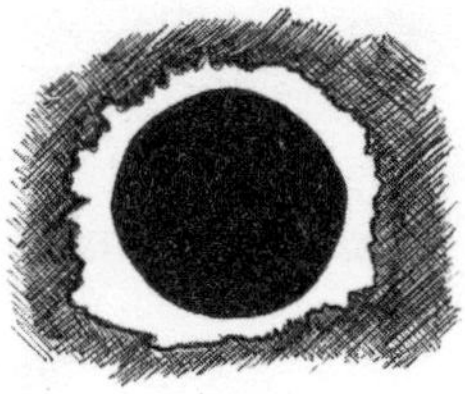

Une éclipse totale solaire est un phénomène rare : à l'instar de l'éclipse lunaire, il nécessite l'alignement parfait du Soleil, de la Terre et de la Lune, mais cette fois c'est la Lune qui passe entre la Terre et le Soleil et nous voile totalement le Soleil en plein jour.

La Lune s'éloigne progressivement de la Terre. Certes, elle prend son temps : à peine 3 cm par an. Dans quelques siècles nos arrière, arrière, arrière-petits-enfants ne pourront plus assister à une éclipse totale de Soleil car la Lune, en s'éloignant de nous, rétrécit la taille de son ombre projetée : les éclipses solaires ressembleront à un soleil noir avec un halo de lumière tout autour.

Soleil et vie

Sans Soleil, la vie n'existerait pas sur notre planète bleue : ni les algues microscopiques, ni les pingouins, ni même les êtres humains. La première grande disparition du règne animal, qui décima 95 % des espèces vivantes, eut lieu il y a 66 millions d'années lors de l'impact d'un énorme astéroïde dans la péninsule du Yucatán, au Mexique : le choc fut si intense qu'il envoya suffisamment de poussière dans l'atmosphère pour voiler la lumière du Soleil et la Terre resta dans l'obscurité plusieurs années de suite. On appela ce phénomène « l'hiver nucléaire ».

La disparition des rayons solaires condamne toute velléité de photosynthèse : les plantes périrent les premières, suivies des animaux herbivores puis carnivores. Bref : ce fut l'hécatombe qui signa la fin de l'ère secondaire. Le Soleil, pourvoyeur d'énergie sous forme de chaleur, de lumière et de rayons ultraviolets prouva aux plus sceptiques qu'il est indispensable à toute vie.

Le rayon ultraviolet

On l'appelle également « lumière noire » car elle est invisible à l'œil nu. En 1801, Ritter, un physicien allemand, s'intéresse de près aux longueurs d'onde du spectre solaire ; au cours d'une expérience, il réalise que le papier imbibé de chlorure d'argent qu'il observe brunit plus vite sous les longueurs d'onde situées au-delà du violet, la dernière couleur visible. Il appelle cette lumière invisible « rayons oxydants », qui seront rebaptisés au XXe siècle « rayons ultraviolets ».

Les rayons ultraviolets sont classés selon leur longueur d'onde : les « A » vont de 400 à 320 nanomètres et représentent 95 % des ultraviolets atteignant la Terre, ensuite viennent les « B », de 320 à 280 nm, puis les C qui eux sont absorbés par notre atmosphère et ne touchent pas le sol. Et c'est tant mieux car ce sont eux les plus nocifs.

Les UVA pénètrent profondément dans notre derme : ils sont à l'origine du bronzage (par libération de mélanine, pigment qui sert à absorber les UV) mais aussi des taches pigmentaires et sont en partie responsables des rides par vieillissement cellulaire et libération de radicaux libres.

Les UVB provoquent les coups de soleil, induisent le vieillissement prématuré du cristallin qui aboutit à la cataracte mais synthétisent notre vitamine D et assurent ainsi un squelette fort et robuste calcifié comme il se doit ; ils améliorent également certains désagréments de peau comme le psoriasis ou l'eczéma.

À fortes doses, UVA comme UVB possèdent un effet mutagène sur notre ADN. Enfin, sachez que les ultraviolets traversent les nuages et sont réfléchis par l'eau, la neige et même le sable. Par contre, une vitre les arrête : on ne prend pas de couleurs à l'abri de sa fenêtre mais on peut bronzer sous un nuage. Il est donc important de garder en vue le juste milieu d'exposition.

Entre ombre & lumière

Dans les années 80, la mode était au bronzage. Les mannequins exhibaient un hâle parfait sur les couvertures des magazines de mode et encourageaient ainsi les lecteurs à leur ressembler : ceux-ci se mirent à rôtir à petit feu des journées entières sur les plages, enduits d'huile à bronzer. Cet encouragement narcissique créa une triste déferlante de mélanomes.

Le mot d'ordre fut donné à la fin du XXe siècle et la mode passa du bronze au blanc aspirine. À présent, il est de bon ton de se crémer d'antisolaire, de porter le chapeau large et de rester à tout prix à l'ombre de l'astre solaire. Bénéfique ? Pas tant que cela car encore une fois il est question de dosage. Le soleil de midi n'est pas le meilleur qui soit pour notre peau, il est vrai, mais tout le monde a besoin de soleil car un manque a des conséquences néfastes sur notre bien-être.

Le bien-être vient du juste équilibre des choses. D'une manière générale, évitons le soleil entre 11 heures du matin et 4 heures de l'après-midi et quand on se met au soleil, évitons les crèmes coupe-soleil qui stoppent net ses bienfaits. Par contre, nourrissez votre peau correctement après votre séance d'ensoleillement : l'huile de millepertuis est idéale après le soleil pour nourrir l'épiderme et contrecarrer un éventuel excès d'UV (voir chapitre V, paragraphe m) et d'une manière générale faites en sorte d'avoir suffisamment d'oméga-6 dans votre alimentation (voir chapitre H). Les capsules d'huile d'onagre sont excellentes pour la peau, de même que la carotte qui contient de la vitamine A.

Les bienfaits du Soleil

On peut les énumérer à la manière d'un inventaire de Prévert :

« Le Soleil agit sur nos os et notre cœur. Sur notre peau et nos humeurs
Notre sommeil, le système immunitaire. La tension artérielle et les cancers
(Pour nous en protéger) Et pour finir en beauté
Il garde notre moral au "grand beau". Et améliore notre libido. »

Passons à l'analyse de texte :

Le bonheur

S'exposer au soleil stimule notre système endocrinien : notre organisme augmente sa synthèse de sérotonine, la fameuse hormone du bonheur, et d'endorphines. Ces deux substances jouent un rôle fondamental dans le bien-être (voir chapitre B). Une carence de soleil entraîne une carence de vitamine D3, cette carence peut être lourde de conséquences sur l'absorption du calcium et peut aller jusqu'à mimer un syndrome dépressif. Attention à votre vitamine D, surtout en hiver où les jours sont courts.

Vitamine D3

On en parle beaucoup, surtout dans les pays froids, car si le Soleil vient à manquer l'hiver, c'est la carence assurée. Cette vitamine soluble dans les graisses fait partie des « stérols » : un dérivé du cholestérol qui, sous l'effet des rayons UVB, se transforme en vitamine D inactive.

C'est le foie qui met la touche finale en activant la molécule qui prend alors le nom de vitamine D3.

La vitamine D3 a de nombreuses propriétés : elle permet l'absorption intestinale du calcium et intervient dans la minéralisation du squelette en luttant contre le rachitisme chez l'enfant et l'ostéoporose chez les aînés.

Mais ce n'est pas tout : on n'ignore plus son rôle dans la réparation de notre ADN : un taux correct de vitamine D3 nous protège des mutations génétiques.

Elle intervient également sur notre immunité : une prise hivernale quotidienne diminue l'incidence des grippes et protège les nourrissons des virus.

En dehors du soleil, son apport est assuré par les poissons gras ou la fameuse huile de foie de morue de nos grands-mères (voir chapitre H).

Vingt minutes de rayons solaires directs et quotidiens suffisent pour notre quota de vitamine D, ou 5 minutes en tenue d'Ève ou d'Adam.

En prenant une supplémentation en vitamine D, choisissez la forme active D3 et optez pour une prise quotidienne plutôt que mensuelle.

Le sommeil

La qualité de notre sommeil dépend de la mélatonine. Cette hormone est sécrétée par la glande pinéale (située au centre du cerveau), quand il fait nuit noire. La différence entre le jour et la nuit est donc fondamentale pour notre sommeil : un bon ensoleillement quotidien permet à notre organisme de sécréter de manière optimale la mélatonine la nuit, ce qui nous emmène à faire de doux rêves au pays de Morphée (voir chapitre R). Petit bonus non négligeable : c'est lors d'un sommeil de bonne qualité que nos enzymes s'occupent de notre ADN, en d'autres termes, les cellules se divisent, l'ADN défectueux est réparé et tout cela maintient la santé de nos cellules.

Système immunitaire

Les rayons du soleil stimulent des globules blancs appelés des lymphocytes T régulateurs et jouent sur la sécrétion d'une interleukine (voir chapitre I).

En langage décodé, le soleil diminue les états pro-inflammatoires et évite les maladies auto-immunes.

Les microbes

Le soleil a un rôle très intéressant dans la lutte contre les agents infectieux indésirables qui auraient la très mauvaise idée de venir coloniser notre peau : certaines bactéries possèdent une molécule qui sous l'action du soleil se transforme en dérivé poison et trucide ni plus ni moins son hôte : une exposition au soleil envoie ces bactéries aux champs élyséens afin qu'ils goûtent à un repos bien mérité.

L'hypertension artérielle

Des études montrent que les pays les plus ensoleillés souffrent moins de maladies cardiovasculaires que les pays du Nord. Et l'hiver est témoin de la recrudescence des problèmes cardiovasculaires. Le soleil nous protégerait-il ? Oui : la lumière solaire permet la transformation de nitrates en oxyde nitrique : un gaz qui a la propriété de vasodilater nos vaisseaux et de réduire l'hypertension artérielle. Allez vous mettre au soleil si votre tension est trop élevée, cela vous aide à la normaliser.

Le bronzage

Le soleil renforce la pigmentation de la peau qui nous protège contre ses effets nocifs. Une peau bronzée est mieux protégée contre les mélanomes qu'une peau blanche.

Et la libido ?

Eh bien, c'est un peu comme le bonheur : l'exposition au soleil entraîne une sécrétion d'endorphines par notre cerveau : des hormones qui ressemblent à s'y méprendre à des opiacés et entraînent un état euphorique naturel : la libido remonte tout naturellement au soleil. En cas de panne amoureuse, il n'est pas absurde de relancer le désir en choisissant des vacances dans un pays ensoleillé : c'est scientifiquement prouvé. Vous voici rassurés ?

Blondir au soleil

Ce sont une fois de plus les UV qui sont responsables ! Les cheveux ont leur raison d'être : ils protègent notre crâne des rayons ultraviolets. Si vous observez votre cuir chevelu après l'été, il n'est pas plus bronzé pour autant (cela ne compte que si vous avez encore des cheveux ! Je propose aux messieurs à la chevelure clairsemée de passer directement au chapitre « Soleil et symbolisme » en vous rassurant : la calvitie est dépendante du taux de testostérone, sa présence signifie que vous êtes un être viril imbibé d'hormones mâles. J'imagine également que vous avez une belle voix grave ? C'est normal, cela va souvent de pair. D'ailleurs, les voix de baryton plaisent beaucoup aux femmes : c'est un de leurs critères majeurs et inconscients pour choisir leur amoureux).

Les cheveux protègent donc notre cuir chevelu en « se sacrifiant » pour lui : ils absorbent les UV qui attaquent une des deux mélanines dont ils sont pourvus. Il existe la mélanine sombre, ou « eumélanine » et la mélanine plus claire : la « phéomélanine ». C'est la mélanine sombre qui disparaît, vous l'aurez compris, laissant la mélanine plus claire en place : le cheveu s'éclaircit donc naturellement au soleil. Ce phénomène est plus visible chez les personnes châtains ou blondes.

Reflets, soleil & camomille

Pour encourager les reflets blonds au soleil, rincez vos cheveux avec une décoction de camomille romaine (matricaire) et laissez-le sécher au soleil. La camomille contient un flavonoïde appelé apigénine qui se dépose sur les écailles du cheveu et crée un effet d'optique en faisant briller le cheveu (l'apigénine est de couleur jaune). Il ne s'agit donc pas d'une coloration ni d'une décoloration. La recette marche mieux sur des cheveux à tendance blonde.

Soleil et symbolisme

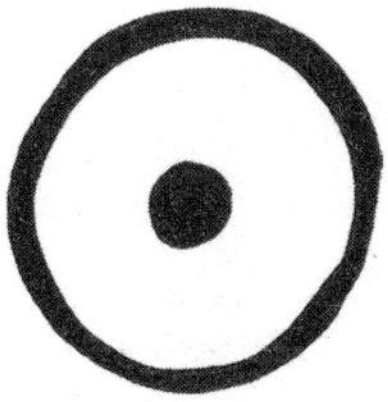

De tout temps, le Soleil est associé à la puissance virile. Il symbolise le pouvoir absolu sur toute vie et la science confirme les mythes : sans soleil, point de photosynthèse et comme cette dernière est responsable de la vie d'une grande majorité d'espèces, on a naturellement élevé notre astre à un rang divin. Hélios est le dieu soleil des Grecs, mais on lui associe surtout Apollon, divinité solaire responsable des neuf muses et de tous les talents qui en découlent. Chaque mythologie lui a réservé la place du maître et certaines l'ont féminisé, comme les shintoïstes japonais qui considèrent le soleil comme la grande déesse qui règne sur toute chose.

Le soleil est associé au roi des métaux : l'or ; psychologiquement, il représente l'ego qui rayonne.

« La connaissance de soi est une naissance à sa propre lumière, à son propre soleil. L'homme qui se connaît est un homme vivant. »

Marie-Madeleine Davy

Tableau comparatif entre les énergies solaires & lunaires

●	☾
Masculin	Féminin
Chaud	Froid
Lumineux	Sombre
Or	Argent
Actif	Passif
Centrifuge	Centripète
Droit	Gauche

Bonus : se couper les cheveux & la moustache selon la Lune

Les coiffeurs le savent bien, lune montante ou lune descendante influencent la repousse des cheveux. Voici comment faire sans prendre le risque de se tromper :

Si vous voulez des cheveux qui repoussent vite, coupez les pointes 1 jour avant la pleine lune, c'est-à-dire à lune montante presque pleine. À répéter à chaque lunaison, en enlevant quelques millimètres à peine.

Pour que les cheveux repoussent moins vite (si on porte une coupe courte) mais gagnent en vigueur, coupez les pointes 2 à 3 jours après la pleine lune, en phase décroissante.

M

MARCHER POUR ALLER DE L'AVANT

« Marcher vraiment, c'est aller au rythme de la fleur qui s'ouvre. »
Michel Jourdan

La marche fut le premier pas (si nous osons cette métaphore) de l'ancêtre de l'homo sapiens : un beau jour, un singe quadrupède prit le risque de se tenir en équilibre sur ses pattes arrière. Grandiose découverte ! Cela lui permit de voir au-dessus des herbes de la steppe pour mieux surveiller ses futurs repas ou de déguerpir à temps quand il apercevait les grands fauves dont il risquait d'être la pitance en apprenant à l'occasion le sprint olympique des 110 m haies. Et comme nous l'avons vu (voir chapitre A), les deux pattes avant, devenues inutiles dans le déplacement, furent mises à profit pour créer les premiers rudiments d'outils.

Les péripatéticiens

La Grèce ancienne fut une grande pourvoyeuse de philosophes et de mathématiciens, Aristote enseignait en marchant : il appela tout naturellement ses élèves les « péripatéticiens », ceux qui se promènent en rond. (Le nom a d'ailleurs été récupéré par les femmes aux mœurs légères qui arpentent les trottoirs, mais ceci est une autre histoire.) Marcher oxygène les neurones, n'avait de cesse de me rappeler ma grand-tante pendant mes études. Elle avait certes raison dans ses conseils, mais la neurophysiologie raconte une autre histoire.

Marcher puis étudier

Marcher est bénéfique pour notre concentration. La marche est une sorte de réflexe qui lutte contre un déséquilibre : on ne pense pas consciemment à ramener sa jambe arrière à l'avant, c'est notre cerveau qui gère tout cela, car s'il ne le faisait pas, on se casserait la margoulette. Comme nous l'avons vu, le corps, en marchant, se balance en alternance, on appelle cela les mouvements croisés.

Cette activité utilise nos deux hémicorps en miroir. Chaque moitié de corps est reliée à nos hémisphères cérébraux. La marche est donc un moyen idéal d'utiliser nos deux hémisphères cérébraux de manière équilibrée et synchrone en renforçant les connexions entre eux.

Nos deux hémisphères décemment connectés permettent une collaboration optimale entre logique et intuition et une meilleure concentration. Marcher une dizaine de minutes avant de se mettre à cogiter est plus profitable à notre matière grise qu'une barre de céréales sucrée.

Glucose, fer & oxygène : un travail d'équipe

Marcher nécessite une contraction musculaire : contempler un muscle au microscope, c'est observer la perfection des fibres musculaires qui glissent les unes sur les autres pour réduire leur longueur : le muscle se rapetisse mais grossit en largeur, c'est le principe des biscottos de Popeye. Cette contraction nécessite cependant de l'énergie.

L'ATP, molécule énergétique ultime de nos cellules, résulte du cycle de transformation du glucose. L'oxygène est nécessaire et permet que ces transformations fournissent de l'ATP, il est amené aux muscles sous la forme « O_2 » (deux atomes couplés d'oxygène). L'O_2 est transporté par l'hémoglobine contenue dans nos globules rouges. Pour fixer l'oxygène de l'air, nous avons besoin de fer.

Vous avez donc compris toute l'histoire : nous respirons de l'air, l'oxygène de cet air se fixe sur le fer de l'hémoglobine de nos globules rouges, le cœur pompe notre sang et l'envoie vers nos muscles, l'oxygène est déposé dans nos cellules musculaires et permet la transformation du glucose en énergie/ATP qui permet la contraction musculaire de nos charmants quadriceps, ceux-là mêmes qui nous font gambader.

S'il vient à manquer de l'air, du fer ou du glucose (les trois principaux acteurs d'une pièce de théâtre qui en contient beaucoup plus, mais restons simples), alors la contraction musculaire ne se fera pas au meilleur de son escient. Vous comprenez maintenant pourquoi un manque de fer entraîne une fatigue chronique et qu'une bonne oxygénation est indispensable pour une marche soutenue : les poumons s'adaptent et cherchent l'air plus souvent, le cœur fait itou en palpitant frénétiquement pour envoyer plus d'oxygène à nos muscles.

Les palpitations du sympathique

Quand l'anxiété s'en mêle, le système sympathique (voir chapitre S) va titiller le cœur pour lui faire battre une chamade qui n'a rien à voir avec la situation physique du moment : le signal hormonal est erroné et fait croire au cœur qu'il doit assurer une salsa endiablée alors que vous êtes en train de lire ou de vous reposer. Ces palpitations peuvent survenir n'importe quand sans crier gare, même en pleine nuit.

Une plante a la vertu de calmer un cœur un peu trop émotif : l'aubépine. Cet arbuste épineux de nos campagnes fleurit au printemps avant de donner des petites baies rouges : cueillez les fleurs blanches à cinq pétales pour les faire sécher et buvez une infusion d'aubépine chaque soir avant de vous mettre au lit. Son nom scientifique est le *crataegus* qui signifie « force » en grec. L'aubépine contient des substances antioxydantes qui équilibrent le rythme cardiaque et renforcent la contraction du cœur tout en ayant un effet hypotenseur.

C'est une plante idéale pour accompagner un cœur qui n'en fait qu'à sa tête. La tradition veut d'ailleurs qu'on offre un bouquet d'aubépines pour demander patience à sa promise.

Trente minutes de marche par jour

Chaque matin, levez-vous (du bon pied, voir chapitre N) pour marcher trente minutes dans la nature. Marcher en rythme soutenu est bénéfique pour la santé : en plus de galber élégamment vos fesses, la marche conserve les jambes légères par son action sur le retour veineux.

Marcher permet en outre de contrôler sa tension artérielle, le taux de cholestérol et de stabiliser sa glycémie. En marchant, on consomme des calories et on renforce son squelette, ce qui le prévient d'une déminéralisation.

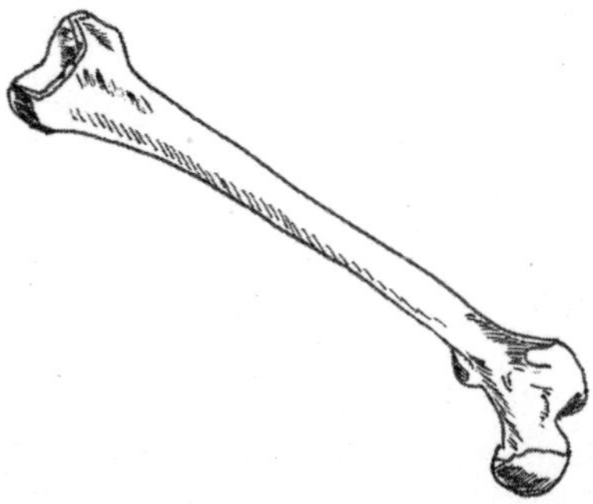

La fonction crée l'organe

Si vous désirez des os forts et calcifiés, n'oubliez jamais cet adage. Un organe demeure au service d'une fonction, que l'on parle d'un cerveau ou d'une paire de fémurs arrimés sur un bassin : utiliser son squelette, c'est encourager sa calcification et pour être absorbé par notre intestin, ce calcium a un besoin impératif de vitamine D.

En d'autres termes, pour avoir une carcasse solide et résistante, mangez les petits poissons avec les arêtes (c'est une excellente source de calcium), faites un sport qui requiert une certaine contrainte de votre squelette, comme la marche, le vélo, le trampoline, la danse ou le yoga et passez une bonne partie de votre temps en plein air pour faire le plein de vitamine D.

Marche & conscience

La marche solitaire en silence est un retournement en soi-même, elle est aussi bénéfique qu'une méditation. Jean-Jacques Rousseau ne réfléchissait qu'en marchant.

Marchez en conscience en ressentant l'impact léger de votre pied sur le sol (ou bien le contraire car si vous êtes centré sur vous, c'est bien le sol qui vient au pied). Concentrez-vous sur la respiration, inspiration profonde et expiration lente, ce délicieux va-et-vient de l'air, synonyme de vie ; vous pouvez même calquer vos pas sur la respiration, tels les Afghans alors qu'ils traversent leur désert (voir encadré ci-dessous). La synchronicité entre le pas et le poumon est la clef de l'endurance, elle vous permet de marcher plusieurs dizaines de kilomètres par jour à moindre effort.

Au rythme de votre respiration

En marchant (sur terrain plat), associez votre respiration à vos pas selon ce rythme :

Inspiration	Pause	Expiration	Pause
2 pas	2 pas	4 pas	2 pas
3	3	6	3
4	4	8	4

Commencez par le tempo de 2 / 2 / 4 / 2. Puis ralentissez peu à peu la fréquence, rien ne vous empêche de passer d'un *allegretto* à un *largo ma non troppo* en 4 / 4 / 8 / 4 : écoutez vos poumons. Cela vous paraît lent ? Se poser dans cette lenteur est la clef de l'accès à l'instant présent. La pause a son importance, ne la minimisez pas.

Cet exercice tout simple est en lui-même un excellent exercice méditatif.

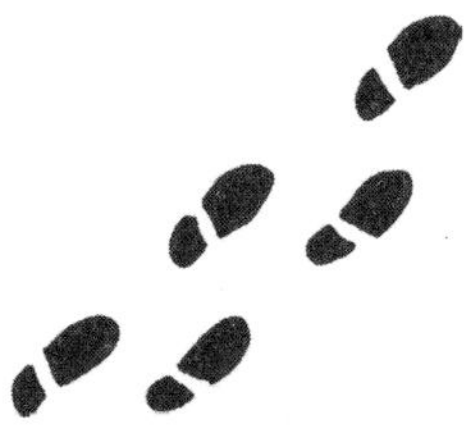

Si vous grimpez, épousez un rythme de 1 inspiration sur 1 pas et 1 expiration sur 1 pas, sans pause.

La marche en solitaire sur plusieurs jours

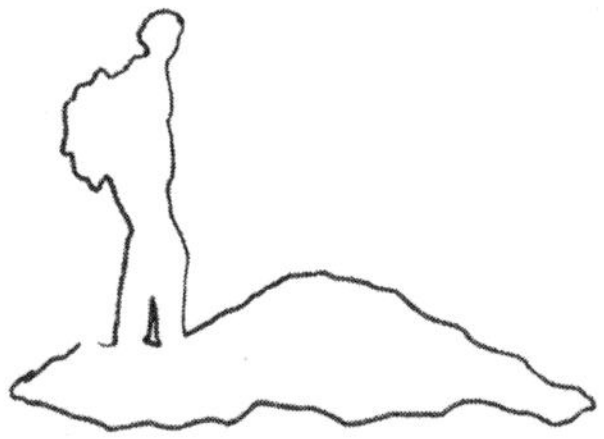

Si vous aimez marcher, rien ne vous empêche d'expérimenter la marche longue et de partir sur les sentiers pendant plusieurs jours de suite en bivouaquant chaque soir à un endroit différent. C'est une expérience spirituelle magnifique que j'ai eu l'occasion de vivre plusieurs fois, dans la solitude et une certaine lumière.

À chacun son expérience de marche ; marcher c'est me retrouver seule avec moi-même pour mieux entrer en contact avec les autres. Paradoxal ? Pas tant que cela si on considère que les autres ne sont que reflets de nous-mêmes. Marcher seul(e) permet une mise en silence et un décantage de toutes les formes pensées qui encombrent trop facilement notre quotidien. L'effort et le silence amènent une purification intérieure et subtile et la marche nous permet d'aller à la découverte du monde et d'autrui.

Marcher plusieurs jours ou semaines de suite requiert un minimum de préparation. J'aime partir en autarcie et bivouaquer près des rivières, au fond des bois ou à la lisière d'un champ. À présent, c'est à vous de décider de votre parcours. Il existe deux valeurs sûres si vous aimez les sentiers balisés : les chemins de Compostelle (il existe maints points de départ mais un seul point d'arrivée, la cartographie des chemins de Compostelle ressemble à un arbre, vous trouverez certainement un départ près de chez vous) et les chemins de Grandes Randonnées (GR).

L'intérêt de ces chemins ? Les balises sont fréquentes et sûres. Vous rencontrez également hébergement et restauration sur votre route qui permet de voyager léger… et fatalement plus de monde que sur des chemins non balisés !

« Dès l'instant où elle s'inscrit dans la durée,
la marche sécrète une sorte d'euphorie. »
Jean-Claude Bourles

Quel est l'animal terrestre le plus rapide au monde en endurance ?

Je mets dans ma valise…

Marcher avec toutes ses appartenances sur le dos pèse lourd au sens propre comme au sens figuré. La marche en autonomie nous apprend l'importance du détachement, car chaque chose que l'on emporte alourdit notre énergie et restreint nos mouvements. N'oublions jamais que la légèreté nous rapproche de la lumière alors que la matière nous ancre dans la pesanteur.

Il est donc bénéfique, avant de faire notre sac, de considérer le superflu et l'indispensable pour jeter le premier et ne garder que ce qui nous est vraiment utile.

Marcher est une manière belle et simple de se débarrasser des futilités de la vie ; posez-vous la question avant de partir « ai-je *vraiment* besoin de cet objet ? ». Très souvent, la réponse est « je peux m'en passer ». Apprenez à être minimaliste, c'est incroyable le bien que cela fait à l'âme (et au dos !).

Voici une liste non exhaustive issue de mon expérience pour vous aider à préparer votre sac :

De bonnes chaussures

Indispensables bien sûr. Ne jamais partir avec des chaussures neuves : achetez-les quelques semaines plus tôt et marchez avec pour qu'elles se forment à vos pieds. Une bonne chaussure doit être confortable au pied, imperméable, vous protéger et avoir une semelle souple, adhérente au terrain et légère : à chaque pas, vous soulevez ses centaines de grammes au bout du pied. Une paire de chaussures de marche pèse entre 800 et 1 200 g : à raison d'une moyenne de 500 g par chaussure, vous aurez soulevé environ 15 tonnes du bout de vos pieds en ne marchant qu'une journée ! (sans compter le sac, évidemment.) Pesez vos chaussures avant de les choisir.

Le minimum vestimentaire

Tout pèse et vous aurez tout votre barda sur vos épaules le long de votre voyage. Le minimum vestimentaire se résume en un doublon de chaque habit, de manière à faire sa lessive en route. Par exemple, 2 pantalons, 2 tops en textile respirant (évitez le coton), 2 paires de chaussettes, 2 slips auxquels vous ajoutez :

De quoi vous réchauffer

Une veste chaude ultralégère en plumes de canard avec cagoule : elle ne pèse pour ainsi dire rien et vous tient au chaud (y compris les oreilles) le temps des pauses et des nuits.

Une veste coupe-vent et un tee-shirt à manches longues en laine. Plutôt que d'investir dans une veste unique chaude (et lourde), respectez le principe des couches pour vous réchauffer…

De l'anti-pluie

Une cape de pluie longue, sous laquelle vous pouvez glisser votre sac et surtout, surtout bien étanche ! Ne lésinez pas sur ce point.

Un réchaud et une tasse en métal

Choisir le modèle ultraléger (un trépied qui se visse sur la bonbonne de gaz) pour faire des thés et bouillons. La casserole est lourde et inutile pour une personne seule : la tasse métallique vous sert de casserole, de bol et de tasse.

Le pique-nique

Acheté au hasard des épiceries ouvertes sur votre chemin et consommé au fur et à mesure : inutile de garder 5 kg de garde-manger au fond du sac. Gardez cependant quelques cerneaux de noix ou autres fruits oléagineux pour l'énergie, des bouillons cubes bio pour boire chaud le soir après l'effort quotidien (je les aime au miso) et des sachets de thé pour se réchauffer : toujours miser sur le léger.

Une gourde d'eau d'au moins 1,5 litre

Le couchage

Une tente ultralégère : elle permet de s'émanciper des gîtes et hôtels. Il existe des tentes à une place qui pèsent 600 g. Les accessoires indispensables avec la tente sont bien sûr le tapis de sol et le sac de couchage. J'ai un faible pour les plumes : c'est chaud, naturel et léger.

La trousse de secours d'une baroudeuse

Pour parer aux aléas que l'on peut rencontrer en route (voir plus loin).

Les cartes pédestres

Les meilleures seront à l'échelle 1/75 000e jusqu'à 1/25 000e. À acheter en avançant dans les offices de tourisme et quand vous n'en aurez plus besoin, renvoyez-les par la poste à votre adresse : cela allège le sac. Pour les inconditionnels des écrans : il existe des applications pour télécharger des cartes. Cela ne pèse rien, mais vous devenez tributaire d'une prise de courant pour recharger l'écran !

Un carnet de notes et un stylo

Pour poser vos émotions sur papier. Précieux compagnon de voyage. Il peut se doubler d'un livre, mais les livres pèsent lourd. Choisir une édition de poche et bien réfléchir aux compagnons de route qu'on veut emporter avec soi : pourquoi ne pas miser sur de la philosophie ?

Un téléphone portable

Pour rester connecté au cas où. N'oubliez pas la prise pour le recharger dans les cafés rencontrés, et un mini panneau solaire si vous restez longtemps loin de la civilisation. Gardez-le en mode avion pour économiser la batterie et jouer le jeu (celui de « seul dans la nature »). Il permet évidemment de prendre des photos (et de vous alléger du poids d'un vrai appareil photo).

Considérations sur le savon

C'est l'eau qui nettoie : le savon ne fait que décaper la peau et la fragilise. Inutile donc, sauf un petit cube de savon de Marseille pour faire sa lessive quotidienne.

Considérations sur les salles d'eau

Sur le chemin, on apprend à se laver à l'eau froide. Un lac, une rivière, un torrent font office de baignoire. Parfois la chance nous offre une cascade fraîche en guise de douche. Pensez aux fontaines des villages et aux flaques d'eau de pluie dans la nature qui sont idéales pour les ablutions légères (visage, mains et aisselles, se brosser les dents, etc.). Pour les douches chaudes, demandez aux campings, aux gîtes et même aux cafés : certains sont équipés et vous accueilleront volontiers.

Le bâton de marche

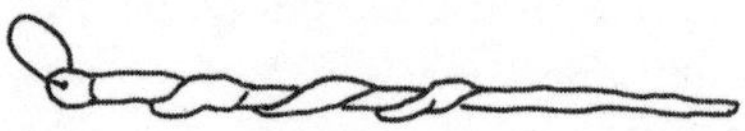

C'est le compagnon de chaque jour dans votre pèlerinage. Sur les chemins de Compostelle, on l'appelle le bourdon. La mode est aux bâtons métalliques achetés par paire. Si vous êtes comme moi un peu nostalgique, respectueuse de la nature et que vous aimez les belles choses, je vous encourage à fabriquer votre propre bâton de marche. J'aime le bois car il véhicule mieux les énergies : c'est ma prise de terre. Les chaussures en caoutchouc nous isolent de notre bonne Terre. Le bâton lui nous y relie à chaque pas.

Choisissez un bois léger, car lui aussi vous le portez à bout de bras. Le buis est un bois lourd, le coudrier est léger. Ensuite, il vous faut trouver un tronc fin et droit mais suffisamment robuste.

Choisissez une hauteur suffisante : votre main l'agrippera tout naturellement à la bonne hauteur, mais c'est agréable et utile qu'un bâton soit plus long (jusqu'à la hauteur de vos yeux à peu près).

Une fois que vous avez choisi votre arbuste, remerciez-le et sciez votre bâton.

Puis vient la décoration, la touche personnelle qui rendra votre bâton unique et en résonance avec vous.

Avec ou sans écorce ? Sculpté ? Pyrogravé ? Surmonté d'une décoration ? À vous de choisir.

J'ai pyrogravé le mien avec un symbole alchimique et je le décore des fleurs et graminées que je rencontre sur ma route, avec une faiblesse pour les plumes : cela lui fait un joli toupet changeant au rythme des jours (je l'ai affublé d'un élastique pour cheveux à son sommet qui maintient les tiges en place).

Le bâton vous aide à marcher, mais aussi à écarter les herbes et buissons sur votre passage, ôter des toiles d'araignées tendues sur le chemin et vous laisse une main libre. C'est très précieux !

Soignez vos pieds

Une marche nonchalante mais un minimum soutenue équivaut à une vitesse de 4 km par heure, en marchant 8 heures par jour, cela fait 32 km, à raison de 1600 foulées par kilomètre, soit un total de... plus de 50 000 pas par jour !

D'où l'importance de chouchouter vos pieds. Cela commence avec une bonne paire de chaussures légères et confortables, doublées de chaussettes adéquates pour la marche. Chaque matin avant de partir, massez-vous les pieds à base d'une crème à l'abricot ou à la cire d'abeille (voir encart). Tant mieux si vous avez mis trop de crème : cela évite les frottements et prévient les ampoules. Si l'ampoule se forme, évitez de la percer car elle protège à sa façon le pied.

À chaque pause, libérez vos pieds : j'ôte mes chaussures et enlève mes chaussettes pour rester pieds nus au soleil et aérer mes dix orteils. Les mycoses adorent les endroits chauds et humides (les chaussettes des marcheurs donc). Voici une prévention efficace : ajoutez quelques gouttes d'HE de palmarosa dans votre crème pour les pieds. En plus de prévenir les mauvaises odeurs de transpiration, le palmarosa maintient une flore cutanée optimale.

Le soir, troquez vos chaussures contre des tongs.

Faire son baume à la cire d'abeille

C'est le baume idéal qui sert autant sur les coups de soleil, les pieds abîmés ou les piqûres d'insectes.

➚ Proportions & ingrédients
- 2 cs d'huile de millepertuis
- 1 cs de cire d'abeille
- 10 gouttes de teinture mère de calendula
- 10 gouttes d'huile essentielle de lavande aspic

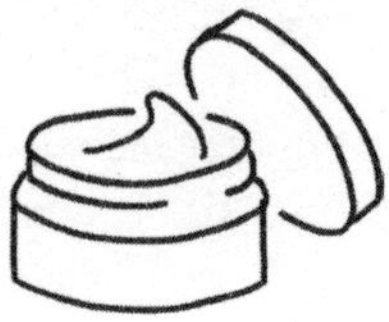

➚ Préparation
- Délayer votre baume directement dans un contenant en verre et au bain-marie en mélangeant huile et cire d'abeille, puis ajouter calendula et lavande aspic hors du feu.

Revenir

Rentrer chez soi n'est jamais vraiment anodin car la marche solitaire, en nous épurant, permet également de nous connecter à notre moi intime et d'évoluer sur notre chemin spirituel. Parfois le vrai retour prend du temps, parfois tout « rentre en place » naturellement et avec joie.

Si vous avez du mal à vous ancrer à nouveau dans la routine, pensez à faire un album photo que vous légendez avec vos notes personnelles : c'est une manière de se remettre virtuellement en chemin et de partager votre expérience avec ceux qui sont restés. Ce travail de créativité offre une transition légère et profonde à la fois.

Bonus : ma trousse santé de baroudeuse

Quand je pars plusieurs semaines sur les chemins, j'utilise une trousse imperméable aplatie de type « organisateur de voyage » compartimenté : ainsi, vous pouvez retrouver d'un simple coup d'œil ce que vous cherchez. Je la remplis de 24 items, ni plus ni moins.

➚ 6 fioles d'huiles essentielles :

- Palmarosa : 1 goutte sous chaque aisselle, le déodorant parfait qui tient la journée.
- Tea tree (arbre à thé) : 2 gouttes sur la brosse à dents, remplace le dentifrice. C'est aussi un excellent désinfectant (boutons, bobos, etc.).
- Lavande aspic : 1 goutte pure sur les piqûres d'insectes qui font mal et démangent.
- Citronnelle : excellent répulsif à moustiques et mouches.
- Mélange digestif : petite fiole à parts égales de HE citron, romarin à verbénone et menthe poivrée : 3 gouttes à avaler. Efficacité incontestée en cas d'indigestion.
- Mélange « tiques » : petite fiole contenant à parts égales des HE de cannelle écorce, thym, sarriette et niaouli. En cas de morsure de tique, mettre 1 goutte pure sur la bestiole puis l'enlever, puis 1 goutte sur la plaie 5 fois par jour en massant bien et 3 gouttes *per os* 3 fois par jour sur un support d'huile d'olive, tout cela pendant 1 semaine.

➚ 6 tubes d'homéopathie :

- Arnica montana : entorses, foulures, bleus, toute plaie fermée.
- Ruta graveolens : tendinites ou entorses.
- Ledum palustre : piqûre de moustiques ou morsure d'animaux.
- Nux vomica : indigestion.
- Belladonna : insolation et coups de soleil.
- Apis mellifica : piqûres d'abeilles.

➚ 12 autres items :

- Des clous de girofle entiers : en cas de douleurs dentaires.
- Crème maison à la cire d'abeille.
- Quelques sparadraps.
- Une brosse à dents.
- Un peigne et 2 élastiques pour mes tresses.
- Une coupe menstruelle pour les femmes.
- 1 cp d'antihistaminique en cas de réaction allergique.
- 1 cp d'aspirine en cas de forte douleur.
- 1 couteau suisse muni d'une pince à épiler pour les tiques.
- 1 lampe frontale.
- 1 crayon à papier.
- 1 briquet ou une boîte d'allumettes.

N

NETTOYAGE DU PRINTEMPS & DES AUTRES SAISONS

« Celui qui accepte son vide peut remplir sa vie. »
Catherine Enjolet

In & out

Notre organisme vit, c'est-à-dire qu'à chaque instant il gère des milliers de réactions enzymatiques différentes. Ces réactions libèrent des toxines qu'il est important d'éliminer pour maintenir notre bien-être. Une cellule interagit avec son milieu par des échanges : elle prend ce qui est bon pour elle et rejette ce qu'elle a produit et dont elle ne veut plus (les toxines).

À l'exemple de chacune de nos cellules, nous sommes un microcosme qui se nourrit d'éléments extérieurs (air, eau, aliments et pensées) et excrète ses « toxines » vers l'extérieur. Parfois, nos émonctoires sont encrassés et des substances s'accumulent sous forme d'un bric-à-brac hétéroclite qui pollue notre corps et l'empêche de fonctionner tel qu'il devrait.

Nettoyer son corps ne consiste pas seulement à le savonner régulièrement, de même qu'on ne peut guère se contenter de passer l'aspirateur chaque semaine pour garder une maison saine : encore faut-il faire la poussière, aérer, ranger, jeter et parfois redonner un petit coup de peinture. Voici quelques conseils de vie pour nettoyer son organisme afin qu'il reste sain et contienne un esprit heureux et que tous deux soutiennent votre bien-être de nombreuses années.

Mens sana in corpore sano

« Un esprit sain dans un corps sain ». La citation est vieille de 2 000 ans, elle nous vient de Juvénal, un poète satirique latin. « Il ne sert à rien d'implorer les dieux pour ceci ou cela ; mieux vaut leur demander un esprit *(mens)* sain dans un corps *(corpore)* sain, car qui possède la santé physique et psychique peut tout », disait-il.

À méditer. Et si la citation a un arrière-goût de déjà-vu, sachez qu'elle a été reprise par une firme américaine qui a troqué l'esprit par l'âme pour en faire « Anima Sana In Corpore Sano », dont les initiales forment leur patronyme.

Nettoyer son corps

Le nettoyage des 6 sens selon l'ayurvéda

Afin d'affiner son ressenti, il est important de commencer la journée en nettoyant les organes des sens. Cette purification ayurvédique régulière permet d'accéder peu à peu au clair ressenti.

La langue (le goût)

Chaque matin, masser sa langue à l'aide des 3 doigts principaux de la main droite : index, majeur et annulaire. Passer plusieurs fois vos doigts sur le plat de la langue, le plus loin possible dans la gorge en caressant la surface de votre langue. Rincer votre bouche et recommencer 3 fois le geste, en expirant simultanément de l'air par la bouche avec un petit bruit.

(Nota bene : en ayurvéda, les descriptions sont parfois très précises ; elles peuvent vous sembler absurdes mais chaque détail a sa raison d'être et il est conseillé de suivre ces préceptes à la lettre.)

Le nez (olfaction)

Trouver un neti pot (petit arrosoir de nez). Remplir d'eau à température corporelle et y dissoudre 1 cc de sel. Devant votre lavabo, vérifier que les 2 narines soient ouvertes, insérer l'embout dans une narine, tourner légèrement votre tête de manière que cette narine soit en amont et pencher la tête vers l'avant : l'eau passe d'une narine à l'autre en nettoyant les mucosités, les sinus et… fait tourner le troisième œil en le purifiant.

Les oreilles (audition)

Mouiller vos index et les introduire dans vos oreilles. Tourner pendant quelques secondes dans votre conduit auditif puis boucher vos oreilles et écouter le silence. Répéter le geste trois fois chaque matin.

Les yeux (vision)

Remplir votre bouche d'eau tiède à la manière d'une citerne, puis éclabousser vos yeux grands ouverts d'eau fraîche, une dizaine de fois. Il est important de garder les paupières ouvertes. Ce geste simple nettoie les sécrétions des yeux et l'eau fraîche raffermit la peau de vos joues… Excellent antirides !

La peau (le toucher)

Pour vos ablutions matinales, se contenter d'eau fraîche et d'une brosse de crin pour frictionner votre corps. Finir par une douche froide (voir plus loin : épiderme).

La douche froide en 7 vertus

La douche froide quotidienne revigore le corps, stimule notre immunité, raffermit la peau, décongestionne les organes en améliorant la circulation sanguine, calme le stress et chasse les idées noires.

L'ajna (la clairvoyance)

À l'aide de votre pouce droit, masser votre palais en remontant le plus loin possible dans la gorge, quitte à déclencher un haut-le-cœur. Terminer le geste en massant la racine du nez (entre les deux sourcils).

Ajna est le nom sanscrit du chakra situé entre les sourcils, appelé également troisième œil (voir chapitre Y).

Les éliminations

Demeurer en bonne santé ce n'est rien d'autre que d'accompagner son organisme sur le bon chemin de la pureté, lui apporter ce qu'il réclame et l'aider à se débarrasser du superflu ou de l'encombrant. Notre corps possède d'excellents systèmes d'émonctoires à sa disposition pour se libérer de ce qui ne lui convient pas ou plus. Voici la liste de nos éliminations, qu'elles soient physiques ou psychiques :

- Rêves & cauchemars
- Rire & fou-rire
- Langage
- Soupirs & bâillements
- Éructations & vomissements
- Larmes
- Écoulement de nez & glaires
- Menstruations & leucorrhées chez la femme
- Éjaculation chez l'homme (et certaines femmes)
- Selles & gaz
- Urines
- Boutons d'acné & autres soucis de peau
- Sueurs.

Il est primordial de respecter ces éliminations, voire de les faciliter. La médecine ayurvédique accorde une grande importance à la purification et se base en grande partie sur ces éliminations. Elle conseille de ne jamais bloquer une élimination : peu importe si c'est un gaz qui veut sortir ou un pipi pressant. Riez (voir chapitre Z) et pleurez à chaudes larmes si le cœur vous impose ses raisons : vous vous sentirez toujours mieux après.

La bouche

La bouche nous offre l'élocution, la nutrition et les sourires. Ce n'est pas un organe *stricto sensu*, mais elle a une importance primordiale dans notre vie sociale et puisque nous nous en servons tous les jours, son hygiène est essentielle.

Masser ses gencives

Il est raisonnable de se « brosser » les dents après chaque repas. Et quand vous lisez « brosser », entendez plutôt « masser les gencives », car c'est en fait ce geste qui est la clef de voûte du nettoyage de notre bouche. Notre cavité buccale abrite des centaines de millions de germes (le microbiote buccal), et certains adorent grignoter l'émail de vos dents pour en faire de la chair à pâté, ceux-là mêmes redoutent l'oxygène qui les asphyxie.

Masser, c'est encourager la vascularisation des gencives, donc augmenter les apports en oxygène. Souvenez-vous que tout ce qui n'est pas suffisamment vascularisé (donc oxygéné) est voué à une disgrâce certaine.

Le neem : à la fois brosse à dents & dentifrice

Les hindous utilisent des branches de margousier, un arbre qu'ils appellent neem, aux puissantes vertus antiseptiques. Pour l'hygiène buccale, une petite branche suffit (diamètre de 7 mm à peu près).

Mâchouiller l'extrémité sur un centimètre : le jus de neem désinfecte la bouche et le bois fibreux se transforme en une brosse souple avec laquelle on se masse les gencives et la racine des dents. Le jour suivant, couper le bout filamenteux de la branche et recommencer. Un bâton de neem vous durera une bonne semaine.

(Voir chapitre V, lettre n)

Gandouch

La majorité de nos toxines est soluble dans les graisses et non dans l'eau. L'ayurvéda l'a bien compris en basant une grande partie de sa pratique sur des massages à l'huile chaude. Cette médecine ancestrale utilise un bain de bouche quotidien pour purifier la cavité buccale.

Chaque matin, alors que vous faites vos ablutions, garder en bouche 1 cs d'huile de sésame pure pendant une quinzaine de minutes puis cracher avec conviction toute cette huile chargée des toxines de la nuit. Ce nettoyage quotidien est également préconisé pour les personnes qui ont des amalgames dentaires : les métaux lourds se liant aux corps gras, c'est une manière douce et quotidienne de s'en libérer (voir chapitre O).

Vous pouvez remplacer l'huile de sésame par de la graisse de coco : elle est intéressante car elle veille à l'ivoire dentaire en combattant une bactérie de la famille des streptocoques qui a la fâcheuse tendance de se coller aux dents pour détruire leur émail.

Eau oxygénée

Le soir avant de rejoindre les bras de Morphée, rincez-vous la bouche avec une solution à 3 % d'eau oxygénée, qui aura l'excellente idée de rééquilibrer votre flore buccale.

Fil dentaire

Il est utile pour approcher les zones des gencives inaccessibles à la brosse.

Bicarbonate de soude

Remettons à l'honneur ce remède de grand-mère qui possède de magnifiques vertus pour notre santé. Le bicarbonate de soude désinfecte la cavité buccale et blanchit les dents. Il suffit de se brosser les dents une fois par semaine avec de la poudre de bicarbonate de soude afin de prévenir le tartre (issu de la plaque dentaire) et d'avoir les dents plus blanches.

Le visage

Le matin comme le soir, nettoyer le visage à grande eau fraîche.
Le matin : pulvériser une eau florale, de rose, lavande ou eucalyptus au choix.
Le soir : masser le visage avec de l'huile d'onagre.
Une fois par semaine, faire un masque maison (voir chapitre P).

Les cheveux

À en croire la légende de Samson, une belle chevelure est le secret d'une grande force vitale. Cheveu et ongle ont la même composition : le cheveu est fait de kératine et sa couleur dépend surtout de son épaisseur : le cheveu blond est fin, le cheveu noir est épais.

Couper les cheveux en 4

Les premiers cheveux poussent au cinquième mois de la vie fœtale.

Pensiez-vous que les bébés naissent chauves ? Détrompez-vous, il n'y a pas plus poilus qu'un nouveau-né : il possède 1 000 follicules pileux par centimètre carré de cuir chevelu, puis ce nombre s'appauvrit progressivement : un adulte possède 150 à 200 cheveux par centimètre carré.

Nous perdons physiologiquement une cinquantaine de cheveux par jour.
Un cheveu en bonne santé pousse de 1 centimètre par mois.
Notre cuir chevelu abrite entre 100 000 et 150 000 cheveux.
La durée de vie d'un cheveu est de 4 ans.
Les cheveux sont remplacés environ 25 fois au cours d'une vie.
Notre chevelure pousse de 10 mètres en une vie.

Sébum & shampoing

Le sébum est un film de protection sécrété par notre cuir chevelu, il enveloppe le cheveu d'une fine pellicule grasse. La mode étant au cheveu brillant, on a de cesse de se shampouiner pour éliminer ce gras naturel et faire reluire l'écaille de nos cheveux de mille feux. Hélas, la nature ne le voit pas de cet œil : plus le savon décape le gras, plus le cuir chevelu s'empresse de refaire du sébum pour protéger sa chevelure chérie.

Il serait judicieux de se laver les cheveux sur un rythme hebdomadaire. Ou d'opter pour les cent coups de brosse quotidiens.

Un œuf dans les cheveux

Battre un œuf et répartir sur la chevelure sèche. Laisser agir 30 minutes et rincer à l'eau vinaigrée. Le jaune d'œuf a un effet émulsionnant doux qui permet de laver le cheveu en se passant de shampoing. Si vous préférez utiliser un shampoing, choisir le savon d'Alep liquide avec un fort pourcentage d'huile de laurier (avec un peu de chance, vous trouverez le « vrai » savon syrien liquide, avec ses quelque 25 % d'huile de laurier) et rajouter si nécessaire quelques gouttes d'huiles essentielles en fonction de la qualité de vos cheveux (voir encart).

Un shampoing personnalisé aux huiles essentielles

Pour faire son shampoing maison, choisir pour base un shampoing neutre à l'argile ou au savon d'Alep liquide. Pour un flacon de 250 ml, ajouter 10 gouttes des huiles essentielles selon la nature de votre chevelure, en les mélangeant si nécessaire entre elles.

Cheveux gras : cèdre de l'Atlas
Cheveux secs : romarin
Pellicules et cuir chevelu irrité : lavande aspic
Cheveux ternes et malmenés : ylang-ylang
Cheveux en chute libre : sauge sclarée.

Vous obtiendrez ainsi un shampoing efficace, naturel et parfumé fait maison.

L'épiderme

Pour nettoyer notre corps, nous avons besoin de :

- Une brosse en crin
- L'eau tiède de la douche
- (Et c'est tout !)

Chaque matin au lever du lit, prenez une douche tiède en brossant votre peau pour éliminer les peaux mortes et stimuler la circulation des capillaires de votre derme : frictionner la peau stimule le renouvellement cellulaire. Le savon ne sert qu'à décaper le film lipidique qui vous protège : si vous voulez une belle peau, il est préférable d'échapper à leurs caresses mousseuses. Terminer la douche par un jet froid sur la nuque (qui stimule le système sympathique et la sécrétion d'endorphines) puis sur tout le corps.

Si votre peau a tendance à s'assécher

- Masser votre corps d'huile de sésame
- Attendre 10 minutes
- Prendre une douche chaude sans savon, puis tiède, puis froide.

La chaleur ouvre les pores de l'épiderme et permet la pénétration de l'huile qui nourrit les cellules épidermiques en profondeur. Le reste de l'huile est éliminé par l'eau puis la serviette avec une bonne friction revigorante.

3 déodorants efficaces et naturels

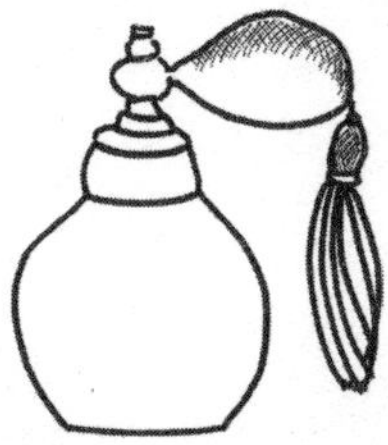

Encore trop de déodorants sur le marché contiennent des sels d'aluminium qui sont déconseillés pour notre santé et la pierre d'alun, comme son nom l'indique, contient de l'aluminium. Évitez les antiperspirants : ils bloquent l'élimination naturelle de nos toxines. Si vous aimez la simplicité, optez pour un déodorant naturel : chaque matin, frictionnez vos aisselles avec, au choix :

- 1 goutte d'HE de palmarosa ou de tea tree
- Du simple vinaigre
- Un peu de bicarbonate de soude.

Nettoyer son lieu

Ce qui se passe dans l'intimité de notre organisme se voit également à l'extérieur: l'ordre ou le désordre de nos maisons est souvent le reflet de nos états d'âme et quand on a la tête un peu chamboulée par un trop-plein d'informations disparates, il est juste et bénéfique de ranger son lieu de vie en adoptant la même philosophie qu'avec notre corps: éliminer le surplus pour mieux faire circuler l'énergie. Vous constaterez très vite que cet ordre extérieur se répercute à l'intérieur et nous mène vers un bien-être serein.

Une chambre saine en 7 points

1. Chaque matin, aérer pendant 30 minutes votre chambre à coucher.
2. Passer régulièrement l'aspirateur et faire la poussière.
3. Privilégier une décoration simple et épurée dans la chambre à coucher: elle est le temple dédié à votre sommeil et non la succursale encombrée de votre salon.
4. Bannir la télévision de ce temple, de même que les ordinateurs et les radios-réveils.
5. Ne rien entreposer sous le lit.
6. Évitez les prises multiples et rallonges emmêlées à la tête du lit.
7. Privilégier les couleurs froides sur les murs (bleu, vert, rose ou violet) qui mènent à l'endormissement.

L'air qu'on respire

Que nous le voulions ou non, l'air de nos maisons et appartements est plus nocif que celui de l'extérieur, même dans une ville. Calfeutrer ses fenêtres pour garder un air pur à l'intérieur est donc une idée à revoir. Il existe de nombreux hydrocarbures volatils à l'intérieur de nos maisons, provenant de nos détergents, contreplaqués, colles, peintures et même cosmétiques! Toutes ces petites molécules polluent l'air que nous respirons. Et n'oublions pas que notre respiration consomme de l'oxygène et rejette du dioxyde de carbone.

La petite histoire de l'azote et de l'oxygène

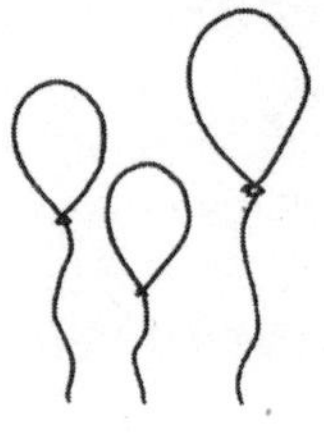

L'air se compose de:
- 78 % d'azote
- 21 % d'oxygène

- Et moins de 1 % de tous les autres gaz, y compris le dioxyde de carbone et les gaz rares (argon, néon, krypton, xénon)
- Le dioxyde de carbone est présent dans l'air à raison de 0,04 %.

L'air est bien indispensable à notre vie, pourtant l'étymologie de ses composants laisserait penser le contraire : l'azote, c'est le « a » privatif avant le « zoi », la vie ; en d'autres termes, c'est le gaz qui ôte la vie ! (Et pour cause, même si c'est le gaz le plus présent dans notre atmosphère, il n'entre pas dans le processus des échanges gazeux respiratoires).

Quant à l'oxygène, eh bien, celui-ci nous est bien indispensable, pourtant « oxy » c'est occire ou tuer, et « gène » signifie naissance (la même étymologie que la génétique ou généalogie). Donc l'oxygène est le gaz qui génère la mort ! Si l'atome d'oxygène est en effet nuisible (c'est le fameux radical libre qui se lie à nos tissus pour les oxyder), l'air que nous respirons est, lui, composé de la molécule d'oxygène, soit 2 atomes d'oxygène allant de pair et ceux-ci sont inoffensifs. Ouf !

Le bric-à-brac de nos armoires

Notre vie est un cycle incessant de vide et de plein. Il n'y a qu'à observer vos poumons : ils s'emplissent et se vident au gré du souffle. Il nous faut bien l'admettre : impossible d'inspirer deux fois de suite sans avoir expiré auparavant. Notre vie est à l'instar de nos poumons : on accumule et quand les armoires regorgent de nos vieux habits et que les tiroirs ne ferment plus, il est temps de créer un espace de vide afin de recevoir de nouveaux objets. Investir dans un nouveau placard pour accumuler un peu plus ne vous apportera qu'une sensation désagréable de ne plus avoir assez d'espace pour vous mouvoir.

C'est donc simple : apprenez à donner ce qui est devenu inutile pour vous.

Merci et chapeau bas

700 jours : c'est le nombre de jours maximal où votre habit peut rester sur son cintre sans être porté. Au bout du 701e jour loin de votre corps, soyez sûrs à 98,7 % que vous ne le reporterez plus jamais. C'est alors le moment d'offrir ces vêtements plus loin. Facile à dire mais difficile à réaliser, me répondrez-vous : il est malaisé de se défaire des choses qu'on aime et le courage est parfois nécessaire pour se défaire de ses anciens oripeaux.

Des liens émotionnels se tissent avec les années et même si la mode et nos humeurs ont changé, on reste attaché par sentimentalisme. Pour se défaire d'une émotion, il faut savoir plonger dedans, c'est-à-dire vivre à travers le cœur là où on serait tenté d'utiliser le mental.

Alors, comment lâcher en sérénité notre superflu vestimentaire ? Commencez par amonceler tous vos habits sur votre lit. Tout ce que vous trouvez : de la petite culotte au manteau d'hiver, y compris les chaussures, ceintures et bretelles. En observant ce monticule plus ou moins haut, certains peuvent être pris d'un doute existentiel : est-ce bien raisonnable d'accumuler autant de pantalons, chemises ou chaussettes, en sachant ma foi qu'on ne peut porter qu'une tenue à la fois ? Cela nous amène tout naturellement à une envie de légèreté.

Prenez à présent un à un, chaque vêtement entre vos mains et écoutez ce que votre cœur murmure : cet habit vous met-il en joie ? Si vous ressentez cette joie au fond du cœur, gardez-le. Si la joie est absente, même si vous êtes attaché à la tenue, remerciez votre habit d'avoir partagé ces années de vie commune et mettez-le sur la pile des vêtements à donner plus loin. La gratitude est une douce et profonde émotion qui permet de s'alléger de beaucoup de liens.

Pourquoi doit-on avaler son chapeau devant une prouesse remarquable ?

La libre circulation de l'énergie

Quand il s'agit de décorer une pièce, les Chinois respectent un art ancestral : le Feng Shui. Il est primordial que l'énergie du monde circule librement chez vous, car c'est elle qui nourrit votre énergie individuelle. Un lieu sain est donc empli d'un bon Feng Shui, c'est-à-dire qu'il va respecter les formes, couleurs, espaces, symboles qui stimuleront l'énergie de votre habitat.

La logique en est toute simple : créer des ouvertures (les portes) pour faire pénétrer l'énergie, puis une fois qu'elle est dans la maison, la faire danser le plus longtemps possible, de manière fluide et en la laissant voyager dans les moindres recoins avant qu'elle ne ressorte par les portes et fenêtres. C'est ainsi que l'énergie du monde nourrit votre habitation.

Faites un plan de votre maison, avec les fenêtres, portes et meubles. Puis à l'aide d'une couleur différente (pourquoi pas en traînées d'aquarelle), faites pénétrer l'énergie par la porte d'entrée et voyez si elle circule librement d'une pièce à l'autre sans trop vite ressortir par les fenêtres (une maison saine évite les fenêtres en face des portes). Si elle a tendance à stagner ou à sortir trop vite, on mettra volontiers un lustre à pampilles ou un carillon à vent dans une pièce afin que l'énergie du monde tourne autour, se fasse ainsi entraîner pour retrouver sa vivacité et continuer son chemin à travers d'autres pièces.

Cette traînée délicate doit circuler partout sans oublier le moindre recoin. Il est nécessaire d'éviter l'accumulation de meubles ou de bibelots qui freinerait cette danse subtile, silencieuse et invisible de l'énergie du monde.

Bonus : le carré magique du Feng Shui

4	9	2
3	5	7
8	1	6

Ce carré est découpé en 9 carreaux. Chaque chiffre correspond à une énergie particulière qu'il est juste de représenter dans votre habitation. Ces neuf énergies correctement agencées les unes par rapport aux autres sont l'assurance d'une énergie positive dans votre maison.

Significations symboliques des cases

1 : le soi : notre chemin de vie, notre profession
2 : les amours, notre couple
3 : la famille et les ancêtres
4 : l'abondance
5 : la santé
6 : l'amitié, les voyages
7 : les enfants, les projets
8 : les études, la spiritualité
9 : la gratitude et la reconnaissance.

Comment faire

Superposer ce carré à votre habitation dans son ensemble : il ne devrait pas avoir d'angle mort ou de coin non recouvert. Puis faites la même chose pour chaque pièce.

Positionner l'entrée principale sur la case 1 (ou sur ce côté).

Idéalement la chambre parentale se trouve en case 2.

La case 3 peut abriter des photos de famille au mur.

La case 4 de la richesse et l'abondance est un excellent endroit pour accueillir un aquarium (si vous n'aimez pas les poissons, rien ne vous empêche de clouer au mur un billet de banque ou la collection numismatique de votre arrière-grand-oncle).

Mettre un tableau de paysage en case 6 ou des souvenirs de voyage et dédier cet endroit au salon : n'est-ce pas là qu'on partage de bons moments avec les amis ?

La chambre des enfants ou la salle de jeux trouve naturellement sa place en case 7.

La case 8 peut accueillir une bibliothèque ou une salle de méditation.

Enfin, vous pouvez mettre un symbole qui représente votre objectif de vie en case 9.

Quant à la case 5, celle de la santé, il est primordial que l'endroit soit sain, lumineux et peu chargé en meubles. Il peut abriter la cuisine ou la salle de bains.

Le clin d'œil peut être bien sûr plus discret : une photo de soi-même en 1, une statue d'amoureux en 2, un objet ayant appartenu au grand-père en 3, une tirelire en 4, et ainsi de suite… Il s'agit de faire preuve d'imagination et de vous laisser guider par l'inspiration du moment.

O

L'OR & LES 7 AUTRES MÉTAUX PRÉCIEUX

Quand on parle bien-être et santé, on pense surtout aux vitamines et au monde des plantes. Pourtant, le monde minéral est un magnifique pourvoyeur de trésors. La plupart des métaux sont bénéfiques pour la santé (excepté les métaux lourds, voir encadré plus loin).

Il existe 7 métaux qu'on appelle nobles : ils tiennent une place particulière dans l'histoire de nos civilisations et on associe à chacun une planète, une divinité (c'est-à-dire un puissant archétype), une couleur et une pierre précieuse. Ils vont de pair avec les jours de la semaine et on leur attribue des vertus particulières, voire magiques.

Ces métaux décrits par les anciens sont l'argent, le mercure, le cuivre, l'or, le fer, l'étain et le plomb. Ils sont présentés selon la chronologie des jours de la semaine, en commençant par dimanche, dédié à l'or.

De l'âge d'or à l'âge de fer selon Ovide

Dans ses métamorphoses, Ovide décrit quatre périodes différentes, quatre âges qui prennent place dès la création du monde à partir du chaos.

L'âge d'or nous parle d'une terre harmonieuse au printemps perpétuel qui produit d'abondantes moissons et abrite des hommes respectant la vertu sans effort.

Vient ensuite l'âge d'argent, Zeus prend possession du monde et crée les quatre saisons : pour la première fois, il y a des chaleurs dévorantes, du vent et de la glace. Il faut ensemencer la terre à l'aide de graines, la fatigue apparaît, l'âge d'argent surgit pour punir les hommes de leur démesure.

L'âge d'airain (ou de bronze) voit apparaître des hommes féroces qui respirent la guerre, sans être toutefois totalement corrompus. L'agriculture se met en place, le taureau (et les hommes ?) gémit de fatigue sous le joug.

L'âge de fer voit l'avènement de l'avidité farouche de l'homme : les crimes sont commis, l'artifice remplace la vérité, la Justice quitte enfin une terre souillée que les dieux avaient déjà abandonnée.

Cette légende illustre la nostalgie de l'âge d'or que chacun ressent à sa manière au fond de lui.

L'aura de l'Or

En latin on l'appelle *aurum*, comme l'aura. Et pour cause : c'est un métal qui brille et illumine, comme l'auréole des grands saints.

L'or est un métal qui pèse lourd. Il est inerte, s'allie avec peu d'autres métaux et la nature nous l'offre avec parcimonie, ce qui en fait un métal précieux. Les premières parures furent créées en or car il est malléable et se laisse facilement apprivoiser par les instruments des orfèvres. Les anciens attribuent naturellement l'or au Soleil, mais aussi au dieu Apollon, le dieu lumière des Grecs et des Romains. C'est le métal masculin par excellence.

Les couleurs alchimiques de l'or

Ce généreux métal a une nature colorée bien changeante : l'agencement au sein des électrons de l'atome absorbe la lumière bleue ; nous en percevons donc la couleur complémentaire : le jaune/orange.

Mais si on vaporise l'or en très fine couche pour obtenir des miroirs d'or, votre reflet prend alors une teinte verte. Les alchimistes utilisaient l'or et savaient le vitrifier pour l'incorporer dans les vitraux des cathédrales gothiques ; la lumière qui les traverse se teinte alors de rouge, qui est la complémentaire du vert.

Utilisé à bon escient en homéopathie *(aurum metallicum)*, c'est un excellent remède qui permet de guérir les dépressions profondes. En médecine allopathique, les sels d'or sont utilisés pour soigner certaines maladies rhumatismales.

Si un enfant naissait avec une hernie ombilicale, nos grands-mères lui faisaient porter un louis d'or maintenu sur l'ombilic. Comment savaient-elles ? Aurum (en homéopathie) a effectivement la capacité de guérir ces hernies ombilicales.

Le louis d'or de la Chandeleur

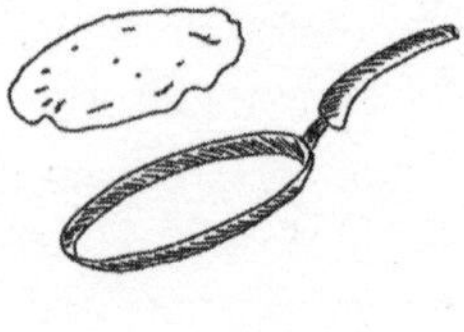

Le 2 février nous fêtons les chandelles (commémoration d'un ancien culte celte repris par le christianisme). La tradition veut que nous fassions sauter des crêpes de la main droite pendant qu'on tient un louis d'or dans la main gauche. Cela attire prospérité pour l'année. La crêpe symbolise l'astre solaire et la sortie prochaine de l'hiver.

L'or est associé au soleil et à dimanche et à la citrine jaune.

Argenté comme dame Lune

L'or est au jour ce que l'argent est à la nuit. Ce métal féminin est associé à Artémis, la sœur jumelle d'Apollon. C'est un métal froid et un peu mystérieux qui brille faiblement sous la Lune à la manière d'une étendue d'eau. On lui associe la couleur violette et l'améthyste mais surtout la féminité.

Comme le nom l'indique, l'argent fut utilisé pour frapper les premières pièces de monnaie. Mais le métal argent ne fut pas qu'une monnaie d'échange : depuis l'Antiquité, on reconnaît ses vertus ; quand Alexandre le Grand partait en campagne, ses médecins militaires emportaient avec eux des plaques d'argent destinées à cicatriser les blessures de guerre et éviter qu'elles ne s'infectent. Hippocrate parle de la fleur d'argent : une poudre d'argent qu'il utilise pour cicatriser les plaies. Les Perses stockent l'eau dans des récipients d'argent pour la garder potable. Paracelse, médecin alchimiste du XVIe siècle, utilise lui aussi l'argent comme anti-infectieux.

Argyrisme

La prise d'argent colloïdal à doses recommandées est tout à fait inoffensive, mais consommer trop de sels d'argent par voie interne conduit à une accumulation de ce métal dans le corps. Si l'intoxication est chronique et ancienne, la peau prend une coloration bleu-gris, ce qui n'est guère avenant. Les cas d'argyrisme restent cependant historiques.

L'argent possède des vertus médicinales surprenantes quand il est pris sous forme colloïdale et je conseille à quiconque d'en avoir un flacon de réserve dans son armoire à pharmacie. Il combat toutes sortes de germes y compris la candidose, permet à une peau brûlée de cicatriser plus vite (il est donc utile en cas de coup de soleil). En usage externe sous forme de gouttes, on l'utilise avec succès en cas d'otite, de rhume, d'angine (en gargarisme) ou de conjonctivite. La plupart des maladies infectieuses de peau seront améliorées avec de l'argent colloïdal (en spray, trois fois par jour).

Bagues de fiançailles & alliances de mariage

Traditionnellement, on porte l'anneau à l'annulaire : jusqu'ici, tout va bien et le doigt porte bien son nom. La bague de fiançailles a toujours été en argent et il ne viendrait à l'idée de personne d'avoir une alliance qui ne soit pas en or.

Pourquoi ? Car les métaux ne sont pas seulement symboliques, ils sont chargés d'énergies particulières : la froideur est à l'argent ce que la chaleur est à l'or. L'anneau d'argent qui scelle la promesse d'union rafraîchit les ardeurs des fiancés afin qu'ils se présentent puceaux devant le curé, mais sitôt mariés, l'alliance d'or portée au doigt réchauffe les ardeurs : il est enfin temps de passer à l'acte !

L'argent est associé à la lune et au lundi.

Âge de fer & anémie martiale

Le fer correspond à l'âge de guerre. L'homme découvre le fer en creusant la terre et invente les armes. L'or est trop malléable, le fer apporte la dureté idéale dont a besoin l'épée pour trancher dans le vif.

Le fer nous connecte au dieu de la guerre Mars ou Aris chez les Grecs. Mars, c'est également le nom de la planète rouge, proche de la Terre. Pas de hasard, jusque-là tout est logique puisque le fer qui rouille sous l'effet de l'oxygène devient rouge…

1 clou

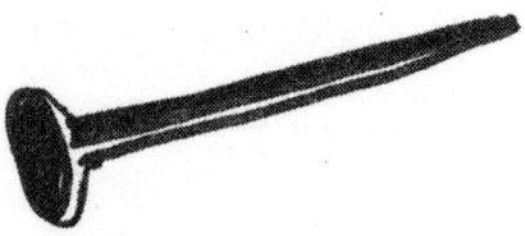

C'est la somme totale de fer que nous avons dans notre organisme et qui nous est indispensable. De 2,5 à 4 g.

C'est donc le fer qui est responsable de la coloration rouge de notre sang : les globules rouges sont riches en hémoglobine et dans chaque molécule d'hémoglobine vient se loger un atome de fer : c'est lui qui transporte l'oxygène vers nos organes (voir chapitre M). Quand notre alimentation est carencée en fer, notre organisme n'arrive plus à fournir suffisamment d'hémoglobine : le nombre de globules rouges chute, c'est l'anémie… martiale !

Besoin de fer ?

Si vous êtes carencé en fer, je vous conseille d'investir dans un *lucky iron fish* : il s'agit d'un petit poisson en fer que l'on met dans l'eau de cuisson des aliments. Il suffit de rajouter un peu de citron et le tour est joué : le citron corrode le fer qui offre ses atomes à l'eau de cuisson. Ce simple procédé pourvoyeur de fer a été mis au point par des médecins humanitaires au Cambodge et vous pouvez vous en procurer sur Internet.

Une autre possibilité est de prendre une poignée de clous en fer que vous laissez tremper la nuit dans un verre d'eau avec quelques gouttes de citron. Commencez la journée chaque matin en buvant l'eau des clous rouillés. Gardez les mêmes clous d'un jour à l'autre.

Intersidéral

Dans notre Soleil comme dans toute étoile, les éléments légers fusionnent ensemble : 4 atomes d'hydrogène engendrent 1 atome d'hélium. Deux atomes d'hélium, par la même réaction de fusion, donnent du lithium qui donne de l'oxygène puis de la silice et enfin du fer. Le fer est l'élément le plus stable de tous les atomes. Quand la quantité de fer est trop importante au cœur de l'étoile (je vous passe les explications d'astrophysique avancée), elle va alors exploser.

Les météorites sont constituées de fer. La prochaine fois que vous toucherez une météorite, soyez ému car vous avez un morceau d'une très très vieille étoile entre les mains. Et j'espère que vous ressentez la même émotion devant le fer de vos globules rouges : il vient lui aussi de la toute première étoile de l'Univers.

L'obscurité que l'on contemple entre les étoiles s'appelle communément le vide intersidéral. *Sideros*, c'est le fer en grec. Comment les anciens savaient-ils ? Je ne sais pas, permettez-moi de vous dire que c'est… sidérant.

Le fer est associé à mardi et au rubis.

Hermès & le mercure

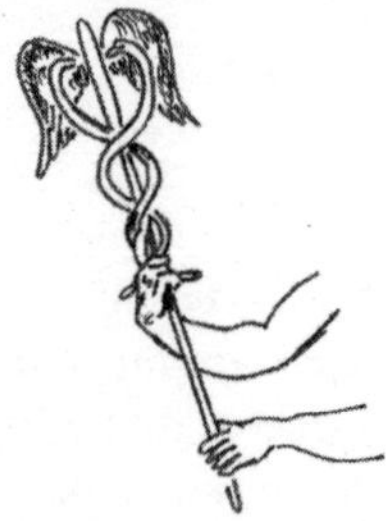

Qui n'a jamais entendu parler de ce métal un peu mystérieux qui se fait également appeler le vif argent? C'est un des rares métaux liquides à température ambiante, ce qui lui procure une aura un peu magique: le mercure plaît beaucoup aux alchimistes.

Les miroirs anciens étaient faits d'un alliage d'étain et de mercure. Voici un moyen simple de contrôler vos vieux miroirs: il vous suffit d'approcher une flamme de bougie tout contre la surface pour apercevoir sous le verre des milliers de petites sphères de mercure liquide. Ces miroirs sont hautement toxiques car le mercure se volatilise facilement et il est fortement déconseillé de respirer des vapeurs de mercure qui sont neurotoxiques. L'espérance de vie des miroitiers de Venise n'excédait guère 30 à 40 ans. Le procédé est tombé en désuétude depuis qu'on a su comment argenter les miroirs.

On a longtemps utilisé le mercure pour nos thermomètres et baromètres car son volume varie avec la pression, il entre également dans la composition de nos anciens amalgames dentaires, ce qui les rend donc toxiques (voir Chronos et le plomb). Si vous avez encore de vieux plombages en bouche, je vous invite à prendre rendez-vous chez votre dentiste pour les ôter au profit de nouveaux composites en céramique.

Pourquoi « Hg » est le symbole chimique du mercure

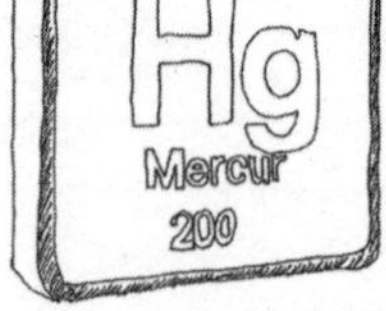

Le mercure s'appelle ainsi depuis 1787, la veille de la Révolution française. Auparavant, on l'appelait le vif argent, ou quicksilver en anglais. Les anciens Grecs l'avaient surnommé l'eau d'argent, qui se dit: *hydrargiros*. Le symbole Hg provient de cette toute première appellation.

Le mercure est associé bien évidemment à la planète Mercure et à son dieu homonyme, qui n'est autre que le Hermès grec ou le Thot égyptien. Hermès est le messager des dieux, habillé de son pétase (chapeau ailé) et de ses sandales ailées; caducée à la main, il transmet les messages divins au monde des hommes. C'est le fils de Zeus et le père d'Éros (petit bambin joufflu aux fesses rebondies qui décoche ses flèches dans les cœurs des amoureux, rebaptisé Cupidon par les Romains) qu'il a conçu avec Aphrodite.

Si l'or, l'argent, le cuivre et le fer sont des métaux bienfaisants pour notre santé, il vaut mieux éviter le mercure. L'intoxication au mercure s'appelle l'hydrargisme.

Mercure est associé au mercredi et au cinabre.

Le cri de l'étain

L'étain (*stannum* en latin) est associé à Zeus, le patron des dieux de l'Olympe. On le reconnaît à son cri (l'étain, pas Zeus): si vous tordez une barre d'étain pur, ses fibres vont crier en s'étirant. Il souffre atrocement du froid qui le pulvérise littéralement: les soldats de la garde napoléonienne perdirent ainsi leurs boutons en étain en plein cœur de l'hiver russe, ce qui n'arrangea en rien leurs déboires frigorifiques.

Le fer-blanc

L'étain est peu réactif: on l'utilise pour recouvrir l'intérieur des boîtes de conserve ou canettes de boisson afin que l'acier dont elles sont constituées ne réagisse pas avec les aliments. On appelle ce procédé «étamage» et le composé a pris le nom de «fer-blanc».

L'étain est utilisé en homéopathie (sous le nom latin de *stannum*): il redonne de l'énergie et combat certaines asthénies profondes.

L'étain sonne à merveille, c'est pour cela qu'il est utilisé pour faire les cloches, cymbales ou tuyaux d'orgue, allié à d'autres métaux comme le plomb ou le cuivre. L'alliage d'étain et de cuivre donne du bronze, très prisé par les statuaires pendant l'Antiquité. Le bronze est l'alliage d'1 part d'étain pour 2 parts de cuivre: l'étain apporte sa robustesse à la mollesse du cuivre.

Si le cuivre se trouve facilement dans le monde méditerranéen, l'étain en revanche était une denrée rare et venait principalement des îles Britanniques, il transitait par la route de l'étain à l'époque antique.

Le vert de gris

En vieillissant, les statues antiques grecques faites de bronze prennent une teinte verte. On a baptisé cette couleur particulière le « vert de Grèce ». La déformation phonétique a fait le reste et nous a légué un vert de gris qui n'a rien à voir avec le gris et dont la teinte provient de l'oxydation du cuivre à l'air humide.

L'étain, métal de Zeus / Jupiter est associé au jeudi et au saphir.

Le cuivre et les cyprès

Quel est le point commun entre Chypre, le cuivre et les cyprès ? L'étymologie commune de leurs trois noms, bien sûr. L'île de Chypre est riche en mines de cuivre. Y poussent également de nombreux cyprès : métal et plantes ont donc emprunté leur nom à l'île, qui est le lieu de naissance d'Aphrodite. La cosmogonie grecque nous apprend que la déesse de l'amour est née de l'écume de la mer fécondée par les attributs d'Ouranos quand il fut émasculé par son propre fils Chronos. La fécondation *in aqua* eut lieu au large de Chypre.

Rien d'étonnant alors si je vous dis que le cuivre est associé à cette déesse (que l'on appelle parfois « Cypris »), féminine jusqu'au bout des ongles.

La couleur du cuivre oxydé étant vert, cela ne surprendra personne que cela soit sa couleur kabbalistique. Et pour être cohérent jusqu'au bout, le cuivre est associé à l'émeraude et au chakra du cœur (Aphrodite, archétype de l'amour, n'est-elle pas la patronne des potions… aphrodisiaques ?).

Le sang vert des pieuvres

Nous avons vu que chez l'être humain c'est l'atome de fer qui se trouve dans l'hémoglobine et fixe l'oxygène tout en apportant la couleur rouge à notre sang. Chez certaines espèces animales, le fer est remplacé par le cuivre. L'hémoglobine est ainsi remplacée par de l'hémocyanine. La pieuvre, tout comme le crabe ou les homards, ont ainsi du sang bleu-vert.

Le cuivre est indispensable au bien-être de notre système enzymatique. La L-dopa est un exemple parmi d'autres : un enzyme convertit la tyrosine (un acide aminé) en L-dopa qui est à la fois précurseur de l'adrénaline et de la dopamine. Cet enzyme a besoin de cuivre pour fonctionner : si celui-ci vient à manquer, le rendement de L-dopa sera plus faible, et des carences de dopamine peuvent aboutir à une communication paresseuse entre les neurones.

Une carence de cuivre peut aussi entraîner une anémie: l'assimilation du fer a besoin de la présence de cuivre, qui est également nécessaire à la fabrication de l'hémoglobine.

La médecine ayurvédique conseille de boire de l'eau contenue dans un pot de cuivre. À faible dose (le cuivre est un oligo-élément), il est bénéfique pour notre système immunitaire et lutte contre le stress oxydatif. Les femmes indiennes portent un bracelet de cuivre pour soulager l'inflammation: le cuivre s'oxyde sous l'acidité de la peau et ses atomes migrent à travers l'épiderme.

Les oligo-éléments

Il s'agit des minéraux qui sont indispensables à la vie et nécessaires en quantité infime. S'ils viennent à manquer, des carences s'installent avec leur manège de symptômes.

Les oligo-éléments sont présents sous forme de traces dans notre organisme: à peine quelques millièmes de gramme.

Le cuivre, associé à Aphrodite / Vénus, est le métal lié au vendredi.

Du plomb dans les ailes

Le plomb, associé au dieu Saturne ou Chronos, est un métal lourd et toxique.

Au Ve siècle, le plomb fut responsable du déclin de l'Empire romain par deux biais: les canalisations d'eau étaient faites de ce métal malléable. Les atomes de plomb vinrent polluer l'eau et empoisonner les citoyens de Rome. Les Romains étaient aussi de fins gourmets; amateurs des vins sucrés, ils rajoutaient de l'acétate de plomb dans la macération de leur vigne. Ce fut une très mauvaise idée.

L'intoxication par le plomb s'appelle le saturnisme. Les symptômes principaux du saturnisme sont essentiellement neurologiques: le plomb endommage les cellules de l'hippocampe, zone de la mémoire. Le neurone confond le plomb et le calcium: si le plomb est en excès dans l'organisme, le cerveau dupé s'en gorge. Le métal toxique bloque ainsi les influx nerveux et le bon fonctionnement de nos neurones.

Les signes évoquant une intoxication au plomb sont des maux de tête et des maux de ventre, une fatigue chronique et un déficit de concentration pouvant aller jusqu'à un retard mental. Attention cependant à l'autodiagnostic: aucun de ces symptômes n'est spécifique.

Vérifiez vos canalisations dans les très vieilles demeures : en principe celles en plomb ont été remplacées par un… plombier ! Les vieilles peintures étaient également préparées à base de plomb.

C'est évidemment avec le plomb qu'on fait le plomb de la grenaille des chasseurs. Une manière comme une autre pour empoisonner le gibier… qui finit dans nos assiettes. Attention de ne pas avaler une grenaille avec votre lapin à la moutarde.

Et puis bien sûr il y a les amalgames dentaires, bien plus fréquents que les grenailles des chasseurs. Qui plus est, on rajoutait du mercure au plomb pour obtenir un côté malléable.

Le plomb, métal de Saturne, est associé à la tourmaline et au samedi.

Tableau des correspondances symboliques des 7 planètes des anciens

Jour	Planète	Métal	Pierre	Couleur	Divinités
Lundi	Lune	Argent	Améthyste	Violet	Artémis/ Diane
Mardi	Mars	Fer	Rubis	Rouge	Arès/Mars
Mercredi	Mercure	Mercure	Cinabre	Orange	Hermès/ Mercure
Jeudi	Jupiter	Étain	Saphir	Bleu	Zeus/ Jupiter
Vendredi	Vénus	Cuivre	Émeraude	Vert	Aphrodite/ Vénus
Samedi	Saturne	Plomb	Tourmaline	Noir	Chronos/ Saturne
Dimanche	Soleil	Or	Citrine	Jaune	Apollon

Pourquoi dit-on « mon petit doigt m'a dit » ?

Le 8e métal

Comme les anciens se sont contentés d'observer les vastitudes infinies de l'espace *depuis* la Terre, ils n'ont dédié aucun jour de la semaine à notre planète bleue.

À la Terre, on associe cependant un métal: l'antimoine, qui a la réputation d'être toxique. D'où vient ce curieux substantif? Certains racontent que Basile Valentin, un moine alchimiste de Moyen Âge, fit prendre de l'antimoine en guise de remède fatal à certains de ces collègues piqués de curiosité envers ses travaux, remède qui leur valût une funeste fin: «antimoine» voudrait dire «contre les moines».

Cette histoire est en fait une fable pour effrayer les curieux. L'antimoine étant la *materia prima* des alchimistes qui ont toujours recherché la discrétion, le mythe fut idéal pour dissuader les amateurs d'or philosophal en accentuant le danger encouru si on côtoyait de trop près leurs cornues et alambiques. Certains sels d'antimoine sont certes toxiques, mais pas le métal en lui-même.

Étymologiquement, antimoine signifie «pas seul» (de *monos*, solitaire), car dans la nature, le métal est toujours associé à d'autres minéraux, comme le soufre, le plomb ou l'arsenic, qui lui est fortement toxique.

Les sels d'antimoine étaient prescrits depuis l'Antiquité pour faire vomir. Mozart en consommait régulièrement, sa mort prématurée (il n'avait que 36 ans) pourrait résulter d'un empoisonnement aux sels d'antimoine.

L'antimoine entre dans la composition du khôl qui souligne les regards bédouins.

Le sexe de l'antimoine

Pline distingue une différence de sexe dans ce métal: pour l'historien romain, l'antimoine mâle est la stibine, le sulfure d'antimoine. C'est l'antimoine gris mat surnommé le plomb des philosophes. L'antimoine femelle est constitué de lames brillantes qui évoquent la couleur du vif argent, il est plus lourd que la stibine (car dépourvu de la légèreté du soufre) et moins friable.

Bonus : les planètes dans la paume de votre main, décryptage

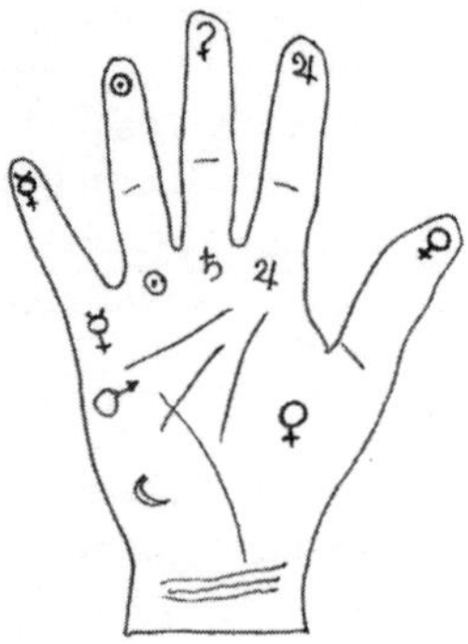

Les anciens font correspondre chaque partie de la main à une planète (ou à un dieu, puisque nous avons vu que c'est le même archétype). Le petit doigt correspond à Mercure.

Apollon et son Soleil d'or siège à l'annulaire, la place de l'anneau d'or des mariés.

Le majeur est celui qui correspond à notre ego, ici réside Saturne et sa matière lourde et inerte. C'est d'ailleurs ce doigt qu'on élève en « doigt d'honneur », geste qui existait déjà dans l'Antiquité et qu'on appelait « doigt impudique ». Aristophane y fait référence dans ses comédies il y a quelque 2 500 ans ; son interprétation a changé : il semblerait qu'auparavant on l'utilisait pour éloigner le mauvais œil.

L'index représente Jupiter et son métal l'étain. C'est le doigt qui pointe.

Le pouce et son éminence thénar (la partie charnue à sa base) est dédiée à Vénus et le cuivre.

Le mudra qui réunit le pouce et l'index marie le cuivre et l'étain pour en faire du bronze, qui sert à résonner. Pensez-y la prochaine fois que vous méditez.

La Lune et Mars, quant à eux, se partagent l'hypothénar, c'est-à-dire le prolongement du petit doigt. N'est-ce pas d'ailleurs avec l'hypothénar que les arts martiaux (arts dédiés à Mars) nous apprennent à briser une planche de bois ?

Si vous désirez renforcer votre énergie archétypale, portez vos pierres précieuses correctement assorties aux planètes : une émeraude au petit doigt pour Mercure/Hermès, de l'or et une citrine jaune à l'annulaire pour Apollon et le Soleil, une tourmaline noire au majeur pour Saturne, un saphir à l'index de Zeus et une émeraude au pouce pour Aphrodite/Vénus.

P

PEAU DE PÊCHE, ÉPHÉLIDE & GRAIN DE BEAUTÉ

La peau est notre plus grand organe: avec près de 2 m^2 de surface, elle pèse entre 3 et 5 kg selon les individus. Elle recouvre tout notre corps et le protège des agressions extérieures: elle sait refermer une plaie, déloger les échardes, s'assombrir pour se protéger du soleil, guérir une brûlure ou s'épaissir en cas de fragilité. À l'orée des orifices, elle se transforme en muqueuse et diminue son pH pour le rendre acide: c'est une manière de protéger les portes de notre corps car rien de néfaste ne doit jamais y pénétrer.

Mélanine et kératine

La couche la plus en surface de notre peau, l'épiderme, abrite principalement deux types de cellules: celles qui sécrètent de la kératine (substance protéique qui donne une certaine tenue à la peau, qu'on retrouve également dans les ongles et les cheveux) et celles qui synthétisent la mélanine, une substance foncée qui nous protège des rayons solaires.

Avec beaucoup de logique, on appelle ces cellules des kératinocytes et des mélanocytes. La logique est la puissance des scientifiques, qui sont hélas bien souvent dépourvus de lyrisme frivole et d'envolée poétique: ils nomment ainsi *nævus* notre grain de beauté et horripilation la chair de poule. Quand on s'expose au soleil, les mélanocytes se mettent vaillamment au travail et nous font bronzer. Une peau bronzée est plus résistante face aux ultraviolets qu'une peau pâle.

L'empreinte de l'ange

Une légende talmudique raconte que lorsqu'un enfant vient au monde, il se souvient de ses précédentes incarnations et du savoir qu'il a accumulé. Alors un ange apparaît, lui sourit et pose un doigt sur ses lèvres en lui murmurant «chut…» afin qu'il garde ces connaissances secrètes. L'enfant oublie alors son passé et l'empreinte du doigt de l'ange reste dessinée dans le petit creux entre les lèvres et le nez.

Déridons-nous

Sous l'épiderme se trouve le derme, la zone vascularisée de notre peau. C'est donc le derme qui nourrit notre peau, c'est également lui qui est responsable de l'apparition des rides, car avec l'âge il s'appauvrit en deux protéines : le collagène et l'élastine.

Pour comprendre l'apparition des rides, il suffit de contempler une pomme jour après jour : le premier jour, la peau lisse et tendue du fruit qu'on vient de cueillir lui colle intimement à la pulpe. Après quelques semaines, la pulpe se dessèche, la pomme rabougrit (j'adore ce mot, on devrait l'utiliser plus souvent) et perd du volume. La peau de la pomme commence à se rider. C'est exactement ce qui se passe chez nous : l'épiderme garde sa texture et sa taille, mais le derme s'appauvrit en collagène (qui apporte la structure) et en élastine (responsable de l'élasticité) : l'épiderme se flétrit sur le derme et les rides apparaissent.

Les rides marquent notre expression. Les plus élégantes restent les pattes d'oie, à l'extérieur de l'œil : elles trahissent joliment le bonheur.

3 huiles essentielles pour atténuer le temps sur votre visage

Dans un petit flacon de verre opaque à la lumière, mélanger (ou demandez à votre pharmacien cette préparation magistrale) :

- 1 ml d'hélichryse italienne
- 2 ml de ciste ladanifère
- 2 ml de rose de Damas.

Chaque soir, mélanger 1 goutte de votre fiole à une base d'huile végétale d'argan ou de jojoba et masser votre visage plusieurs minutes.

Le meilleur antirides reste cependant votre sourire.

Jojoba, et cætera

L'huile de jojoba est intéressante à plus d'un point. C'est une huile très proche de la texture de notre sébum, ce qui lui permet de pénétrer facilement la peau pour nourrir le derme. Elle atténue les rides, aide à la cicatrisation et possède un indice de protection solaire naturel attribué à sa richesse en polyphénols qui absorbent les UV. Que demander de plus ? L'huile de ce fruit qui pousse dans le désert s'oxyde très peu à l'air, ce qui en fait une substance stable qui se conserve bien.

D'autres huiles sont intéressantes pour le visage, comme l'argan ou l'amande douce. Les crèmes pour la peau contiennent toujours des conservateurs et parfois même du gluten pour les rendre onctueuses. Retenez que plus un produit est naturel et moins il est remanié, meilleur il est pour notre organisme.

L'hypoderme : un bouclier invisible

C'est l'hypoderme, la couche la plus profonde, qui abrite une réserve adipeuse plus ou moins importante ; constituée pendant la période de vaches grasses, cette couche située entre la peau et nos muscles permet d'emmagasiner de l'énergie : en cas de période de vaches maigres, les adipocytes libèrent des triglycérides qui se transforment en sucre. L'hypoderme est un bon isolant thermique et il amortit les coups.

L'épaisseur de la peau

La peau est plus ou moins fine selon sa localisation anatomique : une peau très animée a besoin de rester fine, comme celle de nos paupières, alors qu'un épiderme qui reçoit des chocs continus s'épaissira pour protéger les structures internes. Ainsi, à force de marcher pieds nus, la plante de nos pieds s'épaissit comme celle des mains des travailleurs manuels. La peau a une épaisseur moyenne de 0,6 millimètre, deux fois moindre au niveau des paupières et très fine au niveau de la bouche, mais bien plus épaisse au niveau de nos plantes de pieds où elle atteint parfois le demi-centimètre d'épaisseur.

Vestige des temps où les tigres à dents de sabre faisaient de l'homo sapiens leur collation de choix au petit déjeuner, la peau de notre dos est plus épaisse que celle de notre ventre. D'ailleurs, notre position de survie reste toujours la même : roulé en boule, comme les hérissons.

Peau d'orange ou peau de pêche ?

Chez la femme, la peau prend parfois un aspect capitonné au niveau des cuisses. Cette « peau d'orange » traduit une mauvaise répartition des graisses sous-cutanées qui prennent l'aspect de nodosités au toucher, appelée communément cellulite.

Ce gras constitue une réserve pour les périodes de disette ; le hic c'est que dans notre société de surconsommation les périodes de famines n'existent plus. L'excès de graisse s'accumule, la hanche s'arrondit et la cuisse s'épaissit.

L'homme, chanceux personnage, est épargné pour une raison anatomique toute simple : ces petits sacs graisseux situés directement sous la peau de monsieur ont une orientation spatiale différente : chez madame, ils font saillie directement sous la peau et se voient, pas chez monsieur. Les hormones féminines contribuent également à engorger les adipocytes de gras (en prévision par exemple d'une grossesse ou d'un allaitement).

L'adipocyte peut grossir et faire jusqu'à 50 fois sa taille initiale. Et la rétention d'eau n'arrange rien.

Alléger nos adipocytes en 3 points

Une alimentation pauvre en sucre et en graisses saturées

Fuir la sédentarité avec au moins 30 minutes de marche quotidienne

Une excellente condition veineuse: aidez-vous de massages aux huiles essentielles et de drainages lymphatiques. (Voir chapitre H)

Un poil devenu poids plume

Si la peau nous protège, elle se protège elle-même par des écailles, des pics, des plumes ou les poils chez les mammifères. Nous sommes donc tous poilus, même si parfois cela ne se voit pas. Les hommes plus que les femmes (la pousse du poil est sous dépendance hormonale) et certaines zones plus que d'autres, comme les aisselles, les organes génitaux, sans oublier les joues et la moustache chez les messieurs et le cuir chevelu, mais là le poil s'appelle cheveu et il pousse bien plus vite qu'un poil de mollet! Le poil intervient dans la thermorégulation, c'est-à-dire qu'il est censé créer une couche d'air isolante quand il s'horripile. Si les animaux peuvent se promener sous la neige en bravant le froid, nous avons tellement perdu de poils en évoluant qu'il est raisonnable de se munir d'un manteau pour faire de même si on ne veut pas attraper le rhume.

Quand un froid de canard donne la chair de poule

Le poil est un tout petit organe qui se rencontre chez les mammifères bien sûr, mais aussi chez d'autres animaux insoupçonnés, comme certains vers marins ou bien encore la mygale.

Il prend différentes dénominations chez l'humain, selon sa localisation: chevelure, barbe, sourcil, cils et duvet pour les poils quasi invisibles. Chaque poil est relié à la peau par un muscle horripilateur. Son rôle? Ériger le poil.

En cas de pelage dru, une horripilation massive augmente son épaisseur: ce phénomène est observé chez les animaux, c'est une manière de s'isoler du froid ou de faire de l'esbroufe au chat du voisin. Le froid chez nous entraîne une horripilation réflexe, la fameuse chair de poule, mais les rares poils qui nous restent ont perdu leur rôle d'isolant thermique.

D'autres situations peuvent entraîner la chair de poule, comme une peur intense ou un plaisir extrême. Nos poils peuvent s'horripiler également lorsqu'on évoque un souvenir empli d'émotions. Personne ne sera surpris si je dis que la chair de poule dépend de notre système nerveux sympathique (voir chapitre S): elle est donc indépendante de notre volonté.

Une surface d'échange

La peau est une excellente surface d'échange. Pour le comprendre, il suffit de vous frotter les pieds avec quelques gouttes d'huile essentielle de menthe poivrée : au bout de quelques minutes, vous aurez une haleine fraîche et mentholée. L'intestin et les poumons sont les deux autres surfaces d'échange que nous avons.

Ainsi, un massage à l'huile nourrit tout l'organisme et un masque à l'argile draine les toxines des profondeurs du derme. Le sauna ou le hammam suivent la même logique en permettant l'élimination de nos toxines à travers les pores dilatés de notre peau. Car comme chacun sait, quand il fait chaud, les pores se dilatent et la sueur s'en mêle.

Une bonne suée

C'est dans le derme que se trouvent les glandes sudoripares qui sécrètent la sueur et permettent ainsi l'élimination de toxines. La peau transpire, c'est-à-dire qu'elle évacue de la sueur à travers ses pores. La sueur est un liquide qui permet à notre organisme de se débarrasser de ses toxines (la composition de la sueur est proche de celle de l'urine !) mais également de réguler notre température corporelle : en d'autres termes, transpirer, c'est permettre au corps de se rafraîchir grâce à l'évaporation de la sueur.

Il existe un dernier rôle étonnant de la transpiration : celui de libérer des hormones dans l'air. Ce phénomène découvert il y a peu est encore passablement étudié par les chercheurs qui utilisent encore le conditionnel : il calmerait l'enfant qui respire la peau de sa mère comme il déclencherait une ovulation chez les femmes qui sniffent de très près l'aisselle moite et torride de leur partenaire.

À fleur de peau

Notre peau est donc irriguée et innervée : c'est-à-dire que nous retrouvons des vaisseaux sanguins (si on se coupe la peau : cela saigne) et des nerfs (la même coupure fait aussi mal !). Grâce à ses terminaisons nerveuses, la peau joue donc un grand rôle dans le ressenti : de la pression, de la douleur, du chaud ou du froid. Elle est donc responsable du toucher, un de nos cinq sens, lequel est relié au chakra du cœur, ce qui semble tout à fait logique : quand on aime, on a envie de caresser.

L'empreinte digitale

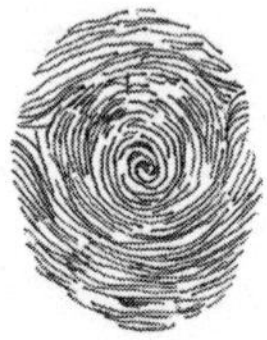

Ces dessins sont fascinants à observer : nous avons tous au bout des doigts des circonvolutions énigmatiques qui semblent ne servir à rien si ce n'est accuser les voleurs qui ont oublié leurs gants avant de dérober les bijoux d'une riche princesse.

Ces empreintes, également appelées « dermatoglyphes » (un glyphe est une sculpture) apparaissent dans notre vie intra-utérine dès le 3e mois. La surélévation des crêtes dépend de différents facteurs, et pas seulement de l'ADN : il se passe plein de choses dans le ventre d'une mère, le type d'alimentation que reçoit le fœtus, sa pression sanguine ou encore sa vitesse de croissance : tout cela influence la mise en place des circonvolutions. Même les vrais jumeaux affichent des différences d'empreinte digitale.

Ces glyphes que nous possédons tous au bout des doigts nous permettent de mieux appréhender ce que nous touchons, même s'il s'agit d'un cheveu (l'épaisseur d'un cheveu correspond à un dixième de millimètre) : ce système de sillons et crêtes permet un plissement subtil de la peau qui donne un message à des corpuscules sensitifs : le système tactile est bien plus efficient que si la peau était lisse.

D'un point de vue macroscopique, les empreintes digitales fournissent une certaine rugosité aux doigts, ce qui nous permet d'attraper des objets lisses sans les laisser s'échapper : fort pratique pour trinquer, admettez…

La vitamine du soleil

Une vitamine est une substance qui est indispensable à notre vie mais que nous ne savons pas synthétiser par nous-mêmes. La vitamine D sort un peu de l'ordinaire, car nous savons quand même en faire, à condition de se mettre au soleil : sous la peau circulent des dérivés du cholestérol qui se transforment en vitamine D sous l'action des ultraviolets. Le foie met ensuite la touche finale en la transformant en forme active : cholécalciférol ou vitamine D3. La vitamine D est indispensable pour la santé, elle intervient dans l'absorption du calcium dans l'intestin.

Sans vitamine D, vous pouvez manger tout le calcium du monde, il ne se fixera pas sur les os. C'est donc surtout la vitamine D qui est utile dans la prévention de l'ostéoporose et non le calcium, qu'on retrouve en quantité suffisante dans nos portions alimentaires quotidiennes. En résumant, cholestérol et soleil sont nécessaires à notre bonne santé : ne jamais l'oublier !

La flore cutanée

La peau est recouverte de mille milliards (ce nombre est beaucoup plus modeste que le nombre de microbes qui vivent dans nos intestins) de microbes qu'on appelle la flore cutanée. Cette flore est constituée de bactéries, de parasites, d'acariens et de champignons : de tout petits organismes vivants, c'est pour cela que nous l'avons renommée « microbiote », ou littéralement les « petites vies ».

Une seule poignée de main suffit à échanger quelques millions de bactéries avec la personne en face de vous. Cette flore cutanée est essentielle à notre santé car elle nous protège de l'invasion d'autres microbes que l'on n'apprécie que très moyennement, comme le staphylocoque doré, responsable, quand il est en forme, de gros boutons bien embêtants.

Grain de beauté & petite mouche

Le grain de beauté est un nom bien plaisant et plus élégant que le nævus, son synonyme scientifique. Nous venons au monde avec une peau exempte de nævus : ces petites formations sombres plus ou moins gracieuses apparaissent le long des années. Certains êtres humains font plus de nævus que d'autres : c'est ainsi.

Cette petite tache pigmentée est si charmante qu'elle est devenue un phénomène de mode dès la cour du Roi Soleil : le faux grain de beauté s'appelle mouche, on la façonne d'un bout de velours noir ou de taffetas collé sur la peau à différents endroits du corps.

Pas touche à ma mouche !

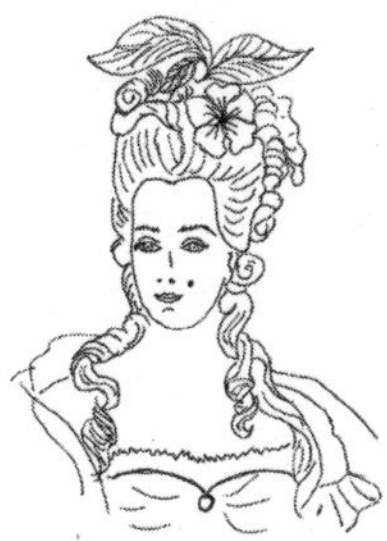

Une mouche reçoit un sobriquet différent selon l'endroit où on la porte : la mouche au coin de la bouche s'appelle la baiseuse alors que la majestueuse se porte sur le front. On affiche la galante sur la joue et la discrète sur le menton.

Savez-vous attribuer les mouches suivantes ?

a. la généreuse, b. la voleuse, c. la passionnée, d. l'effrontée

1. sur un bouton, 2. près de l'œil, 3. sur le nez, 4. sur la poitrine.

Les mouches sont toujours à la mode, mais point de taffetas de nos jours : il suffit d'un point fait au crayon ou d'un petit tatouage.

L'éphélide légère

L'éphélide est l'appellation savante des taches de rousseur. On retrouve le Soleil *Hélios* dans son étymologie : les taches de rousseur sont une coloration que prend la peau quand elle est exposée au soleil. On les observe surtout chez les enfants entre 5 et 15 ans aux carnations claires ; elles sont plus rares chez l'adulte.

Leur présence dépend d'un gène dominant. Si vous êtes sujet aux taches de rousseur, cela signifie que votre peau est sensible au soleil : portez des chapeaux à bords larges et des vêtements couvrant les épaules.

Reconnaître un mélanome en 5 points

Les grains de beauté inoffensifs et les taches de rousseur ne doivent pas être confondus avec le mélanome qui est une prolifération anarchique de mélanocytes stimulée par un excès de soleil. Ce n'est pas un grain de beauté qui se transforme, mais bien une apparition d'une tache sur une peau où il n'y avait rien auparavant. Il existe 5 critères (A-B-C-D-E) qui permettent de différencier un grain de beauté d'un mélanome :

A : la forme est Asymétrique

B : les Bords sont irréguliers

C : la Couleur est souvent multiple : brun clair et noir, par exemple

D : le Diamètre est important et supérieur à 1 centimètre

E : l'Évolution se traduit par une augmentation rapide de taille.

Au moindre doute, consulter votre dermatologue.

Nourrir sa peau d'amour & d'eau fraîche

Le sébum est le mince film lipidique qui protège la peau. Pour éviter d'avoir une peau sèche, il vaut mieux respecter le sébum et éviter le savon dans nos ablutions. L'eau est un excellent agent nettoyant et se suffit à elle-même. Si vous désirez malgré tout utiliser un savon, choisissez un pain d'Alep avec au moins 20 % d'huile de laurier.

Pour les peaux sèches, choisissez une huile plutôt qu'une crème. La crème est faite d'eau alors que l'huile est faite... d'huile ! La peau se déshydrate quand elle n'est plus protégée par de l'huile. Si vous avez du mal à le concevoir, rien de tel qu'une expérience : prenez deux verres remplis d'eau. Sur l'un des verres, ajoutez une petite couche d'huile d'olive et laissez les deux verres à l'air pendant dix jours. Vérifiez alors lequel a perdu une partie de son eau. Rajouter de l'eau à la peau avec des crèmes tient presque de l'absurde. Par contre, elle sera ravie si vous la graissez avec une huile naturelle qui la nourrira en même temps.

5 hydrolats pour un visage lumineux

L'hydrolat provient de la distillation de la plante. La partie volatile, l'huile essentielle est récupérée au bout de l'alambic et très concentrée en principes actifs (voir chapitre H). Sa partie soluble s'appelle hydrolat, un produit plus léger qui reste efficace et peut s'utiliser chez tout le monde (y compris la femme enceinte et les enfants). Ses propriétés varient selon la plante dont il est issu. Sachez que l'hydrolat ou eau florale, c'est du pareil au même.

Hydrolat de rose

Cette eau précieuse resserre les pores, apaise la peau, maintient le pH cutané, aide à la cicatrisation de l'acné. C'est une magnifique lotion pour les peaux fragiles et pour anticiper le vieillissement cutané.

Hydrolat de lavande

Est idéal pour les peaux grasses car l'eau de lavande est astringente et tonifie le derme en resserrant les pores. Il calme également les coups de soleil et favorise la cicatrisation.

Hydrolat de menthe poivrée

Pour calmer le feu du rasage. Il tue les bactéries indésirables, tonifie les petits vaisseaux cutanés, diminue les rougeurs et apaise les démangeaisons en tout genre. C'est l'hydrolat idéal des messieurs.

Hydrolat de fleur d'oranger

Une eau pour les peaux sèches : elle apaise, rafraîchit et régénère les cellules : un excellent soin anti-âge.

Hydrolat de romarin

Il draine les toxines, régule la sécrétion de sébum et débouche les pores : cette eau florale est idéale quand les points noirs viennent flirter avec l'adolescence.

Le pore et le point noir

La peau « respire » : elle est constituée de pores, ces petites ouvertures qui sont reliées à des glandes à sébum, elles-mêmes accolées à un poil. Le sébum est une substance grasse qui lubrifie et protège la peau. Quand le sébum obstrue le pore, il peut s'oxyder à l'air et devenir noir : on appelle alors cela un point noir, ou un comédon en langage plus châtié. Le hic, c'est que l'amas de sébum obstrue l'orifice de la glande et peut ainsi produire une infection en amont avec l'accumulation de bactéries. Tout cela peut entraîner de l'acné.

L'acmé de l'acné

Le mot vient du grec *akmé* qui signifie sommet (on retrouve ce mot dans « l'acmé de l'amour » qui désigne joliment l'orgasme). Le mot transite par l'anglais : un copiste myope confond son alphabet et se trompe de lettre, le mot arrive en français sous forme d'acné.

L'acné a diverses causes physiologiques ; une prédisposition héréditaire est possible. Elle commence souvent à la puberté quand les sécrétions hormonales se mettent en place, mais la grande pourvoyeuse d'acné reste une alimentation déséquilibrée.

Si vous avez tendance à avoir des petits boutons récidivants sur le bout du nez, pensez à soutenir votre foie grâce à des plantes adaptées (voir chapitre F). Si l'acné touche plutôt votre menton, elle est plus probablement d'origine hormonale.

L'acné résulte de l'élimination des toxines hors du corps, les pores se bouchent et s'infectent, l'inflammation s'en mêle et donne un visage parfois inélégant. Deux choses sont à respecter : faire attention à ce qu'on mange et prendre localement soin de sa peau avec des produits naturels.

L'alimentation

Il est préférable de bannir les produits laitiers qui sont de grands pourvoyeurs d'inflammation (lait, beurre, crème, yaourt, fromages). Soyez attentif aux aliments qui contiennent du sucre avec une priorité absolue sur l'éviction du sucre blanc raffiné ; prenez également en considération les autres sucres : rapide, lent et le fructose présent dans les fruits.

Soutenez votre foie avec un citron pressé à jeun chaque matin et des tisanes digestives après les repas (voir chapitre F).

Les soins de peau

Laver à grandes eaux le visage matin et soir

Le matin, utiliser un hydrolat de lavande ou de romarin sur votre visage

Le soir, appliquer de l'huile d'onagre en massant plusieurs minutes

Sur les boutons qui s'infectent, appliquer 1 goutte pure d'huile essentielle de tea tree plusieurs fois par jour.

Chaque semaine, faire un masque à base de curcuma et d'argile (voir la recette du masque « jaune-vert »).

En complément, vous pouvez faire une cure de pensée sauvage (en gélules ou décoction) pour aider votre peau à retrouver son équilibre.

Des masques pleins d'éclat

Voici des propositions de recettes toutes simples de masques faits maison.

Préparation et mode d'emploi : mixer tous les ingrédients ensemble et appliquer 20 min sur peau sèche propre et préalablement dilatée à la vapeur ou à l'eau chaude. Puis rincer à grande eau.

La banane

- ½ banane bien mûre
- 1 cc de yaourt nature
- 1 cc de miel

Le miel est un excellent anti-acnéique car il contient de la propolis.

L'avocat

- ½ avocat bien mûr
- ½ cc de curcuma
- 1 cc d'huile d'olive

L'avocat possède des propriétés nutritives grâce à sa teneur en acides gras insaturés, c'est également un excellent cicatrisant. Parfait pour les peaux sèches.

L'œuf

- Pour les peaux sèches : utiliser le jaune
- Pour les peaux grasses : utiliser le blanc
- Pour les peaux mixtes : utiliser l'œuf entier

Vous pouvez rajouter un peu de jus de citron et une pointe de miel. Et un peu d'argile pour épaissir si nécessaire.

La rose

- 1 cc d'argile verte
- 1 cc de jus de citron frais
- 1 cc d'hydrolat de rose

« Mignonne, allons voir si la rose qui ce matin avait déclose... » L'argile draine les toxines, le citron efface les taches et la rose régénère. Que demandez de plus ?

Le curcuma

- ½ cc curcuma
- 1 cc yaourt nature
- 1 cc de miel

Pour les effets du curcuma, surnommé le rhizome d'or, voir chapitre V, paragraphe c.

Le « jaune-vert »

- 2 cc d'argile verte
- ½ cc de curcuma
- délayer avec un hydrolat de lavande

Bonus : faire son savon d'Alep en deux coups de cuillère à pot

↗ Matériel

Pour les savons : une balance précise, une cuillère en bois, des récipients en verre, un moule en silicone et un mixer.

Pour vous : des protections (gants et lunettes) et du vinaigre à proximité (la soude peut provoquer des brûlures caustiques ; en cas de projections, laver au vinaigre dont l'acidité neutralise l'alcalinité de la soude).

↗ Ingrédients

- 130 g d'eau
- 50 g de soude caustique solide
- 160 g d'huile de laurier
- 240 g d'huile d'olive bio.

Préparation

1. Mettre vos lunettes et vos gants.
2. Dans une pièce aérée, ajouter progressivement la soude en paillettes à l'eau dans un bol en pyrex et bien remuer à la cuillère en bois jusqu'à dissolution complète. La réaction eau + soude va dégager de la chaleur, c'est normal. À manipuler avec précaution !
3. Mélanger les huiles de laurier et d'olive.
4. Puis mélanger le tout au mixer pendant quelques minutes en faisant attention aux projections.
5. Quand la pâte est homogène et onctueuse, la verser dans un moule en silicone. Laisser durcir 1 semaine avant de démouler puis laisser sécher 4 semaines avant d'utiliser.

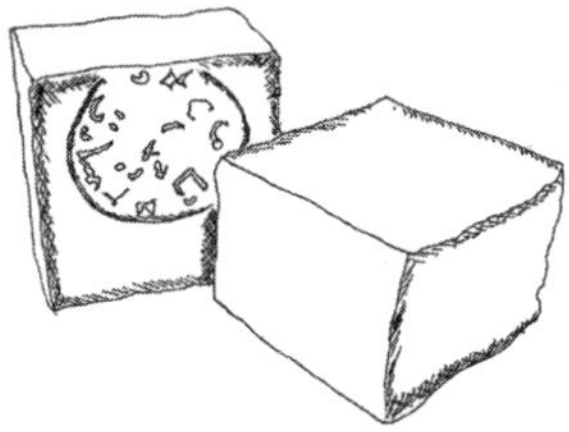

Ce pain d'Alep à 40 % d'huile de laurier nourrit et protège votre peau.

Q

SEXUALITÉ, ORGASME & 7e CIEL

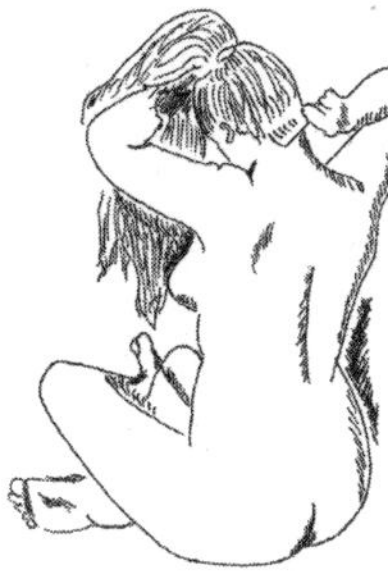

Couvrez ce sein que je ne saurais voir…

Quoi de plus beau que la courbe d'un sein ou que la cambrure des reins ? Les artistes peintres et les sculpteurs le savent, pourtant, le nu est encore tabou dans nos sociétés, sans doute car on le sent indissociable de la sexualité.

Pourquoi la sexualité fait-elle rougir ? N'oublions pas que la rencontre de Monsieur Spermatozoïde avec Mademoiselle Ovule permet la perpétuation de l'espèce humaine. La religion chrétienne bannit Adam et Ève du jardin d'Éden pour une sombre histoire de pomme (qui fut très vraisemblablement une grenade). Hors de leur jardin, le couple maudit découvre la honte d'être nus : la pudeur n'est donc pas originelle. Et pourtant, on s'empresse de l'apprendre aux petits enfants dès leur plus jeune âge alors qu'ils ne trouvent rien de plus naturel que de courir tout nus.

Dans notre culture occidentale, monts de Vénus et phallus erectus se cachent dans les replis d'habits savamment peints par les maîtres de la Renaissance qui ont rajouté des feuilles de figuier sur les proéminences pubiennes des statues antiques pour cacher cet objet de convoitise. Certaines peuplades vivent pourtant nues, sans honte aucune de leur corps.

Pourquoi ne pas prendre exemple sur elles ? Ne serait-il pas temps de renouer avec notre nature profonde et de parler sexualité sans la refouler dans la pudibonderie ? La vie jaillit bien du sexe de monsieur pour féconder sa dulcinée, n'en déplaise aux poètes : la fée des choux n'y est pour rien dans la naissance des bébés.

« Couvrez ce sein que je ne saurais voir, par de pareils objets les âmes sont blessées, et cela fait venir de coupables pensées. »

Molière

Les 1000 et 1 sexualités

Il existe plusieurs manières d'aborder la sexualité : sensualité, érotisme ou luxure en sont ses différentes facettes mais ne nous faisons pas piéger par les synonymes : il existe autant de sexualités que d'êtres humains sur cette Terre et si le mot « sexe » a souvent mauvaise presse dans notre monde occidental où il tendrait à se confondre avec une certaine forme d'impudeur pornographique, il n'en est pas de même dans le monde oriental : dans leur philosophie, l'amour physique se parfume de spiritualité ; il est question non pas de glorifier le libertinage, mais de rendre hommage à l'acte d'amour en explorant les plaisirs qu'on peut partager avec son partenaire : car entre les rides que fatalement le temps va déposer sur notre corps, il existe un souffle invisible fait d'amour et de spiritualité qui teinte l'union des corps de mystique et de magie.

La sexualité peut être aussi cela : l'union des sexes dans la sensualité, le partage et la connivence entre deux êtres qui s'aiment, l'exploration des corps de chair mêlée à une certaine forme d'émotion. Pourquoi une poitrine dénudée ou un sexe érigé seraient-ils tabous alors qu'ils procurent un émoi bienfaisant chez l'autre ?

À la découverte de ses différences

Lequel d'entre vous parlait librement de sexualité à la maison quand il était petit ? Car c'est bien à cet âge que tout commence : la curiosité des enfants les fait très vite découvrir que tout le monde n'a pas la même anatomie intime. Ne serait-il pas normal de parler de zizis et clitoris en rougissant de plaisir naïf et non de honte judéo-chrétienne ? À l'adolescence, sécrétion hormonale aidant, la puberté se met en place : une période cruelle où le corps ne se transforme pas exactement à la même vitesse que notre esprit, où l'acné prend possession de notre nez, où les poils envahissent le menton des garçons par touffes disparates alors que les seins pointent sous le tee-shirt des filles... Quelques poils apparaissent à cet endroit si joliment dénommé mont de Vénus chez les filles (on se demande pourquoi nous n'avons pas créé un mont de Mars pour les garçons). La voix mue, les règles arrivent en même temps que les premières éjaculations : tout se met en place pour la vie future. Magnifique ! Et pourtant, on plaint l'adolescent avec des réflexions du style « le pauvre, il est en pleine puberté » comme s'il s'agissait d'une maladie honteuse.

Séduire pour attirer

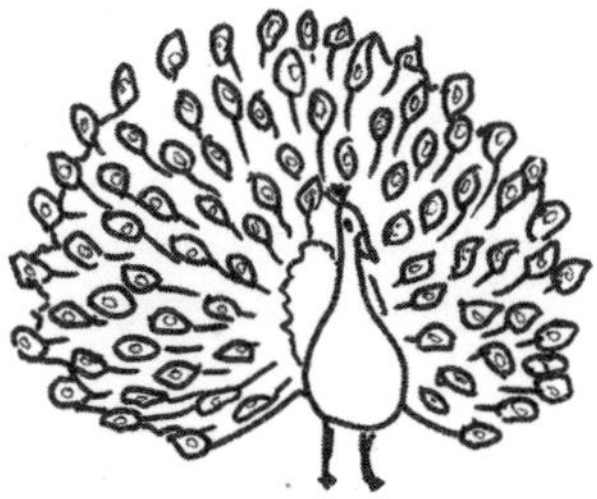

Puis vient la période des premiers émois. On veut séduire la personne qui nous attire. Séduction et attirance vont de pair, l'une ne marche pas sans l'autre. C'est un jeu savant, intellectuel pour certains ou strictement réduit à l'apparence pour d'autres. Quoi qu'il en soit, l'objectif (inconscient) du séducteur reste le même: permettre la copulation pour éviter l'extinction de l'espèce.

Mais qui séduit au juste? Il est intéressant de constater que dans le règne animal le lion se pavane la crinière au vent, le paon fait son bellâtre en déployant sa roue, les poissons mâles étalent leurs couleurs miroitantes pour attirer les Miss sardines et Monsieur araignée séduit sa future veuve *(sic)* en lui offrant des petits insectes cousus de fils blancs.

Malgré ces exemples issus de la nature, l'homo sapiens du XXIe siècle a décidé de vivre sa séduction tout autrement. Qui donc a bien pu inverser ce jugement de valeur? Pourquoi dans notre société ce sont les filles qui grimpent sur des talons hauts et font plonger leur décolleté et en se faisant des petits chignons affriolants et des lèvres rouges? Ne serait-ce pas fort agréable que les messieurs fassent enfin des efforts de biscottos et d'esprit afin que les damoiselles les choisissent en fonction de leurs plus beaux atours?

> « *La séduction suprême n'est pas d'exprimer ses sentiments.*
> *C'est de les faire soupçonner.* »
> Jules Barbey d'Aurevilly

La parthénogenèse

Un microbe se reproduit en se scindant en deux: d'une bactérie mère naît deux bactéries filles strictement identiques entre elles. On appelle ce genre de reproduction la parthénogenèse, de *parthenos*: vierge. Miss bactérie n'a pas un pouvoir de séduction très élevé dans l'échelle de Richter et c'est normal car elle n'a pas besoin d'attirer ni mâle ni femelle pour perpétuer son espèce. C'est une des nombreuses choses qui la différencie de l'être humain.

Puisque nous avons besoin de mélanger nos chromosomes pour nous reproduire, il a fallu inventer la sexualité : la rencontre avec l'autre devient indispensable, il faut être deux pour créer un petit d'homme. D'ailleurs, ne vous en déplaise, les parades sexuelles existent dans toutes les espèces animales sexuées. Et vous seriez surpris de voir avec quelles énergie et intensité certains oiseaux draguent leurs femelles ! (Je pense avec émotions aux danses nuptiales des oiseaux du paradis : allez vérifier par vous-mêmes, messieurs, et prenez-en de la graine) !

Merci Zeus !

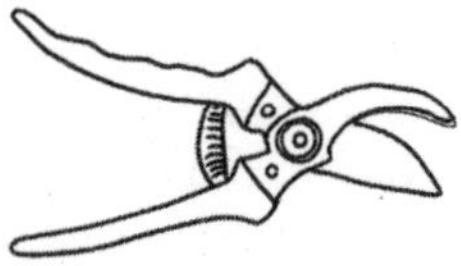

À l'origine, l'être humain était sphérique et indifférencié : tout était contenu dans une entité close et circulaire. Fort de sa complétude, cet être sphérique s'attaqua aux dieux de l'Olympe. Zeus estima cette monade trop puissante : il la scinda en deux et créa ainsi la sexualité.

« *Sexus* », en latin, vient de « *secare* » : couper, scier. Sexe et sécateur partagent ainsi la même étymologie : il y a de quoi refroidir les plus réchauffés !

La séparation crée le manque, tout le monde a pu l'expérimenter. Je n'ai jamais rencontré de psychanalyste pour bactéries, mais je suis à peu près sûre que les bactéries ne rêvent pas de l'être aimé quand elles se retrouvent seules. Le fait de posséder un sexe, qui plus est différent de l'autre, a engendré le manque : nous recherchons notre seconde moitié et nous retrouverons l'apaisement qu'une fois cette seconde moitié retrouvée. C'est la nostalgie de la monade sphérique qui nous incite à partir à la recherche de l'autre afin de recréer cette unité perdue.

Love… Évolution

Soit : Zeus ou Dame Nature a créé la sexualité pour faire évoluer l'espèce. La fusion des deux sexes aboutit à un nouvel être. Les bébés sont parfois « le portrait craché » de papa ou de maman, mais ils contiennent tous une partie des chromosomes des deux parents : contrairement à un être unicellulaire, la probabilité qu'un enfant soit à l'identique d'un de ses géniteurs est nulle.

C'est aussi cela qui nous différencie du staphylocoque : lui se clone à l'infini alors que l'être humain crée chaque fois du neuf. Cette nouveauté issue du brassage chromosomique permet l'évolution, elle différencie l'homme de New York de l'homme de Neandertal : la physiologie n'a guère évolué en quelques dizaines de milliers d'années mais le cerveau, lui, a fait des pas de géants, si vous me pardonnez cette métaphore quelque peu… boiteuse.

Les noces alchimiques

L'être humain est donc sexué et cette force sexuelle présente dans nos entrailles dicte ses lois qui sont parfois obscures. La sexualité instaure une différence, nous l'avons vu : il faut un roi et une reine pour créer, l'image est reprise par la philosophie alchimique. Le tantrisme, lui, parle de la rencontre entre la Lune et le Soleil : à chacun sa poésie.

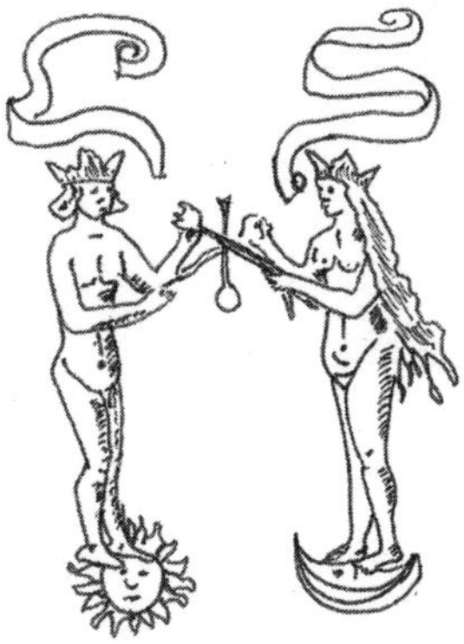

La sexualité présente une dimension énergétique qui dépasse la simple attirance du sourire ou d'une taille de guêpe : le désir peut être affolant quand il s'éveille car il s'écoule à la manière d'un flux vital et peut avoir la force et la puissance d'un torrent de montagne après de fortes pluies de printemps. Les choix de ce désir sont imprévisibles, chacun a pu en faire l'expérience : pourquoi lui et pas un autre ? Pourquoi cette femme inconnue apparaît-elle soudain comme l'émanation d'une déesse ? C'est notre inconscient qui choisit. L'ego perd pied et nous avons beau rationaliser la chose, cela sera peine perdue : le cœur a ses raisons... Mais peut-être est-ce le bas-ventre qui impose les siennes ?

La sexualité possède une énergie sauvage et non humaine, elle ne respecte plus notre identité et parfois tend à l'anéantir : qui n'a pas expérimenté, lors d'une relation sexuelle, le désir sauvage de ne faire qu'un avec son partenaire ? La sexualité agit à travers la matière. Elle vient nous cueillir au fond de nos tripes et s'exprime dans notre corps ; elle nous fait parfois prendre conscience que nous ne connaissons pas ce corps et la manière dont il s'exprime nous est inconnue. Encore une fois, il n'est pas question ici de raison. Si pour Blaise Pascal le cœur a ses raisons que la raison ignore, la sexualité emprunte d'autres chemins encore plus abscons pour arriver à ses fins.

L'orgasme et la jouissance s'apparentent parfois à une expérience cosmique et lumineuse. Nous retrouvons au cœur même de la chair dont nous sommes formés la lumière spirituelle : les opposés sont réconciliés et les noces alchimiques sont célébrées, au prix de l'anéantissement (temporaire, rassurons nos ego) de notre identité propre.

L'amour platonique

N'en déplaise aux étymologistes, Platon n'est guère l'inventeur de cet amour qui a vu le jour à la Renaissance. Certes, le philosophe Ficin s'est inspiré des écrits de son collègue grec en inventant cet *amor platonicus*, décrivant entre deux personnes un amour exclusivement intellectuel qui se désintéresse totalement des voluptés de la chair. Au XVIe siècle, l'amour platonique passait pour l'amour le plus pur et le plus puissant, en opposition à l'amour vulgaire qui permettait la reproduction de l'espèce.

Le philosophe Platon fut élève de Socrate. Dans ses écrits (*Le Banquet* pour n'en citer qu'un), il exprime le fait que l'amour se porte sur les qualités de la personne et non sur la personne elle-même. La philosophie de la Renaissance reprend l'idée en pointant du doigt un amour de l'esprit qui se désintéresse du corps : on fait fi de la chair en occupant nos pensées pour les peupler de fantasmes sur la personne aimée absente ; on la désire sans oser la toucher, et comme vous vous en doutez, le désir aboutit forcément à une sorte de tristesse douloureuse de cette relation à distance.

L'amour platonique est le plus grand ennemi de la sexualité, mais que ne ferait-on pas au nom du romantisme !

Orgasme

« À l'approche de l'orgasme, le discours sombre. »

Radovan Ivsic

C'est l'apogée de l'excitation sexuelle. À première vue, l'orgasme ne sert strictement à rien dans la reproduction de l'espèce humaine : les femmes ovulent chaque mois dans la plus stricte intimité de leurs ovaires, ce qui ne requiert aucun orgasme, quant aux hommes, si l'éjaculation est souvent confondue avec l'orgasme, les deux peuvent parfaitement se dissocier. La jouissance n'est donc pas la condition *sine qua non* des épousailles entre demoiselle ovule et damoiseau spermatozoïde. Elle doit donc servir à autre chose.

L'orgasme est étroitement corrélé à nos zones érogènes : il constitue une récompense et nous encourage ainsi à l'exploration sensuelle de notre corps et de celui de notre partenaire. Si l'exploration concerne le corps en entier, l'orgasme résulte de la stimulation du gland, du clitoris, du vagin et chez certaines des tétons.

Jouir & se réjouir

Les deux chemins

Il existe deux manières d'atteindre l'orgasme: par le coït ou grâce à l'onanisme.

Status orgasmus

État de grâce où l'orgasme se prolonge plusieurs minutes.

Orgasme vaginal et clitoridien

L'orgasme clitoridien et vaginal ne sont qu'un seul et même plaisir. Le clitoris, qu'on a toujours imaginé comme un appendice maladroitement dissimulé entre les petites lèvres, est en fait une large structure anatomique qui enserre le vagin: l'appendice visible n'est autre que le périscope de ce sous-marin bien mystérieux. Ainsi, pour mettre tout le monde d'accord, le clitoris est responsable de l'orgasme vaginal et clitoridien.

Point G et point P

G comme Ernst Gräfenberg, médecin allemand qui s'est intéressé de près à l'anatomie féminine et qui a localisé une zone particulièrement érogène sur la face avant du vagin, contre l'urètre.

P comme prostate: chez les messieurs, cette glande apprécie les massages et déclenche des orgasmes bien plus profonds qu'une simple éjaculation.

Le solstice d'hiver

La journée de l'orgasme existe: elle tombe le jour du solstice d'hiver, soit la nuit la plus longue. Le choix est on ne peut plus judicieux.

Homme & coq: même combat?

Avec sa crête rouge, son air hautain et sa suprématie naturelle sur toutes les poulettes de la bassecour, il est justifié que ce gallinacé symbolise une certaine hardiesse sexuelle. Si à chaque éjaculation les hommes s'affranchissent avec générosité de 300 millions de spermatozoïdes, le coq, lui, se targue d'offrir un éjaculat de plusieurs milliards de spermatozoïdes à chaque poulette qu'il honore!

Pénis captivus

Le nom fait sourire mais la situation peut faire grimacer: il s'agit d'un spasme vaginal qui emprisonne le malencontreux phallus. Le vagin fait soudain garrot: vous imaginez la suite: plus le vagin se resserre, plus le sexe masculin gonfle à l'intérieur et moins il pourra retrouver sa liberté. La situation peut devenir rapidement embarrassante, heureusement, il existe une manière simple de relâcher le spasme ingrat : introduire un doigt dans l'anus de la femme. À défaut de sauver des vies, le geste peut contrer ce regrettable faux pas.

Orgasme chez les animaux

La jouissance n'est pas réservée à l'être humain : on la retrouve chez certains mammifères, comme les singes, les dauphins et les cochons ! Mademoiselle truie peut avoir des orgasmes longs de 30 minutes, accompagnés de contractions qui permettent aux spermatozoïdes de mieux trouver leur chemin jusqu'aux ovules.

Les hormones de la jouissance

Lors de l'orgasme, on observe une augmentation du taux de deux hormones : l'ocytocine et la prolactine.

La prolactine est une hormone responsable de la montée de lait après la naissance. Elle tient également un rôle majeur dans notre libido. On retrouve un taux élevé de prolactine dans les heures qui suivent un orgasme, cette imprégnation nous amène vers un état euphorique de bien-être.

Si la relation est certaine entre ocytocine et orgasme, nous ne sommes pas encore sûrs du lien de causalité : certains décrètent que l'orgasme déclenche la sécrétion d'ocytocine, d'autres supputent que l'élévation de l'ocytocine dans le corps déclenche l'orgasme. Laissons aux scientifiques leurs petits différends qui nous importent peu et souvenons-nous que l'ocytocine joue un rôle essentiel dans l'attachement. Le désir de se revoir après avoir partagé un moment intime n'est pas qu'intellectuel mais aussi physiologique. Grâce aux jouissances et orgasmes partagés, on s'attache peu à peu à son partenaire et la tendresse peut succéder à la passion. D'ailleurs, caresses et massages déclenchent tout aussi bien la sécrétion de cette hormone euphorisante.

Les endorphines, dont nous avons déjà parlé (voir chapitre B), sont également sécrétées lors de l'orgasme : ce sont elles qui nous endorment après les chahuts de la nuit.

La compétition spermatique

Il semblerait que chez les primates la taille des gonades varie inversement selon la probabilité d'être père : plus l'incertitude est élevée, plus grosse est la taille de leurs testicules.

Le gorille possède de tout petits testicules qui représentent 0,02 % de sa masse, sa femelle n'a qu'un partenaire avant la naissance de ses petits et Monsieur gorille n'a donc aucune inquiétude à avoir concernant sa paternité.

C'est une tout autre histoire pour Monsieur chimpanzé qui n'est pas du tout sûr d'être le père des enfants puisque sa compagne, on ne peut plus libertine, affiche une moyenne de 13 partenaires sexuels différents avant chaque naissance! Il lui fallait trouver une ruse afin d'honorer sa dulcinée d'une quantité imposante de spermatozoïdes: cela mettait toutes les chances de son côté d'être le papa biologique des nouveau-nés. On appelle cela la compétition spermatique. Elle semble corrélée à la taille des testicules: les bourses du chimpanzé ont un poids tout à fait démesuré treize fois supérieur à celles du gorille! Soit 135 g pour un individu de 50 kg.

Quant aux testicules d'un homme de 80 kg, elles pèsent 64 g, soit 0,08 % de son poids total. Cela le situe donc entre le gorille et le chimpanzé... Je vous laisse à vos propres déductions.

L'éjaculation féminine: ce grand mystère

Certaines femmes le savent, d'autres l'ignorent encore: une femme éjacule au moment de la jouissance. Des manuels orientaux en parlent dès le XIe siècle; de notre côté du monde, il faudra attendre le Dr Gräfenberg dans les années 50 du siècle dernier pour oser parler en pleine lumière de cette mystérieuse éjaculation. Nombreux scientifiques se sont penchés sur cette énigme: à l'apogée de son plaisir, la femme se fait-elle pipi dessus ou bien éjacule-t-elle comme son partenaire?

Il existe chez la femme un vestige de prostate, de la même manière que les hommes ont des tétons même s'ils n'allaiteront jamais. Ces glandes oubliées se cachent entre le vagin et l'urètre (le canal qui permet la miction).

L'orgasme féminin déclenche parfois l'émission plus ou moins importante de liquide depuis ces glandes (les glandes de Skene). L'éjaculation peut passer inaperçue chez certaines femmes, ou inonder littéralement le lit conjugal à la manière d'une miction involontaire.

Si parfois les femmes ont eu l'impression de s'être oubliées et de n'avoir pas pu retenir leurs urines, l'analyse de ce liquide montre que ces pseudo-« urines » sont très diluées. En fait, la composition du liquide émis ressemble en tout point à la composition du sperme, moins les spermatozoïdes, cela va de soi.

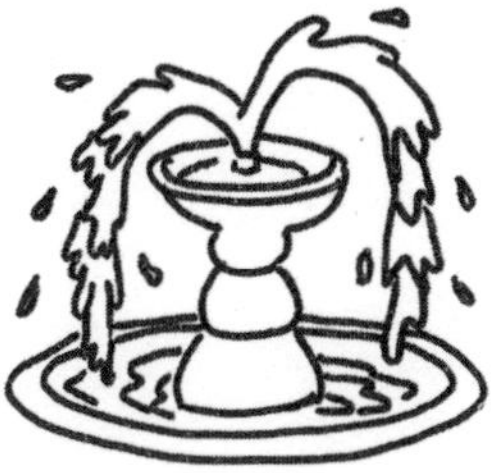

On baptise ces femmes éjaculatrices du joli nom de « femme fontaine ». La prise de conscience de son corps alliée à un état de relaxation propice permet la maîtrise de ces éjaculations (c'est bien entendu valable pour les messieurs également). Soulignons que ce liquide émis n'a rien à voir avec les sécrétions vaginales qui servent à lubrifier le vagin et qu'éjaculation n'est pas synonyme d'orgasme, ni pour monsieur, ni pour madame.

Du 3e étage au 7e ciel

Copernic fut l'un des premiers à parler de l'héliocentrisme : avant lui, la conception du monde est restée très longtemps géocentrique : tout ce qu'on aperçoit au ciel tourne autour de notre planète Terre : la Lune tout d'abord, puis les planètes, le Soleil et enfin les étoiles où l'humain superstitieux a placé le bon Dieu qui observe avec bienveillance sa création depuis le firmament.

Se rapprocher de Dieu était synonyme de bonheur : une force puissante nous ravissait pour nous en rapprocher. Nous étions donc « ravis ». L'humain aimant le 7, il existait donc sept cieux avant celui des étoiles qui nous séparait de la présence divine.

Le ravissement fut vite associé au bonheur physique, à la pâmoison. La planète Vénus occupant le troisième étage du ciel (après la Lune et Mercure), il était courant, jusqu'au XVe siècle, de se faire ravir au troisième ciel. « Je suis au troisième ciel » signifiait qu'on badinait avec Vénus et ses plaisirs.

Puis l'être humain, visant toujours plus haut, eut l'idée de monter d'un coup tous les échelons des cieux pour se retrouver au septième ciel, au plus proche de Dieu qui occupait le penthouse inatteignable du huitième étage.

Quand on sait que le septième ciel correspond à Saturne, dieu faucheur qui a émasculé son père et dévoré ses enfants, on se demande s'il n'est pas plus adéquat de faire preuve d'humilité et de rester sagement au troisième étage, en compagnie d'Éros et de son partenaire...

L'être humain peut ressentir plusieurs orgasmes d'affilée et rapprochés : vrai ou faux ?

Les plantes aphrodisiaques

Dans la pharmacopée aphrodisiaque, excitant n'est pas synonyme de stimulant. Expérimentons-nous une baisse de la libido ? Nous sommes alors dans le domaine psychique et cette diminution du désir sexuel peut venir de stress ou de troubles affectifs. Nous nous aiderons alors de plantes qui stimulent le désir en gardant en tête qu'il faut également se purifier des stress parasites pour retrouver l'être aimé dans la sérénité.

Si le désir demeure intact mais que le corps a du mal à honorer ce désir, il est juste d'agir dans le physique pour contrebalancer fatigue et faiblesse. Nous aurons alors recours aux plantes facilitant l'érection, chauffantes et vasodilatatrices.

Il faut également s'entendre sur l'action recherchée : provoquer l'érection d'un sexe fatigué ne suffit pas en soi pour une sexualité épanouie. Peu de plantes apportent un effet instantané. Par contre, nombre d'entre elles agissent comme un tonique qui revigore le corps et le maintient en bonne santé. Ces plantes sont donc à utiliser quotidiennement.

Vénus & Aphrodite

Vénus chez les Latins, Aphrodite chez les Grecs, sont deux dénominations de la même déesse, celle de l'amour et de la sexualité, née de l'écume de mer fécondée par les attributs masculins d'Ouranos.

Il n'y a donc rien d'étonnant à ce que certains substantifs « amoureux » soient nés de son nom : son nom latin a échoué en maladies « vénériennes » (sexuellement transmissibles) alors que les Grecs inventèrent les remèdes « aphrodisiaques », qui libèrent et stimulent la sexualité. Le gingembre est un des rares « vrais » aphrodisiaques.

Enfin, n'oublions pas que pour une sexualité épanouie, le corps et l'esprit doivent travailler main dans la main. Souvenez-vous du désir sexuel : il est indépendant de notre mental, non négociable, et souvent incontrôlable. Une plante, aussi magique soit-elle, ne remplacera jamais le désir irrationnel qui provient de notre inconscient : elle l'aidera dans son chemin, certes, mais elle ne pourra pas s'y substituer.

Les plantes stimulant la libido (par action corticosurrénale)

- Ginseng
- Romarin
- Aspérule odorante
- Sarriette des montagnes (sarriette vient du nom « satyre », c'est vous dire).

Les plantes encourageant l'érection (par vasodilatation)

- Ail (1 gousse d'ail cru par jour ou 2 gousses cuites)
- Gingembre
- Ginseng
- Aspérule odorante
- D'une manière générale, les épices.

Les plantes calmant les ardeurs (à éviter donc, sauf si madame veut avoir la paix)

- Gattilier (appelé également *agnus-castus* : l'agneau chaste ! il était consommé par les moines pour calmer leurs ardeurs)
- Lotus
- Menthe
- Réglisse.

La liste des plantes proposées n'est évidemment pas exhaustive.

Les nymphes & le lotus

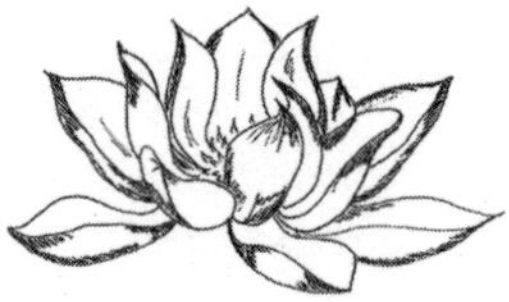

Le lotus est une fleur énigmatique. Symbole de pureté car elle pousse les racines dans la vase de l'étang pour ne fleurir qu'une fois émergeant de l'eau à la lumière du soleil, elle est devenue la fleur sacrée des hindous qui ont nommé la position yogique ultime d'après son nom. Son nom scientifique *nymphaea* tire son étymologie des nymphes, divinités des bois et des rivières, compagnes de Pan et séduisant autant les mortels que les dieux. Les nymphes avaient un appétit sexuel bien affirmé, elles ont donné leur nom à la nymphomanie.

On pourrait en déduire avec logique que le lotus est un puissant aphrodisiaque. Et pourtant : même si le lotus a donné naissance à Brahma et est considéré comme une vulve cosmique, Pline nous mettait déjà en garde contre le lotus : boire des décoctions de ses racines prive les hommes de leur semence, et c'est le pire cadeau à faire à un jeune couple lors de la nuit de noces. Par contre, l'infusion de racine de nénuphar blanc, associé à du houblon et du saule est un excellent remède contre le priapisme et l'onanisme trop intempestifs.

Bonus : 6 recettes aphrodisiaques pour échauffer les cœurs

↗ Crème de gingembre

Mixer ensemble un œuf entier cru, ½ cc de gingembre frais râpé et un peu de miel. À déguster avant l'acte d'amour pour se mettre en forme.

↗ Tisane sensuelle

Dans une casserole, faire bouillir 1 l d'eau puis rajouter du gingembre frais coupé en dés, 1 tige de menthe, 3 clous de girofle, ½ cc de graines de coriandre, une grosse pincée de poudre de cardamome et une branche de cannelle. Faire bouillir 2 min et laisser infuser 10 min. Filtrer puis consommer.

↗ Vin d'aspérule

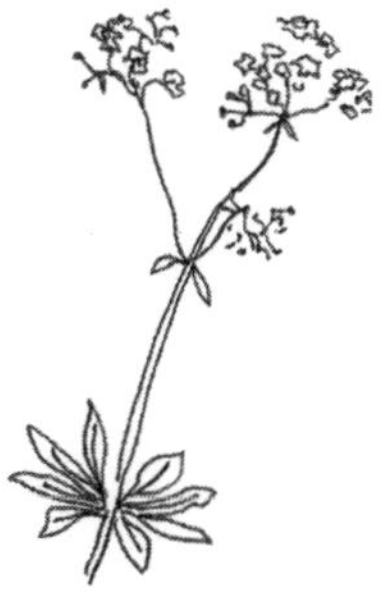

Au printemps, récolter un bouquet d'aspérule odorante dans les sous-bois. Plonger les tiges, sommités fleuries retournées dans un bocal et recouvrir d'un vin blanc. Laisser infuser une nuit. Filtrer et consommer frais.

↗ Bain aux huiles essentielles aphrodisiaques

Dans une petite tasse, mélanger 1 cs d'huile de sésame avec les huiles essentielles de rosa damascena, néroli, romarin et bois de santal (2 gouttes de chaque). Verser dans l'eau du bain que vous prendrez ensemble, éclairés aux bougies.

↗ Huile pour massages libertins

Utiliser les huiles essentielles d'ylang-ylang, cannelle, gingembre et bois de santal (1 goutte de chaque et 2 pour l'ylang-ylang), diluées dans de l'huile de jojoba. Insister sur le bas du dos et éviter le contact avec les muqueuses (pour les massages intimes, utiliser l'huile de jojoba pure).

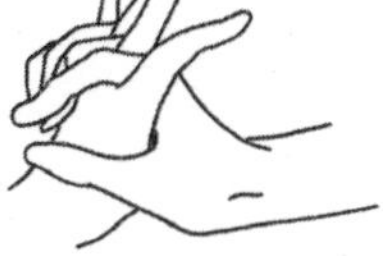

R

RÊVES & SOMMEIL : AU ROYAUME DE MORPHÉE

« Hypnos parcourt la terre et le vaste dos de la mer
en se montrant toujours paisible et doux pour les humains. »
Hésiode

Dormir

Notre sommeil est le témoin de l'abandon de notre corps physique qui perd son tonus et rompt ainsi ses liens avec le monde extérieur. C'est une perte de conscience, mais pas absolue car nos sens restent d'une certaine manière en alerte : un bruit fort, un sentiment de menace ou une voix aimée est capable de nous faire rouvrir les yeux. Cette capacité de quitter le sommeil sous un stimulus pour revenir en état de qui-vive différencie le sommeil de l'état comateux.

Le sommeil existe chez tous les animaux. L'homme étant un animal diurne, nous veillons la journée et dormons la nuit. C'est la lumière qui gouverne l'alternance veille / sommeil, elle définit notre rythme circadien.

Le sommeil des oiseaux migrateurs

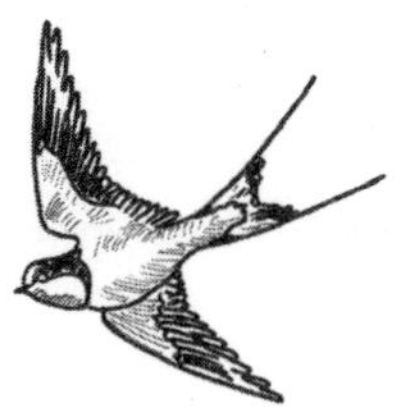

Lors de sa migration, le martinet noir vole 10 mois d'affilée sans se poser une seule fois. Il utilise cependant des subterfuges pour se reposer : à l'aube comme au crépuscule, il prend de l'altitude, puis se laisse descendre tout doucement, tout en continuant à voler : ce moment correspond probablement à un petit somme car oui, contrairement à nous, les oiseaux sont capables de dormir en volant. Un bon thermique et des vents adéquats permettent à d'autres espèces de planer en dormant.

Rythme circadien

Notre physiologie est régie par une horloge biologique qui induit des chronorythmes ; le rythme circadien (*circa* signifie autour et *dies* c'est le jour) est calqué sur la durée d'un jour terrestre où s'agencent les variations de notre physiologie, comme la température corporelle, les mouvements de nos intestins, l'envie d'uriner, la soif, le sommeil bien sûr, la pression artérielle, le tonus musculaire, la sécrétion de nos hormones et bien d'autres choses encore.

Il existe deux autres groupes de rythmes biologiques :

- Les rythmes « ultradiens » : leur fréquence est plus rapide que le rythme circadien
- Les rythmes « infradiens » dont la période dépasse un jour.

Le plus connu des rythmes infradiens est sans doute celui qui gère le cycle féminin : il dure 28 à 29 jours, à l'égal d'une lunaison. On l'appelle le rythme sélénien (Séléné est la déesse de la Lune, voir chapitre L). Le rythme des saisons s'inscrit dans une logique infradienne. Nous verrons qu'une grande partie de notre physiologie est liée à des rythmes circadiens ou infradiens, comme, par exemple, la production des spermatozoïdes (voir chapitre U).

La mélatonine

Cette neuro-hormone est sécrétée par notre glande pinéale (voir chapitre C), elle gère d'autres hormones et neuromédiateurs et nous accompagne jusqu'aux bras de Morphée chaque soir.

La glande pinéale synthétise la mélatonine à partir de la sérotonine (l'hormone du bonheur) qui elle-même provient du tryptophane (un acide aminé qu'on trouve dans le riz complet, les légumineuses dont le soja, le chocolat, les graines oléagineuses et les produits d'origine animale) : on comprend pourquoi il est essentiel d'avoir les bons nutriments dans notre assiette puis dans notre corps afin que tout ce petit monde d'acides aminés, d'hormones, de peptides et d'acides gras s'agencent avec harmonie pour subvenir à notre bien-être et nous maintenir en santé, et tout ceci est indissociable d'un sommeil de qualité.

La lumière inhibe la sécrétion de mélatonine et la petite loupiote allumée au cœur de la nuit qui nous protège de la sorcière au nez crochu et du monstre à grandes dents fragilise notre cycle veille / sommeil. Mieux vaut mettre des pièges à monstres sous le lit, un attrape-rêve devant la fenêtre et laisser la porte entrouverte pour rassurer les enfants plutôt que de les habituer à dormir avec une veilleuse (ceci est valable pour les enfants de tout âge, même ceux qui se rasent la barbe ou se poudrent le nez avant d'aller travailler).

La mélatonine a d'autres rôles, elle est par exemple responsable de la pousse du poil d'hiver (chez les animaux, pas chez les humains !) et du changement de couleur de certains pelages, comme celui du lièvre des montagnes qui devient blanc comme neige à la saison froide. Elle est également responsable de l'hibernation des marmottes, hérissons, grenouilles et consorts. Elle est antioxydante, protège notre code génétique des agressions et intervient dans notre système immunitaire.

Le marchand de sable

Qui se souvient de l'émission *Bonne nuit les petits* ? Le marchand de sable se tient avec Nounours sur un nuage ambulant, c'est lui qui endort les enfants sages en dispersant au-dessus des villes une poignée de sable étincelant comme de l'or.

On retrouve cette légende dans différents pays d'Europe dès le XVIIIe siècle : le marchand de sable est un personnage mythique qui répand du sable dans les yeux afin de nous endormir. Les paupières piquettent et incitent à nous frotter les yeux avant de tomber irrémédiablement dans un sommeil bienfaiteur.

D'une manière plus pragmatique, quand la fatigue s'installe en fin de journée, on cligne moins des paupières et les yeux ont tendance à se dessécher et piquer. Se frotter les yeux stimule les glandes de Meibomius qui lubrifient la surface de notre cornée.

L'induction du sommeil

Et si notre marchand de sable nous boude et préfère se prélasser dans son élément naturel, sur une plage aux Caraïbes par exemple, que faire pour trouver le sommeil ? La condition *sine qua non* de l'induction du sommeil est la sécrétion de mélatonine. Elle dépend de plusieurs facteurs comme la présence de lumière mais aussi l'alimentation et la chaleur. Contrairement aux idées reçues, la chaleur réveille et le froid endort, une douche fraîche vous sera donc plus bénéfique qu'un bain chaud si vous cherchez un sommeil de qualité.

Le facteur génétique joue aussi un rôle (certaines personnes sont du soir alors que d'autres seront plutôt matinales), ainsi que l'environnement social. D'autres mécanismes, plus complexes, entrent également en jeu. En fait, pour tout vous avouer, le marchand de sable n'a rien à voir avec la sécrétion de mélatonine, mais inutile de le répéter aux enfants sages.

Rythmes alpha, bêta, delta

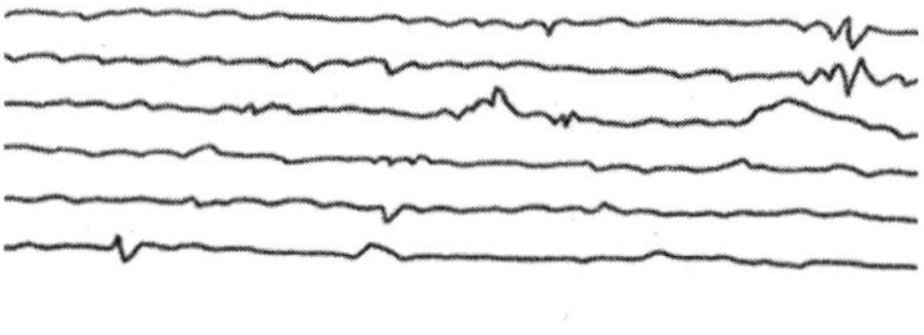

Le sommeil n'est pas linéaire: on a pu l'étudier grâce à des capteurs de l'électricité dégagée par nos neurones. On décrit ainsi différents rythmes cérébraux, définis selon leurs fréquences:

Le rythme bêta: il correspond à l'état de veille, avec activité des pensées et concentration. Une contrariété ou une pointe d'anxiété peut vous faire basculer en rythme bêta.

Le rythme alpha: nous sommes toujours en veille mais dans un état de quiétude et sérénité. Le rythme alpha correspond au moment où l'on ferme les yeux pour se détendre. L'hypnose officie sous l'égide de ce rythme. Quand l'endormissement s'installe, le rythme alpha disparaît pour laisser réapparaître un rythme bêta pendant le sommeil léger.

Puis le sommeil profond s'installe et le rythme cérébral passe en delta, qui traduit une très faible activité neuronale. Le sommeil paradoxal correspond à l'étape des rêves, un rythme bêta se remet en place en même temps que des mouvements oculaires rapides sous les paupières closes.

Les cycles du sommeil

Si on compare le sommeil à un train, la locomotive fait office d'endormissement, puis chaque wagon est composé de plusieurs compartiments, qui correspondent à:

- Une phase de sommeil léger
- Une phase de sommeil profond
- Une phase de sommeil paradoxal. C'est à ce moment que parfois on se réveille, pour replonger dans le prochain wagon, ainsi de suite, tout au long de nos nuits.

La durée moyenne d'un cycle / wagon est de 90 minutes. Selon les individus, il existe entre 3 et 5 cycles de sommeil par nuit. Un adulte a besoin en moyenne de 8 heures de sommeil par nuit: cette quantité dépend de chacun car il existe des petits et des gros dormeurs, l'important est que vous soyez repu de sommeil le matin au réveil.

Enfin, si un nouveau-né passe le plus clair de son temps à dormir (20 heures les premières semaines de vie), un octogénaire pourra se satisfaire de 4 heures de sommeil. Ainsi va la vie, il est inutile de vouloir forcer nos aînés à dormir à l'aide de cachets colorés s'ils n'ont pas sommeil. Certains moines bouddhistes ont arrêté de dormir, ils somnolent quelques heures par nuit sans réellement dormir.

Pourquoi bâiller ?

On commence à bâiller dans le ventre de nos mères et on bâillera environ un quart de million de fois dans sa vie. Le bâillement n'est pas propre à l'être humain : il est présent chez tous les vertébrés, même chez les poissons (je vous l'accorde : on voit plus souvent un chat bâiller qu'un poisson rouge).

Bâiller est un réflexe qui laissait déjà Hippocrate perplexe et en 2 500 ans de réflexions scientifiques, les médecins n'ont toujours pas répondu à cette question basique : pourquoi bâille-t-on ?

Nous avons tous remarqué qu'on bâille lorsqu'on est fatigué, mais aussi quand on est relaxé ou lorsqu'on change de niveau de conscience. Et le bâillement à son tour induit la détente : voici un exemple de cercle vertueux.

Contrairement aux idées reçues qui voudraient que le bâillement induise le sommeil, il semblerait au contraire que celui-ci joue un rôle dans l'oxygénation du cerveau et le refroidissement de celui-ci afin de le maintenir en alerte.

La médecine ayurvédique considère le bâillement comme une élimination, il est juste de laisser aller nos bâillements sans essayer de les contrôler.

Certaines cultures pensent que des esprits peuvent pénétrer dans le corps lors d'un bâillement, c'est pour cela que nos mères nous ont appris à mettre la main devant la bouche avant de bâiller : ce geste de savoir-vivre n'est pas réservé qu'aux jeunes filles de bonne famille !

Chacun sait que, tout comme le fou rire, le bâillement est contagieux : un bon bâilleur fait bâiller 20 personnes. Bâiller en réponse à son voisin n'est en vérité ni un réflexe ni une contagion, mais un acte communicatif et mimétique basé sur la réplication de ce qu'on voit ou ressent (le phénomène est également observé chez les aveugles) : on bâille purement et simplement par empathie !

Bâiller aux corneilles ou bayer aux corneilles ?

On baye aux corneilles, du verbe « bayer » : rester bouche bée. L'expression est ancienne, elle nous vient du XVIIe siècle. Les corneilles sont utilisées dans leur sens métaphorique et symbolisent une futilité sans importance. Il n'est donc point sujet ici de bâiller devant des oiseaux noirs, mais bien de rester bouche bée et mâchoire légèrement pendante devant une peccadille…

Rituel vespéral pour un sommeil bienheureux

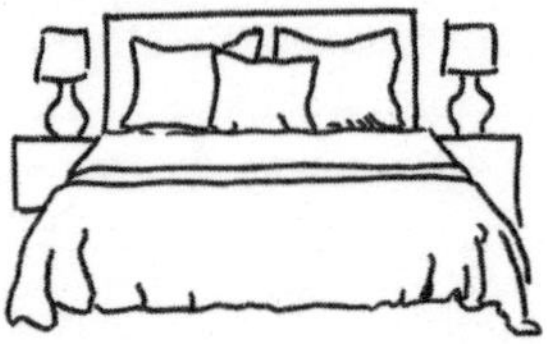

La manière d'initier le sommeil chaque soir est primordiale et organise la qualité de vos nuits. Les 24 heures de la journée sont rythmées par des vagues énergétiques et il est plus aisé de surfer sur la bonne onde qui amène le sommeil plutôt que de ramer comme un forcené pour rattraper une vague qui nous est passée sous le nez : gardez en mémoire qu'idéalement on devrait aller se coucher avant 22 heures.

Si vous avez de la difficulté à entrer dans le monde d'Hypnos, créez-vous un rituel bien à vous, à heure fixe, qui vous amènera paix et détente. Cela peut être par exemple :

1. une douche tiède
2. puis mettez-vous au lit
3. avec une tisane relaxante
4. et un bon livre.
5. Posez 1 goutte d'huile essentielle de lavande officinale sur chaque poignet et masser quelques instants.

Les plantes qui endorment

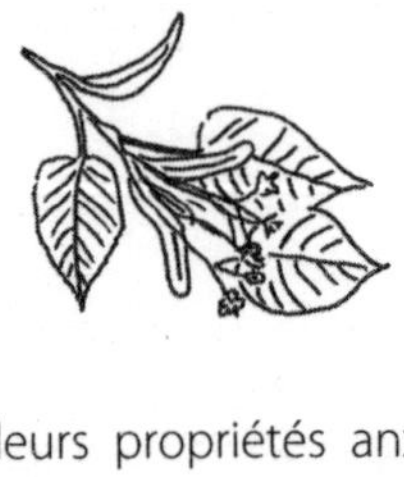

Elles sont connues pour leurs propriétés anxiolytiques, soporifiques et digestives.

Prenez l'habitude de les consommer en tisane chaque soir, après un repas léger. Au choix : tilleul, mélisse, lavande, valériane, verveine, pétales de coquelicot, pavot jaune de Californie, houblon, camomille.

Vous pouvez également préparer un « café blanc » libanais : 1 cc d'eau de fleur d'oranger pour une tasse d'eau bouillante.

Votre chambre doit être dédiée au sommeil : c'est un temple duquel vous devez éloigner tout aspect qui pourrait nuire à une bonne qualité de sommeil.

Idéalement, le lit a la tête au nord (ou à l'est) et votre table de nuit ne contient ni radio-réveil ni téléphone portable. Évitez les écrans dans la chambre à coucher.

Aérez bien votre pièce avant d'aller dormir ; diminuez votre chauffage pendant la nuit et gardez une fenêtre entrouverte.

Le galet sous le lit

Mettez un gros galet sous votre lit : il est chargé de l'énergie berçante de l'eau et procure une énergie calmante et propice au sommeil.

Les bienheureux orteils

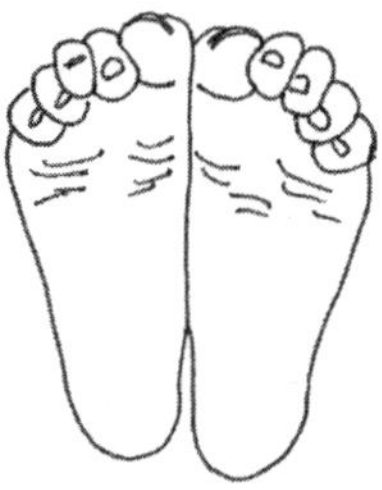

Chaque soir juste avant de dormir, massez-vous les pieds à l'aide d'une huile de sésame. Insistez sur les orteils et en particulier sur le gros orteil qui représente notre tête et donc un mental parfois trop stimulé pendant la journée. Il suffit de masser quelques minutes chaque pied pour mettre à terre les évènements de la journée et induire un état de relaxation qui conduit au sommeil. Vous êtes deux à partager le lit ? Massez-vous les pieds de concert.

Qu'est-ce qu'un rêve ?

Biologistes et psychologues n'expliquent pas les songes de la même manière et si on demande en plus l'avis des poètes, nos scientifiques risquent d'en perdre définitivement leur latin. Un rêve est une émanation de notre inconscient qui vient délivrer un message à notre conscient. Le rêveur expérimente des émotions, des images, des sensations qui lui donnent l'impression de se trouver dans un espace qui n'a rien à voir avec le lieu où il se trouve (son lit). Il est l'acteur d'un film, souvent illogique, qui peut lui laisser de vives émotions au réveil.

On parle de cauchemar lorsque le rêve est désagréable. Il est différent d'une hallucination car le rêve ne s'exprime qu'une fois la personne endormie (alors que l'hallucination a lieu à l'état de veille).

L'inconscient qui s'exprime échappe à toute sorte de volonté ou de contrôle. Il induit des lapsus parfois cocasses mais toujours à méditer et il nous fait rêver. Si Freud ramène les rêves à des refoulements, son élève Carl Gustav Jung leur octroie un potentiel infini et il s'en régale : faisons comme lui. Le rêve touche notre ego et s'il n'est pas trop borné, il pourra travailler sur le message reçu et intégrer l'information afin d'avancer sur son chemin d'évolution.

« Celui qui rêve se mélange à l'air. »
Georges Schehadé

Hypnos et sa famille

Chez les Grecs, Hypnos est le dieu du sommeil. Les Romains l'ont surnommé *Somnus*, à chacun ses égéries. Il est le fils de la déesse Nyx (la déesse de la Nuit) et le frère jumeau de Thanatos, dieu de la Mort. C'est vrai qu'un rien les sépare… Les dieux grecs possédant une éthique très permissive, Hypnos a batifolé avec sa mère et ils eurent un fils qu'ils appelèrent Morphée : le dieu des rêves.

Hypnos a le pouvoir d'endormir les humains et tous les dieux, y compris Zeus en personne. Il est le gardien de la nuit et veille sur le monde quand tout le monde dort…

Rêve ou réalité ?

Même si nous savons pertinemment que les serpents qui agitent leur sonnette devant nous ne sont pas réels, même si nous sommes conscients que nous ne pouvons pas voler dans les airs en agitant nos bras et que la personne qui appuie sur la gâchette en face de nous ne nous a pas tués, l'émotion, elle, est bien réelle.

Le rêve crée la cohabitation des improbables : réel et fantasme se mélangent, de même que le monde familier côtoie les univers étranges le temps d'un songe. Le rêve agit sur nos émotions, et indéniablement cette action est réelle. Cette réalité-là est intime et individuelle et l'image d'un ours ou d'un papillon sera ressentie différemment par chacun, donc attention à l'interprétation trop dogmatique de vos rêves.

Le rêve est donc une réalité de l'inconscient qui vient toucher le conscient. Que doit-on faire de cette rencontre éphémère ? Accueillir le rêve et l'apprivoiser en trouvant la distance juste, c'est-à-dire ni trop près car nous aurions tort de le museler, ni trop loin car cela reviendrait à montrer de l'indifférence envers notre inconscient. Apprivoiser n'est pas domestiquer. Ce verbe provient du maître latin *dominus* qui domine car c'est dans sa nature. Ayons le courage de laisser nos rêves libres pour qu'ils s'approchent de nous sans crainte et nous offrent les messages nocturnes de notre inconscient.

Le rêve apprivoisé crée la relation juste et bénéfique entre le conscient et l'inconscient : ensemble ils se complètent à la manière des noces alchimiques et trouvent un nouvel équilibre. Notre conscience évolue aussi grâce à son alter ego caché dans les rêves : ceux-ci ont une fonction compensatoire. En plongeant dans cet inconscient, l'ego, s'il valide le rêve et reconnaît ses émotions, peut se transformer et continuer son chemin d'évolution.

Que faire de nos rêves ?

Qu'il soit interprété ou non, le rêve agit sur notre conscience. Certains rêves nous interpellent : pourquoi ne pas garder un carnet sur votre table de chevet pour noter vos aventures nocturnes dès le réveil ? Coucher sur papier nos expériences intimes permet d'appréhender les messages cryptés que Morphée, dans son immense mansuétude, vient nous délivrer. Attention cependant de ne pas vous laisser enfermer dans le carcan du symbole : il existe profusion de dictionnaires des rêves qui entrent souvent en contradiction les uns avec les autres. L'important, ce n'est pas d'analyser avec votre cerveau cartésien la signification de ce papillon qui est venu vous visiter la nuit dernière, mais bien de vous imprégner de l'émotion et des sensations qui vous ont envahi alors que vous étiez en présence de ce lépidoptère.

Apprendre à rêver en conscience

Avec un certain degré d'entraînement, nous pouvons tous apprendre à contrôler nos rêves. Le soir lors de l'endormissement, émettez le souhait de rester conscient au sein même de vos rêves. Petite, j'arrivais à ouvrir les yeux lors de mes cauchemars : lorsque la peur m'étreignait, je prenais conscience que je rêvais, alors de toutes mes forces, je me concentrais sur mes yeux pour les ouvrir. Le rêve effrayant prenait fin alors que je me retrouvais assise dans mon lit, éveillée, les yeux grands ouverts sur la pénombre de ma chambre. Gouverner un rêve, cela s'apprend. Rien ne vous empêche de devenir Icare en volant dans les airs la nuit prochaine !

Le premier pas est de prendre conscience que nous rêvons : tout au long de la journée, faites un geste qui vous appartient, comme, par exemple, de toucher votre paume droite de votre index gauche. Contemplez vos mains et ressentez le bout de l'ongle qui s'arrête contre la paume. La nuit quand vous rêvez, refaites votre geste (il est devenu familier à force de le répéter, vous le retrouverez sans embûche) : le doigt traversant votre paume à la manière d'un passe-muraille vous indiquera que vous vous trouvez en plein rêve. C'est la prise de conscience nécessaire pour modifier votre rêve. Et pourquoi pas étendre vos bras en guise d'ailes la nuit prochaine.

Rêves et voyages astraux

Difficile de parler du monde de la nuit et du sommeil sans aborder le voyage astral. Selon la philosophie orientale, notre corps de matière possède 6 autres corps invisibles qui l'accompagnent un peu partout. Un de ces corps s'appelle le corps astral : cette enveloppe subtile se détache facilement du corps physique pour vagabonder où bon lui semble. Certaines personnes sont capables de ce dédoublement en restant conscientes, on parle alors d'expérience de sortie hors du corps.

Ce phénomène nous arrive à tous pendant la nuit lors des rêves. Ne vous est-il jamais arrivé, lors de l'endormissement, de vous sentir soudain tomber et de vous rattraper *in extremis* pour éviter la chute ? Ce sursaut du corps nous réveille. Cette sensation de chute correspond à la séparation du corps astral avec le corps physique.

Loin des cauchemars

Certains cauchemars peuvent être considérés comme des portes s'ouvrant sur l'autre monde. Les enfants sont particulièrement sensibles au monde subtil et invisible et ils peuvent parfois développer des terreurs nocturnes (qui surviennent 1 à 3 heures après l'endormissement, contrairement aux cauchemars qui surviennent comme les rêves au petit matin, avant le réveil). Les adultes ne sont pas épargnés par les cauchemars et certains sont si réels qu'en se réveillant le dormeur a encore l'impression d'être dans l'ambiance de son rêve.

Les solanacées sont des plantes un peu magiques, gardiennes des ouvertures entre les mondes. Elles sont utilisées avec succès en homéopathie. La plus connue pour nettoyer les cauchemars et terreurs nocturnes des enfants est le datura, ou stramonium. Ce remède homéopathique protège de nombreuses peurs, comme celle de rester seul la nuit dans sa chambre, la peur de l'obscurité ou la peur des voleurs, des monstres et des sorcières (le fameux monstre caché dans le placard ou sous le lit… Vous souvenez-vous ?)

L'améthyste & l'argent

Pour refermer ces portes et dormir paisiblement, vous pouvez créer un talisman que vous garderez près de la tête de votre lit ou sous votre matelas. Pour cela, vous avez besoin d'une améthyste et d'un bijou en argent. L'améthyste est un cristal aux teintes violettes. Son nom signifie la pierre qui empêche l'ivresse (de « a » privatif et « méthyste » ivre). Pour votre talisman, dessinez à main levée une étoile à 9 branches en violet et posez votre améthyste au centre de l'étoile avec un bijou en argent (une bague, par exemple).

Tôt le matin

La médecine ayurvédique préconise de se réveiller au moins trente minutes avant le lever du jour : c'est au moment de l'aube que surgit la vague de Prâna qui nous inonde de son énergie bienfaisante. D'ailleurs, ne dit-on pas que l'avenir appartient à ceux qui se lèvent tôt ?

Le petit matin est propice à la méditation, c'est un moment paisible avant l'agitation de la journée. N'hésitez pas à sortir du lit plutôt que de paresser sous vos draps.

« N'abrégez pas le matin en vous levant tard,
regardez-le comme une quintessence de la vie. »
Arthur Schopenhauer

Combien d'années a dormi tout au long de sa vie un homme de 70 ans ?

Bonus : un temple dédié à votre sommeil

Notre chambre à coucher doit être une pièce qui invite au repos et accueille les rêves. Si votre sommeil n'est pas à la hauteur de vos aspirations, vérifiez cette liste ci-dessous et faites les corrections nécessaires.

➚ La chambre à coucher

- Aérez-la chaque jour au moins 30 minutes
- La pièce doit rester simple et dédiée au sommeil : ôtez les écrans
- Choisissez une couleur froide et douce sur les murs.
- Une chambre à coucher rangée est plus propice aux jolis rêves
- Respectez l'obscurité de la nuit pendant votre sommeil : évitez les veilleuses
- Diminuez le chauffage la nuit
- Dans la mesure du possible, ouvrez la fenêtre pour dormir dans un air frais.

➚ Le lit idéal

- Un cadre en bois dépourvu de métal
- Le matelas en matière naturelle, évitez les ressorts
- Les draps en coton ou en lin, de couleur neutre
- Orientation tête au nord ou à l'est. Éviter l'ouest (le sud est neutre)
- Aucun objet entreposé sous le lit.

➚ L'électricité : évitez...

- Les objets électriques à proximité du lit : le radio-réveil à bannir de la table de chevet
- Les lits électriques
- Les rallonges électriques qui font des nœuds sous le lit
- Les prises électriques à proximité de la tête du lit
- Le téléphone portable sur la table de nuit
- Garder une pierre de shungite dans votre chambre à coucher
- Et enfin : éteignez le wifi la nuit.

➚ L'analyse géobiologique de la chambre

En cas de doute, il est toujours bon de faire venir un géobiologiste pour étudier les réseaux de Hartmann et autres lignes et courants de force, afin qu'il rectifie l'énergie de votre chambre à coucher.

S

SYMPATHIQUE & NERF VAGUE : ENTRE LES DEUX MON CŒUR BALANCE

Sympathique ?

Pas tant que cela, en fait… Pour mieux comprendre notre système nerveux sympathique, penchons-nous sur la planche anatomique de notre système nerveux : on peut le diviser grossièrement en deux parties : le système nerveux central, composé du cerveau et de la moelle épinière et le système nerveux autonome : tout le reste.

Le système nerveux autonome, comme son nom l'indique, fonctionne par lui-même sans l'aide de notre cerveau. Ce qui est bien utile parfois, il faut le reconnaître. On lui donne également d'autres sobriquets, comme le système nerveux végétatif : sans cerveau et grâce à lui, on peut continuer à vivre comme un… végétal ! Ou système nerveux viscéral car c'est le chef d'orchestre de nos viscères (pour ceux qui douteraient encore : aucune spéculation lucide n'est nécessaire pour activer le péristaltisme de nos boyaux, la digestion n'est donc pas un acte mystique qui requiert la pleine conscience).

Il existe encore des petites querelles d'anatomistes mais disons pour simplifier les choses que notre système neurovégétatif a sous son égide deux systèmes essentiels qui fonctionnent en équilibre et en opposition : le système sympathique et le système parasympathique. Et comme je le stipulais en première ligne, considérez que le moins sympa des deux pour notre santé est le premier…

Fight or flight

Le système sympathique revêtait un intérêt crucial lors de la chasse aux mammouths des steppes (ils ne faisaient pas moins de 4,5 m au garrot) : un nez-à-nez brutal avec le pachyderme géant au crâne d'obus nous indiquait de manière tout à fait réflexe si nous devions combattre pour le transformer en filets mignons ou dévaler la pente comme des lapins pour se mettre à l'abri de ses défenses spiralées. (Ce qui tend aussi à prouver que pour survivre, nous n'avons que peu besoin de notre encéphale.)

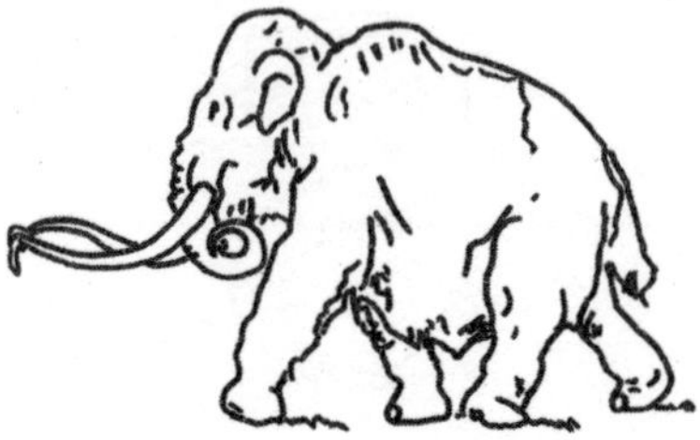

Le système sympathique nous prépare au combat ou à la fuite : il provoque tachycardie et hypertension artérielle afin que le cœur puisse irriguer nos muscles de manière optimale, il libère du glucose dans le foie pour servir de carburant à l'ATP et dilate nos bronches pour que l'air pénètre avec force dans nos poumons et oxygène notre sang. Ce système fort peu sympathique a d'autres actions : il stimule notre transpiration (les fameuses mains moites et aisselles dégoulinantes lors d'un examen oral) mais assèche la sécrétion de salive, contracte les petits vaisseaux périphériques (les mains sont non seulement moites mais deviennent froides) et dilate la pupille qu'il met en mydriase. Enfin, petite cerise sur le gâteau mais qui ne sert strictement à rien face à un mammouth : il stimule l'orgasme.

Du tigre à dents de sabre aux feux de circulation

Nous l'avons tous compris : le mammouth géant n'existe plus, pas plus que le tigre à dents de sabre : le risque de se faire piétiner par un mastodonte au coin de la rue ou de se faire dévorer par un prédateur en faisant ses courses est d'une probabilité infiniment petite. Nous devrions donc vivre nos existences de Sapiens modernes sereins, en paix béate face à la certitude de la vie.

Pourtant, notre système sympathique ne cesse de s'activer : nous avons remplacé le mammouth poilu de Sibérie par le chef et ses sempiternelles brimades et le tigre à dents de sabre par le feu de circulation qui accumule sa petite minute de pause à notre retard matinal. Absurde… Notre organisme, stimulé par notre système sympathique, fonctionne avec l'illusion d'un danger potentiellement mortel, même en découvrant une facture d'électricité.

Hypertension, tachycardie, mains moites et pieds froids. C'est comme si nous affrontions la possibilité de notre mort à chaque coup de stress : le système sympathique se met en branle pour nous permettre soit de tuer le carnassier qui veut nous dévorer tout cru, soit de prendre les jambes à son cou et de fuir au plus vite. Tous ces symptômes sont la résultante de la sécrétion brutale d'une hormone, j'ai nommé…

L'adrénaline

L'adrénaline est une hormone sécrétée par notre système nerveux central et les glandes surrénales, accolées au-dessus de nos reins. C'est d'ailleurs de là dont vient son nom : *ad-renes* veut dire « près des reins » en latin. Les Américains l'appellent *epinephrine* avec la même logique étymologique (*epi-nephros* signifie au-dessus des reins, en grec). D'ailleurs, en cas de peur intense, il nous arrive de ressentir une sensation de frisson interne dans le dos : il peut correspondre à une décharge massive d'adrénaline.

Dans son action, l'adrénaline se fait aider par la noradrénaline, sa grande sœur. Elles appartiennent toutes deux à la famille des catécholamines et sont synthétisées à partir d'un acide aminé : la tyrosine.

Si l'adrénaline sauvait des vies dans les temps incertains des grands prédateurs, elle n'a plus le bon rôle dans notre société contemporaine et elle est devenue l'hormone de stress par excellence. Il faut néanmoins lui reconnaître quelques bonnes actions : en injection, elle a le pouvoir de réanimer lors d'un choc allergique massif ou d'un arrêt cardiaque.

Les angoisses du tableau noir

Qui se souvient des moments où l'on retenait son souffle quand notre maîtresse contemplait sa classe en silence avant de nous désigner de son doigt tendu ? Sa voix retentissait alors : « Albert : au tableau ! » La boule au ventre et le cœur palpitant, Albert se levait pour aller résoudre l'exercice d'arithmétique aux yeux de tous. Et heureusement que les craies adhèrent aux doigts malgré la sueur, car le trac rend les mains sacrément moites. Parfois c'était même le black-out : Albert avait beau avoir fait l'exercice la veille, la solution lui échappait et rien ne sortait de son gosier contrit.

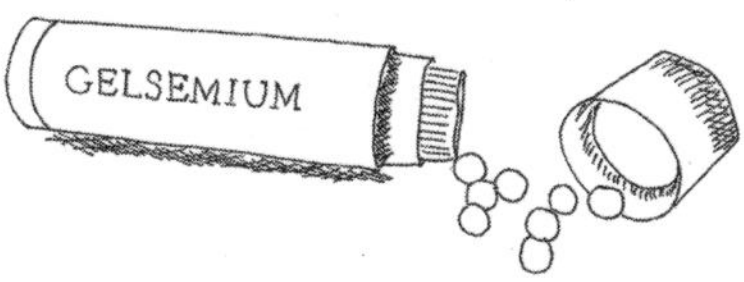

Le trac est le résultat d'une stimulation massive du système sympathique qui nous projette dans l'expérience du lapin encerclé par vingt fauves. C'est une réaction totalement inadaptée qui peut avoir des conséquences déplorables. Si vous êtes sensible au trac, prenez 3 granules de Gelsemium (Hom) la veille de l'examen ou de la présentation orale, et 3 granules le jour même.

Quand le cortisol fait son mariole

Il est impossible de parler des surrénales sans évoquer le cortisol : cette hormone soutient l'adrénaline face à un stress. Le hic, c'est quand le stress devient quotidien : le taux de cortisol ne redescend plus et ses actions perdurent : troubles du sommeil, prise de poids, installation d'une hypertension et inhibition de notre système immunitaire qui devient moins efficient face aux infections. Certains se reconnaissent ? Une prise de poids sournoise n'est pas toujours à chercher du côté du carré de chocolat avec la tisane du soir. Heureusement, la nature nous a dotés du...

Parasympathique

Réjouissons-nous : l'action du système sympathique est contrée par son antagoniste : le système parasympathique. C'est un peu comme une partie d'échecs : à chacun sa reine. L'adrénaline fait face à l'acétylcholine. Si la première nous rend nerveux comme un insecte piqueur insomniaque, la seconde nous enlève toute velléité d'action.

C'est le négatif du stress, le *chill* absolu, le cœur ralentit et se met en hypotension, à l'extrême un malaise vagal menace de nous faire tomber dans les pommes : le cerveau n'est plus correctement irrigué et tourne de l'œil au moindre effort. À côté de cela, comme si cela ne suffisait pas, l'acétylcholine provoque à la fois une hyper sécrétion digestive avec augmentation du péristaltisme et une relaxation des sphincters digestifs : à l'extrême, vous imaginez le genre de débâcle que cela peut donner...

D'où vient l'expression « tomber dans les pommes » ?

Le nerf vague

Il a été ainsi baptisé par des anatomistes perplexes devant leurs dissections, incapables de se mettre d'accord sur la région innervée par cette branche (très vague en effet). Le vague innerve un territoire anatomique fort étendu. Il s'occupe de la régulation végétative et interagit autant avec le cœur qu'avec nos intestins. Il gère également la phonation. Le vague est appelé le pneumogastrique, ou le X (10 en chiffre romain, à ne pas confondre avec les *X-Men*). Non content d'être responsable de la majorité des informations végétatives de notre système parasympathique, il est encore disponible pour les informations sensitives, sensorielles et motrices. Il régit entre autres les sécrétions de notre thyroïde, du pancréas et des glandes surrénales.

Quand le ventre gargouille

Il arrive parfois que notre ventre gargouille hors digestion. Soit dans une relation amoureuse lors d'un moment d'intimité, soit lors d'un massage relaxant chez un thérapeute. Ces borborygmes incongrus sont souvent perçus comme gênants car ils abîment le silence d'un moment précieux. La prochaine fois que cela vous arrive, vous saurez que ces gargouillis musicaux sont dus à la sécrétion d'acétylcholine quand votre organisme passe en système parasympathique. C'est la preuve (s'il en faut) que vous êtes détendu et bienheureux.

N'ayez donc crainte de gargouiller et de borborygmer en c(h)œur !

L'alignement parfait

Certains lecteurs se reconnaîtront dans le premier tableau « sympathique » : celui de la peur d'être dévorés tout cru par un sémaphore rouge.

La physiologie humaine ne peut cloisonner ses spécialités : tout est intriqué, c'est la beauté de l'être humain, un battement de cils peut déclencher un événement inattendu le lendemain. Impossible de séparer le système nerveux de notre ventre, des palpitations de notre cœur ou de nos émotions. Nous comprenons à présent pourquoi un stress continu est un terreau propice à une grippe hivernale alors que rien ne semble relier le virus grippal aux foudres injustes de notre chef mal luné.

Pour bien vivre, il est essentiel de vivre aligné, c'est-à-dire en adéquation avec les informations qui nous parviennent et le comportement qu'on adoptera. Un feu rouge reste un feu rouge et un examen oral peut tout à fait être géré sans tourner de l'œil ni tremper l'emmanchure de sa chemise. Comprendre les coulisses de notre organisme est indispensable, cela nous offre un certain recul, recul nécessaire pour se centrer à nouveau sur nous sans trop souffrir des évènements extérieurs. Imaginez un bateau : un bon marin maintient son cap quel que soit l'état de l'océan qui l'entoure.

Les plantes adaptogènes

Suite à la requête expresse et non négociable de son chef hiérarchique direct (Joseph Staline), le Dr Lazarev a travaillé une bonne partie de sa vie pour trouver la manière de rendre l'armée russe invincible. De toute évidence, il n'a pas tout à fait réussi, mais ses recherches lui ont permis d'étudier à la loupe des plantes très prometteuses. Il les a appelées les plantes adaptogènes et a défini lui-même leurs particularités : « L'adaptogène est une substance qui induit un état de résistance qui permet de contrebalancer le stress et de s'adapter à un effort exceptionnel. »

Ces plantes stimulent donc notre résistance face au stress, peu importe son origine. Le principe est connu depuis des milliers d'années par la médecine chinoise traditionnelle. Les plantes adaptogènes contiennent des principes actifs qui régulent nos fonctions internes quand elles réagissent anormalement à notre environnement, elles nous permettent de gérer notre système nerveux autonome en évitant les débordements « sympathiques » et de garder le cap face à l'océan tumultueux. Elles sont d'une aide précieuse pour gérer un stress chronique ou une période plus courte, lors d'une période d'examens, par exemple.

Voici un choix de 7 plantes : l'ashwagandha, l'astragale, l'éleuthérocoque, le ginseng, le lapacho, le maca et la rhodiola. Chacune possède une action propre : à vous de choisir la plante la mieux adaptée à votre situation.

Ashwagandha

Cette plante indienne est appelée la « feuille de guérison » par les Arabes du Yémen, elle fait partie de l'immense famille des solanacées et a été classée pour la première fois par Linné. Comme de nombreuses plantes adaptogènes, l'ashwagandha pousse avec facilité dans des milieux arides et ce n'est certainement pas un hasard. Elle contient de la withaférine aux multiples talents : cette plante adaptogène a une action prépondérante sur le stress (la médecine ayurvédique lui attribue la médaille d'excellence pour venir à bout du stress) et sur trois systèmes majeurs de notre organisme qu'elle protège : les systèmes immunitaire, neurologique et cardiaque. On lui attribue des vertus contre l'anxiété, l'insomnie, la maladie de Parkinson et la maladie d'Alzheimer. Non satisfaite de tant de mentions d'excellence, elle se consacre également à notre thyroïde et neutralise les inflammations articulaires. Arrêtons là ses vertus (il y en a d'autres) et rappelons que l'important, ce n'est pas de se précipiter sur la première plante, mais bien de trouver le remède qui entre en résonance avec votre énergie et vous aide dans le réalignement de soi.

Astragale

Ancienne comme le monde, l'astragale fait à nouveau parler d'elle grâce à ses vertus rares et fascinantes : elle ralentit le vieillissement de l'ADN. Ajustons nos binoculaires sur l'astragale pour pénétrer ses mystères.

L'astragale est un nom générique de plantes qui fait partie des fabacées : on en dénombre quelque 2 500 espèces mais celle qui nous intéresse est *l'astragalus membranaceus.* Elle pousse initialement en Mongolie et en Chine : vous vous doutez donc qu'elle fait elle aussi partie de la pharmacopée chinoise depuis des millénaires et qu'elle a été ainsi étudiée sous toutes ses coutures.

Astragale & astragale

Les férus d'anatomie auront reconnu le dénominatif de l'os qui repose au-dessus du talon et soutient notre tibia et notre fibula. Son étymologie est mystérieuse mais évoque *astir* qui signifie astre, étoile filante ou météorite en grec ancien. L'astragale servait initialement à désigner les vertèbres cervicales. On remarque ainsi qu'il est toujours question de soutien : le pied soutient la jambe et est la base de tout notre corps, les vertèbres sont à la base de notre crâne… Et la plante astragale soutient notre ADN.

On découvre dans les radicelles d'astragale maintes substances actives qui pourraient fort bien nous permettre d'écrire quelques rimes de troubadours en faisant rimer « astragalosides » avec « flavonoïdes », ou encore calcium avec sodium et zinc et étain (je vous fais grâce de la douzaine d'autres composés secondaires qui ne trouvent aucune rime) : il suffit de savoir que cette plante est une adaptogène et qu'elle est un des meilleurs alliés de notre système immunitaire qui, comme vous le savez tous depuis que vous avez lu le chapitre I, est la clef de voûte de notre santé et de notre bien-être physique.

L'astragale permet ainsi de soutenir l'organisme face aux différentes bébêtes microscopiques qui se sentiraient l'envie de nous envahir en période hivernale, mais elle nous rend également plus forts face au stress, qu'il soit psychique ou physique.

Tel Homère ?

Le secret de l'astragale, c'est son action sur nos télomères. Le télomère est le bout final du chromosome. Nous avons 46 chromosomes, ce qui fait 92 extrémités donc 92 télomères. Cette extrémité revêt une importance capitale dans la réplication de nos chromosomes (donc de la multiplication de nos cellules, du remplacement des cellules vieillies, affaiblies ou abîmées par des cellules jeunes et fringantes).

Pas de télomère ? Pas de réplication. Le hic, c'est qu'avec l'âge, les télomères rétrécissent jusqu'à devenir peau de chagrin et disparaissent. Les deux autres ennemis des télomères, en dehors du temps qui passe, sont le stress et l'inflammation.

Et comme dit Homère dans son Odyssée : « Est-il dans cette vie une gloire plus grande que de savoir jouer des jambes et des bras ? » et pour cela, eh bien, il est nécessaire d'avoir des télomères, chromosomes, cellules, organes en bien-être ! Consommer de l'astragale permet ainsi de relancer la réplication de nos chromosomes.

Éleuthérocoque

Le nom en grec signifie « la graine libérée » : un programme qui met l'eau à la bouche ! On l'appelle également le ginseng de Sibérie et même « buisson du diable », son nom scientifique entier est le *eleutherococcus senticosus*. L'arbuste pousse sans difficulté dans la steppe sibérienne et se joue des hivers rudes. On ne compte pas moins de six composés fort intéressants dans la plante et il n'y a nul doute que malgré les sobriquets diaboliques dont on l'affuble, les bonnes fées se sont penchées sur son berceau. À l'instar des autres plantes adaptogènes, elle possède une action immunostimulante, anti-inflammatoire et antioxydante. Elle agit en freinant les développements tumoraux, est antibactérienne et soutient notre foie. Cette plante est donc tout à fait indiquée en cas de fatigue chronique et les étudiants en période d'examens. On utilise la racine, mais il est important qu'elle soit la plus fraîche possible car la substance active a tendance à disparaître avec le temps (et totalement au bout de 3 ans).

Ginseng

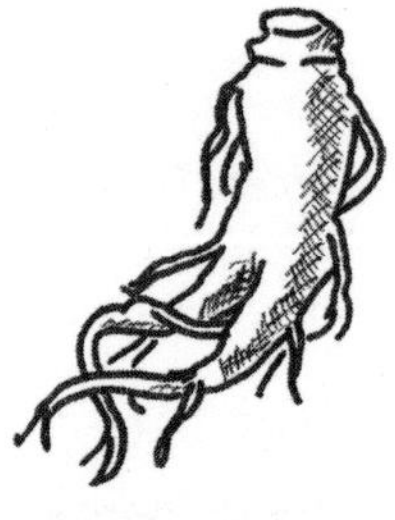

A-t-on encore besoin de présenter le panax ginseng ? « Panax » découle du grec et signifie « le remède du tout », qui a donné la panacée en français. Le ginseng est considéré depuis des millénaires comme le remède universel de la pharmacopée asiatique : c'est une valeur sûre. Le mot « ginseng » vient du mandarin qui signifie « la racine homme » : c'est vrai qu'elle peut prendre une allure anthropomorphe, tout comme la mandragore dans nos contrées : la ressemblance humaine lui apporte une certaine aura mystérieuse.

La racine contient tout ce qu'on peut imaginer en minéraux, acides aminés et vitamines (avec mention spéciale pour les vitamines B), mais c'est de son composé unique, le ginsénoside, qu'il tire ses propriétés anti-inflammatoires et antioxydantes hors du commun. Il booste notre immunité quand elle bat de l'aile et stimule les neurones trop paresseux. Et puis et puis… le ginseng est un excellent aphrodisiaque !

Il fut le remède des rois et de l'aristocratie avant d'être démocratisé au XXe siècle. Sa culture est longue, il faut plusieurs années pour que le rhizome atteigne sa maturité thérapeutique, cela justifie le prix élevé de ce remède. Le ginseng actuel provient surtout de Corée, mais il peut aussi être cultivé en France : un père jésuite missionnaire rapporta un rhizome au XVIIIe siècle qui s'adapta bien à nos climats : rien ne vous empêche de vous lancer dans sa culture, pour consommation personnelle. Ginseng blanc ou rouge : c'est la même plante, la racine est soit lavée soit étuvée.

Lapacho

C'est l'arbre sacré des Incas qu'ils surnomment l'arbre de vie, il peut atteindre 35 m de haut et fleurit en été de milliers de fleurs rose vif en forme de clochettes. Son aubier est utilisé en décoction par les guérisseurs incas, il a maintes vertus dont celle d'asphyxier les cellules cancéreuses (ce qui excite beaucoup les scientifiques). Il soutient notre immunité, nous aide à nous débarrasser de nos toxines et est riche en fer et toutes sortes de minéraux.

Maca

Cette plante à racines pivotantes est utilisée depuis le néolithique dans les Andes ; les hautes altitudes ne lui font pas peur car on la retrouve jusqu'à 4000 m. Et là-haut, le tubercule résiste à tout : gels nocturnes, vents puissants qui dessèchent le sol et soleil impitoyable le jour. Les Péruviens consomment le maca cru ou cuit, sous forme de gâteaux ou même de chips. Il a maintes vertus et pas seulement nutritionnelles : il a une réputation de stimuler une libido trop paresseuse et d'adoucir la ménopause, il soulage le stress, prend notre immunité en mains, bref : il travaille sur notre force vitale.

Rhodiola

On l'appelle également l'orpin rose ou la racine d'or (ne pas confondre avec le curcuma). Cette plante grasse pousse dans nos montagnes : elle aime les climats froids et les sols de caillasse. Si la majorité des fleurs est hermaphrodite, la rhodiola a la particularité étrange d'être monosexuée (comme le ginkgo biloba) : soit la plante est mâle et possède des staminées, soit elle est purement femelle et présente des pistillées. On utilise sa racine rose qui contient de très nombreuses substances médicinales.

Ce végétal appartenant à l'ordre des saxifragales est utilisé depuis des siècles en Sibérie pour permettre aux autochtones de s'adapter au climat rude hivernal et les Vikings la considéraient comme une plante magique en lui attribuant le pouvoir de prolonger la vie pendant deux cents ans. Elle a des propriétés antidépressives, antioxydantes et surtout stimule notre résistance physique et psychique.

La rhodiola est idéale en cas de stress prolongé ou de « burn-out ». Elle est le parfait exemple de l'esprit sain dans le corps sain.

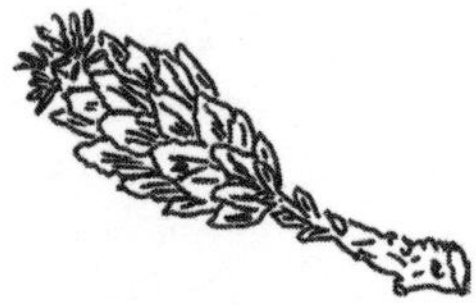

Si vous la rencontrez lors de vos promenades en montagne, vous pouvez consommer les feuilles et les jeunes pousses crues à croquer sur le chemin, ou en salade (leur goût est légèrement amer).

Neurosciences & méditation

Les premières études françaises en neurosciences ont eu lieu dans les années 70 et confirment ce que les Japonais savaient déjà : le cerveau d'un moine en zazen chapeauté d'électrodes oscille en rythme alpha de grande amplitude et ralentit sa fréquence lors de la méditation. Le tracé est stable dans le temps. Méditer procure un état modifié de conscience, différent de l'état de veille ou du sommeil. Des études plus récentes aux États-Unis concluent à un renforcement de certaines fonctions cérébrales dont une meilleure synchronisation des ondes cérébrales, qui permet d'améliorer, par exemple, la puissance de l'attention sans distraction.

Question santé, la méditation diminue le stress et permet de mieux supporter des douleurs chroniques. Le sommeil est amélioré ainsi que la capacité à « faire face » à la vie.

En 2015, une étude publiée par le prestigieux journal *Lancet* démontre que la pratique de méditation quotidienne en pleine conscience a une efficacité identique que les antidépresseurs dans la prévention d'une rechute dépressive.

Selon l'adage « on n'est jamais mais mieux servi que par soi-même », je vous conseille d'expérimenter la méditation et d'en déduire vos propres conclusions.

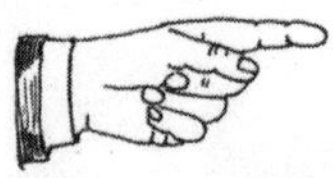

Bonus : 5 minutes (ou plus) de méditation chaque matin

Dès votre réveil, asseyez-vous en silence et d'une manière confortable. L'important est que votre dos soit vertical et non horizontal (la méditation se transforme alors en relaxation). En lotus sur votre lit ou simplement assis sur une chaise, fermez à moitié les yeux pour que le regard se pose devant vous de manière floue. Il est préférable de garder les yeux à moitié ouverts.

Posez vos mains sur les cuisses, et concentrez-vous sur votre respiration : inspiration puis expiration, tout en douceur, lentement, en remarquant que l'air inspiré est légèrement plus frais que celui expiré. Observez vos narines, votre poitrine qui bouge imperceptiblement, votre ventre qui accompagne le mouvement car votre diaphragme est relaxé et si une pensée vient vous rendre visite, accueillez-la en vous laissant traverser de manière qu'elle continue son chemin.

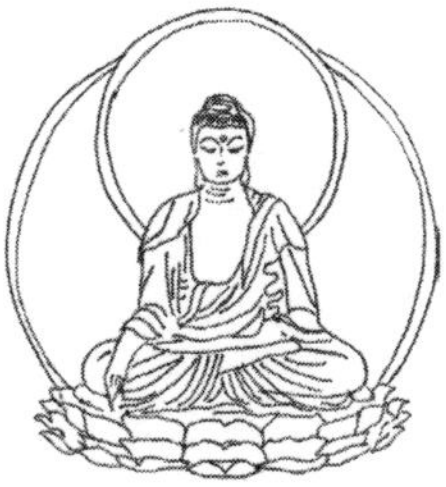

Les 5 minutes passées, remerciez votre pratique et commencez votre journée.

Progressivement, allongez la durée de votre méditation de quelques minutes.

Il faut 21 jours pour qu'un geste accompli chaque jour devienne une routine… Munissez-vous de persévérance et en quelques semaines, vous verrez les bienfaits que ces quelques minutes de méditation quotidiennes offrent à votre vie.

T

THYROÏDE : UN INDISPENSABLE PAPILLON

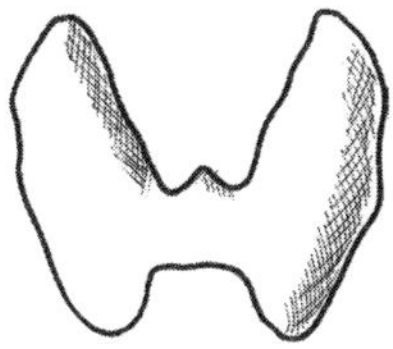

Anatomie d'un papillon

La glande thyroïde se situe sous la peau à la face antérieure de notre cou, juste en regard de notre larynx. Elle pèse 30 g, a une forme délicate de papillon et sécrète des hormones qu'on appelle communément T3 et T4 parce que leur nom est trop long à prononcer (triodothyronine et thyroxine pour ceux qui insistent). Elle sécrète également un peu de calcitonine qui joue un rôle dans la calcification de nos os.

Notre thyroïde est constituée de deux lobes reliés par un isthme sur lequel on retrouve une minuscule pyramide qui est le reliquat d'un canal embryonnaire lors de notre vie amniotique : la thyroïde prend naissance à partir de la langue puis migre à sa place définitive et les contacts se rompent. Ce détail anatomique revêt toute son importance quand on abordera le Vishouddha chakra.

T3 & T4

Quand on parle de l'une, l'autre n'est jamais très loin. La thyroïde synthétise surtout de la T4 (4 car elle possède 4 atomes d'iode). La T4 est une « pro-hormone » : elle ne devient efficace que si elle perd un atome d'iode. Elle se transforme alors en T3 et peut agir sur ses récepteurs spécifiques.

Pour synthétiser ces hormones, la thyroïde a besoin d'un acide aminé, la tyrosine, et d'un atome relativement rare dans la nature : l'iode. Ces hormones sont indispensables à la vie et en manquer revient à entrer progressivement en hibernation jusqu'à ce que mort s'ensuive. Cela prend de longues années et nous laisse tout le temps pour contrecarrer une éventuelle carence, mais sachez que sans ces hormones, point de vie n'est possible. On ne badine pas avec les T3 et T4 :

elles sont d'une importance capitale dans notre physiologie, bien plus par exemple que nos hormones sexuelles (on vit très correctement sans progestérone ni estrogènes après la ménopause).

La tyrosine

Cet acide aminé fait partie de la garde rapprochée de notre bien-être. Notre organisme sait en fabriquer, certes, mais parfois en quantité insuffisante. C'est grâce à la tyrosine que nous créons l'adrénaline, la noradrénaline (voir chapitre S), la dopamine, la dopa (voir chapitre B) et les hormones thyroïdiennes : autant dire que cette petite molécule qui fait partie des fameux 22 acides aminés protéinogènes porte la responsabilité de notre humeur et la gestion de notre métabolisme sur ses épaules.

Dans notre alimentation, la tyrosine est présente surtout dans l'avocat, les amandes, les graines de citrouille et de sésame, l'ail, le cacao, le soja ou encore la banane. Elle apparaît parfois sous forme de petites étoiles blanches sur les tranches de vieux parmesan : mangez des étoiles, c'est bon pour votre bonne humeur !

C'est à la T3 que revient l'honneur de manier la baguette qui orchestre le métabolisme des glucides, protéines et lipides : elle gère la faim, mais aussi règle la température corporelle, la fréquence de notre cœur, la croissance de notre corps et la différenciation de nos cellules, y compris les neurones avec une action sur les neurotransmetteurs. Ce qui revient à dire que la T3, à la manière d'un général chapeautant ses subordonnés, régule l'action des autres hormones et intervient indirectement dans notre libido, nos humeurs, la fatigue pour ne parler que de ces agissements principaux.

Iode

Cet halogène a été découvert par un chimiste au XIXe siècle suite à un dégagement de gaz violet provenant d'algues calcinées. On aurait pu crier à la sorcellerie, mais Monsieur Courtois, en observant le phénomène, en déduisit posément qu'il avait découvert un nouvel atome. Helléniste à ses heures perdues, il le nomma « iode » car *iodès* signifie violet en grec.

L'iode est présent dans les océans et donc dans les algues, les crustacés et les poissons de mer mais il reste rare dans les contrées loin du littoral. Sans iode, la thyroïde ne peut synthétiser ses hormones. La carence en iode entraîne par effet domino une carence en hormones thyroïdiennes qui donne une maladie dénommée autrefois le crétinisme.

Crétin des Alpes

Cela n'étonnera aucun Breton de savoir qu'il n'existe aucun crétin en Bretagne : vivre en bord de mer, c'est avoir des habitudes alimentaires saines. L'huître, par exemple, regorge d'iode (mais pas que : elle est aussi riche en oméga-3, magnésium, zinc, calcium, fer, protéines, et pleine d'autres nutriments à faire pâlir d'envie n'importe quel comprimé polyvitaminique) ; or, ce coquillage ne se trouve pas dans les montagnes. Le crétinisme était une maladie observée essentiellement dans les Alpes et dans d'autres contrées fort éloignées de l'air marin. Le capitaine Haddock en a fait son juron favori, nul doute qu'avec son nom empli d'embruns iodés il ne pouvait être crétin, par contre, il savait les reconnaître.

Quoi qu'il en soit, si les goitres ont été décrits depuis des siècles, c'est Paracelse qui fait le rapprochement au XVIe siècle entre la présence d'un goitre et les troubles physiques associés à un retard mental qui en découlent.

Un crétin goitreux n'est autre qu'un individu qui ne sécrète plus suffisamment d'hormones thyroïdiennes. Sa thyroïde est sur-stimulée, elle augmente donc de volume, mais ne sécrète plus assez d'hormones pour faire face aux demandes de l'organisme.

D'où vient l'étymologie du mot « crétin » ?

A : c'est une déformation du mot « chrétien » utilisé par le patois valaisan pour nommer les simples d'esprit

B : c'est le nom des habitants des « crêts » : des sommets

C : le mot provient de l'allemand « kreide » qui signifie « craie », comme la couleur blanchâtre de la peau des hypothyroïdiens.

L'iode à la rescousse du goitre

Avant le XIXe siècle, n'ayant pas découvert l'iode, on ne pouvait que constater les symptômes sans offrir de réel traitement. C'est en 1825 qu'on suggère timidement que la carence en iode pourrait avoir un rapport avec le crétinisme. Hélas ! Monsieur Boussingault est tellement effacé que personne ne l'écoute. Il faudra 70 ans supplémentaires pour qu'on réalise que le fonctionnement de la thyroïde nécessite de l'iode et encore 15 ans pour qu'on fasse une expérience enfin intéressante : en rajoutant de l'iode dans de l'eau douce, David Marine (qui porte remarquablement son nom) arrive à prévenir le goitre du poisson joliment dénommé l'omble de fontaine.

J'en vois certains sourire : les découvertes ne sont pas toujours spectaculaires même si elles changent par la suite la vie de millions de personnes. Toujours est-il que, fort de ses résultats sur son poisson d'eau douce, il décide de faire de même sur ses congénères et rajoute de l'iode dans les circuits d'eau potable à Cleveland (USA) où le crétinisme endémique règne en maître. Ses résultats estourbissent les plus sceptiques et la corrélation est définitivement approuvée : pour ne pas mourir crétin, il faut consommer de l'iode.

Quand la thyroïde s'endort

Une thyroïde peut devenir paresseuse pour plusieurs raisons : soit par manque d'iode, comme nous l'avons vu, soit car nos anticorps se retournent contre notre thyroïde et l'empêchent de bien faire son travail. Le crétinisme fut historique et l'appellation n'est plus à la mode. On parle d'hypothyroïdie quand la thyroïde ne produit plus assez d'hormones et comme nous savons que cette glande papillon régule notre métabolisme, personne ne sera surpris si je vous dis que le premier symptôme qui apparaît est un manque d'entrain, une fatigue, un ennui de vie diffus auquel on ne prête en général guère attention.

On dort plus longtemps, on prend du poids sans vraiment trop manger, la peau devient sèche, le visage bouffi, les cheveux tombent, parfois les règles s'arrêtent chez les dames, la frilosité s'installe, la constipation devient opiniâtre et la libido chute. On a du mal à se concentrer et on ressent un très désagréable ralentissement intellectuel… Certains se posent même des questions par rapport à leur santé émotionnelle et vont consulter un psy.

Un conseil ? Au moindre doute, allez chez votre médecin vérifier le taux de vos hormones thyroïdiennes (surtout le T3 car c'est la forme active) et de votre iode urinaire qui est la seule manière de diagnostiquer une carence en iode. Ces symptômes peuvent se retrouver dans d'autres cas de figure, certes, mais cela serait dommage de passer à côté d'une carence en iode, si facile à guérir.

Iodez-vous !

Surtout si vous habitez loin de l'océan.

L'OMS estime à près de 2 milliards le nombre d'individus carencés en iode sur la planète.

Les aliments riches en iode

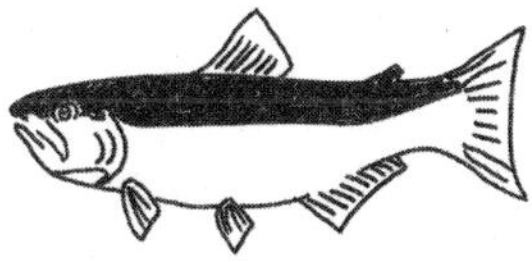

Adultes, nous avons besoin de 150 microgrammes d'iode par jour pour que notre thyroïde fonctionne correctement.

Pour éviter une carence en iode, il est sain de consommer régulièrement des poissons, des crustacés et des algues, avec une mention spéciale pour l'huile de foie de morue. Le sel de cuisine est souvent additionné d'iode (c'est bien) et de fluor (c'est moins bien). Le sel de Guérande contient naturellement de l'iode, mais comme c'est un gaz, il a tendance à s'évaporer facilement. Dans tous les cas, choisissez un sel marin car les sels issus de mines et le sel d'Himalaya ont tous deux un taux d'iode nul.

L'iode se retrouve dans les produits laitiers car cet atome, excellent désinfectant, est utilisé pour nettoyer les pis de la vache avant la traite ; il contamine le lait et l'enrichit artificiellement de sa présence.

L'huile de foie de morue contient 840 microgrammes d'iode pour 100 grammes, le saumon 245, le jaune d'œuf près de 200 et les huîtres 57.

Vishouddha chakra

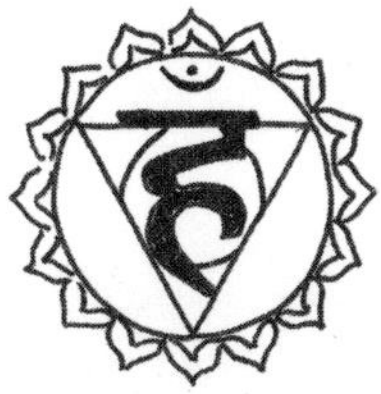

Le corps physique est bâti sur un axe énergétique constitué de trois canaux énergétiques appelés Ida, Pingala et Sushuma qui traversent des centres énergétiques appelés chakras (cela veut dire « roue » en sanskrit ; il suffit d'imaginer une roue qui tourne en se chargeant d'énergie du monde pour la faire pénétrer en nous pour comprendre à quoi les chakras servent). On dénombre sept chakras principaux, le cinquième se trouve au niveau de notre gorge.

L'énergie de ce chakra régule la thyroïde et s'il fonctionne bien alors notre thyroïde papillonne de bonheur, mais s'il ralentit et se referme, cela crée un blocage qui va enfreindre le bon fonctionnement de nos hormones. Il ne suffit pas d'avoir suffisamment de tyrosine et d'iode : la force vitale pour faire fonctionner tout ce petit monde biochimique est indispensable.

Le cinquième chakra, en lien avec nos cordes vocales, est notre manière subtile de communiquer. Il permet d'aligner les mots aux ressentis, c'est-à-dire d'exprimer la parole juste qui décrit l'émotion intérieure.

Il est parfois mal aisé de trouver le mot approprié ; au lien d'affronter, on se tait ou bien on sourit béatement pour rassurer notre interlocuteur alors qu'intérieurement on vit le chaos intergalactique qui a précédé la naissance de l'Univers.

Mentir aux autres, c'est bien évidemment finir par se mentir à soi-même. Dans un premier temps, c'est plus simple et moins confrontant, mais tout cela finit par créer un fractionnement au niveau de ce centre énergétique qu'est notre cinquième chakra. Dire que tout va bien alors qu'on ressent le contraire mène à une impasse, cela sert juste à ravaler des émotions qu'on a peur d'éliminer.

À force de fractionnement, l'énergie se bloque et la thyroïde ne sera plus alimentée par la force vitale. Si votre thyroïde devient paresseuse, posez-vous la question avec beaucoup d'honnêteté : vos paroles reflètent-elles toujours votre ressenti ? Ne serait-il pas plus judicieux d'aligner le verbe avec l'émotion, de libérer votre parole de manière à vivre (à nouveau) dans l'harmonie, ne serait-ce que pour vous respecter ?

« *La parole intérieure démange.* »
Victor Hugo

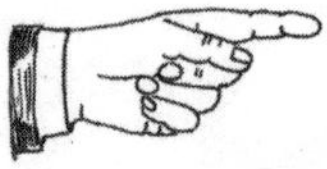

Bonus : des pierres qui libèrent la parole juste

Les pierres bénéfiques pour notre thyroïde sont la turquoise, l'aigue-marine et la larimar. Idéalement, portez-les en collier, sinon sous l'oreiller quand vous dormez ou dans votre poche dans la journée. Les femmes ont un avantage par rapport aux messieurs : elles peuvent glisser des pierres dans leur soutien-gorge ☺.

U

UTÉRUS : LA DIVINE MATRICE

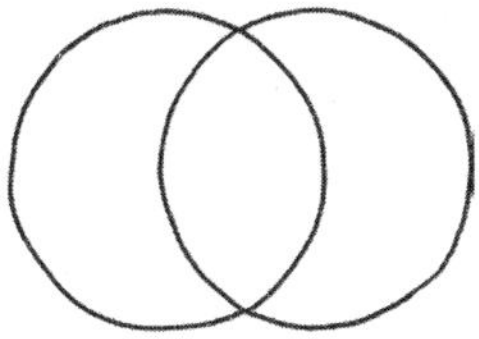

La mandorle vaginale

Toute naissance commence par une mandorle : la *vesica piscis* des bâtisseurs romans, le pétale de la rosace également appelée graine de vie. Les sculpteurs des cathédrales représentent le Christ assis sur un trône au milieu d'une mandorle : allégoriquement, cette forme symbolise le passage entre deux mondes. Laissons l'allégorie spirituelle aux pères de l'Église et revenons à notre corps bien humain : cette amande mystique représente bien le passage entre deux mondes car anatomiquement elle incarne la vulve féminine, passage obligatoire pour le fœtus s'il désire *venir au monde.*

Les cornes d'Hathor & la féminité

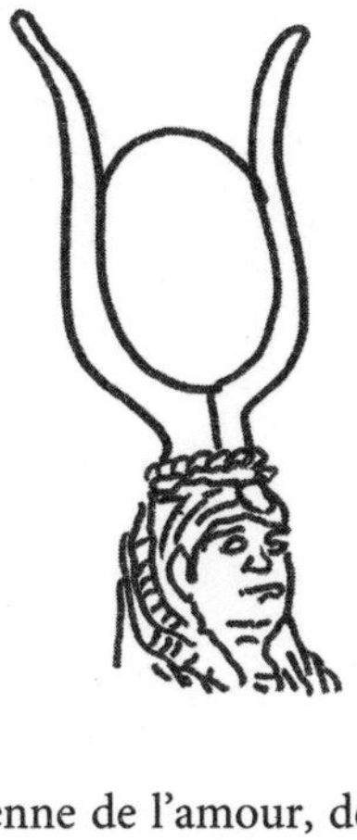

Hathor est la déesse égyptienne de l'amour, de la joie et de la maternité : ces qualités vont de pair. La déesse à tête de vache est la nourrice de Pharaon et aide les femmes à accoucher. On l'associe à la Voie lactée ; chez les Égyptiens, la Voie lactée est le négatif éthéré de leur Nil terrestre : elle est considérée comme des chutes d'eaux célestes. Hathor était l'annonciatrice des crues du Nil mais aussi de la rupture de la poche des eaux qui précédait un accouchement imminent. On la représente la tête surmontée d'un disque solaire entouré de cornes de vache : c'est une référence à l'anatomie féminine intime, le cercle solaire représente l'utérus et les deux cornes symbolisent les trompes.

Si la Voie lactée représente le Nil céleste pour les Égyptiens, que représente-t-elle pour les Grecs ?

Les Vénus préhistoriques

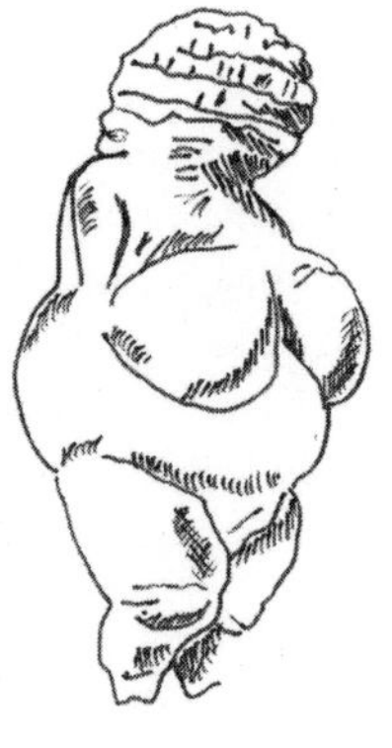

Avant le grand chamboulement de la religion patriarcale, nos rites sacrés étaient dédiés aux déesses mères comme l'atteste la découverte de ces petites statuettes préhistoriques sculptées dans la pierre ou l'ivoire. Les courbes féminines y sont d'une délicieuse abondance : poitrines généreuses, fesses replètes, hanches larges et cuisses épaisses… La mère est avant tout celle qui pourvoit en soins, caresses et nourritures.

On les célébrait au sein des grottes : quoi de plus naturel que ces lieux sombres et protecteurs pour symboliser le ventre de la Terre ? La cosmogonie hellénique (comme d'autres) repose d'ailleurs sur le mythe de la mère originelle : Gaïa, déesse de la Terre, arrive tout juste après Chaos et Éros, les dieux primitifs. Elle crée son premier enfant sans l'aide de personne, l'appelle Ouranos (le Ciel) et s'accouple avec lui pour créer une longue descendance de dieux. Au risque de froisser Adam, il me semble bien que la femme était présente avant l'homme !

De grotte en grotte

Il existe un endroit reculé dans le Mont Parnasse, en Grèce, où se trouve une grotte géante: cette béance s'appelle l'antre de Pan car on y déposait jadis des offrandes pour le dieu primitif; les archéologues y ont retrouvé des milliers d'objets de dévotion. L'antre ressemblant à une matrice féminine, on baptisa l'ensemble de la région selon cette matrice et Zeus lui-même décida que le lieu en contrebas de la grotte était le nombril du monde: il y fut construit un des plus importants sanctuaires du monde hellénique dédié à Apollon: Delphes.

« Delphes » signifie la matrice féminine d'où sortent les enfants: les frères se nomment *adelphos* en grec; le nom est tombé en désuétude en français sauf en ophtalmologie où l'on parle encore de l'œil adelphe. Delphes, Delphine et Adelphe ou encore le dauphin: tous parlent du ventre maternel.

Le ventre sacré

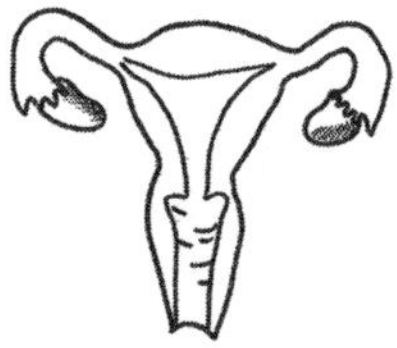

L'utérus est l'organe qui différencie l'homme de la femme: le clitoris est le reliquat du pénis, les femmes possèdent un ersatz de prostate, les ovaires correspondent aux testicules, mais l'utérus, lui, est purement féminin. Il obéit à l'énergie féminine qui reçoit et protège alors que le masculin offre. C'est dans le ventre sacré de votre mère qu'un jour se nicha votre toute première cellule. L'utérus a une forme de poire, s'abouche sur le vagin et possède deux trompes qui accompagnent (à l'aller) les spermatozoïdes aux ovaires et (au retour) l'œuf fécondé vers l'utérus. Sa muqueuse est appelée dentelle utérine: chaque mois, elle se prépare à recevoir l'ovule fécondé. Elle se fait belle à sa manière: se gorge de sang, multiplie les niches et recoins les plus extraordinaires pour que cet œuf minuscule y élise domicile.

Si la fécondation n'a pas lieu, cette dentelle utérine dépérit: le ventre saigne et les règles sont régies par le cycle lunaire (c'est un rythme infradien). Sous cette dentelle fine se trouvent l'endomètre, puis le myomètre: c'est le muscle de l'utérus, celui qui aidera l'enfant à naître.

De la puberté à la ménopause

Une femme est fertile sitôt ses premières règles. Elle possède au chaud de ses ovaires des centaines de milliers d'ovogonies: des cellules pas tout à fait mûres encore, qui se destinent toutes à créer l'enfant. Quand la puberté se met en place, des sécrétions hormonales vont réveiller ces ovogonies : à chaque cycle, quelques dizaines sortent de leur léthargie, pas plus. Quiescente depuis l'époque embryonnaire, cette petite poignée part à l'abordage de la surface de l'ovaire : le premier ovocyte qui atteint cette surface bloque l'évolution de ces frères et attend patiemment le spermatozoïde élu de son cœur.

Cette cellule est presque mature, c'est la rencontre des deux gamètes qui achève la maturation et entraîne le premier pas vers la vie du futur enfant. Un ovule attend au maximum 1 jour dans la chaleur du ventre. Le spermatozoïde est plus endurant : il vit 30 jours au chaud des testicules de monsieur et 3 à 4 jours dans le ventre accueillant de madame. Si les deux cellules se rencontrent, il y aura fécondation. Une fois que le stock des ovogonies est épuisé, il n'y a plus d'ovulation et la ménopause s'installe.

Nota bene : les cellules changent de noms selon leur maturité : l'ovogonie est la cellule quiescente, puis elle se transforme et on l'appelle ovocyte : elle est alors prête à rencontrer son promis. Une fois fécondé, on l'appelle ovule.

L'âge de nos ovules

Les ovocytes proviennent d'un stock créé au stade embryonnaire : une fécondation chez une femme de 27 ans fait donc intervenir un spermatozoïde fraîchement conçu dans le testicule de monsieur et une cellule maternelle âgée de plus 27 ans. Ces cellules âgées sortent de leur sommeil de Belle au Bois dormant avec parfois quelques disgrâces, c'est pour cela qu'il est plus facile de tomber enceinte jeune qu'en péri-ménopause. C'est également pour cela qu'on propose des tests de dépistage systématiques pour l'embryon quand la maman a passé un certain âge mais jamais en fonction du papa qui fournit des spermatozoïdes jeunes et fringants à la demande, par millions et pendant toute sa vie de la puberté jusqu'à trépas. Une fois éclos, l'ovocyte survit 12 à 24 heures et dépérit s'il n'est pas fécondé.

Les bessons

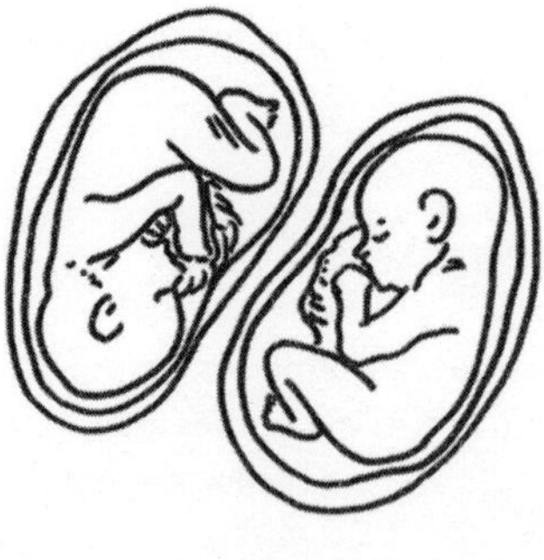

Lorsque la fécondation a eu lieu, la cellule primordiale commence activement à se multiplier alors qu'elle chemine vers la dentelle utérine pour s'y nicher. La nature humaine a prévu un enfant unique : nous avons vu que le premier ovocyte qui arrive à la surface de l'ovaire stoppe l'évolution de ses compagnons. Ensuite, il ne pourra être fécondé que par le premier spermatozoïde. Il existe pourtant des grossesses gémellaires.

Certaines femmes (c'est souvent héréditaire) sécrètent un peu trop d'une hormone nommée FSH qui stimule l'ovulation : parfois deux ovocytes arrivent ex aequo à la surface de leur ovaire. Comme il y a pléthore de spermatozoïdes à disposition (à chaque éjaculat 300 millions de cellules flagellées montent à l'assaut d'un unique ovocyte), les deux cellules maternelles n'ont aucune raison de se disputer leur lot de prétendants et fusionnent chacune de leur côté avec un spermatozoïde arrivé à destination. Le matériel génétique peut s'avérer ainsi très différent entre ces deux œufs primordiaux.

Les enfants qui se ressemblent comme deux gouttes d'eau proviennent du même œuf primordial. On observe un mini-bug lors d'une de ses divisions actives initiales : au lieu que les cellules restent agglomérées les unes aux autres (on appelle le stade initial une morula, petite mûre, cela nous donne une image parlante), ce petit agglomérat initial se scinde en deux et chaque petite morula continue sa vie indépendante. L'ADN est donc totalement identique d'un œuf à l'autre.

Les jumeaux s'appelaient des bessons dans un patois rural pas si éloigné que cela. Si c'est votre patronyme, il y a fort à parier pour que vous ayez des ancêtres jumeaux.

La conception orientale

L'ayurvéda nous apprend que le jour de la conception influence l'enfant à venir qui se nourrit de toutes les émotions de ses parents au moment clef. C'est donc un beau cadeau de lui en offrir des pures et lumineuses (et aucun vieux dossier oublié au fond d'un tiroir). Cela ne s'arrête pas là : si l'état d'âme des futurs parents est primordial, leur alimentation les jours précédant l'acte d'amour l'est tout autant que leur mode de vie. L'ADN n'est donc pas tout et l'acquis des parents devient l'inné de l'enfant.

En clair, avant de concevoir un enfant, il faut se nettoyer de tous nos petits et gros démons. Un ventre qui reste vide malgré toutes les tentatives d'engendrer la vie devrait nous faire réfléchir : existe-t-il en nous des émotions enkystées qui nous empêche de concevoir ?

Pour que l'enfant vienne

Une grossesse dure 9 mois ou 3 saisons. Tout au long de cette genèse, le cœur de la mère apporte de l'amour et son ventre les nutriments pour concevoir l'enfant. Le corps maternel a besoin de vigueur pour cela sinon il s'étiole. La nature veille à réunir tous les éléments requis : un corps maternel sain et vaillant ainsi qu'une ovogonie et un spermatozoïde porteur d'un ADN sain.

Si Dame Nature décèle le moindre problème (une anomalie chromosomique, par exemple), elle arrête la grossesse, souvent à son tout début. On estime qu'il y a 50 % de fausses couches pendant les grossesses, la plupart sont prises pour un banal retard de règles. Laisser faire la nature dans le choix de l'œuf parfait pour qu'il éclose 9 mois plus tard, ce n'est pas rester passive et les bras ballants.

Il existe des règles à respecter pour préparer son corps à la conception, à commencer par le poids : les deux extrêmes sont néfastes à un début de grossesse, faites en sorte d'avoir un poids qui corresponde à votre taille.

Indice de Quetelet

Quetelet, un des fondateurs des statistiques modernes, a défini un indice qui porte son nom et qu'on appelle également indice de masse corporelle : IMC (ou BMI en anglais). Cet indice permet de savoir si nous sommes en sous-poids, surpoids ou en poids idéal.

Son calcul se base sur notre masse corporelle (en kilogrammes) divisée par la taille (exprimée en mètre) élevée au carré. Par exemple 62 kg / 1,65 x 1,65 = 22,77. Un indice entre 18,5 et 25 exprime un poids idéal, au-dessous vous êtes en sous-poids, au-dessus en surpoids.

Ensuite et tout naturellement, il est important d'avoir un mode de vie sain sans tabac et avec une consommation d'alcool n'excédant pas 1 verre de vin par jour. De même, limitez votre consommation de café à 1 tasse quotidienne : l'excès de caféine est néfaste aux grossesses.

Dans votre alimentation, il est essentiel d'avoir une ration suffisante en oméga-3, des antioxydants (zinc et sélénium pour ne citer qu'eux) et suffisamment de vitamine B9, plus connue sous le nom d'acide folique.

Si vous avez peu d'entrain le matin, les cheveux secs, tendance à prendre du poids et des idées qui tirent au gris obscur, vérifier absolument votre taux d'iode urinaire ainsi que votre thyroïde (voir chapitre T) : des hypothyroïdies frustes peuvent entraîner des hypofertilités chez la femme.

Pour devenir père

Les testicules se trouvent à l'extérieur du ventre car les spermatozoïdes n'aiment pas avoir chaud : si 35 °C est la température idéale pour leur incubation, une atmosphère plus chaude leur est nocive. Les saunas, bains chauds prolongés ou pantalons serrés sont donc à proscrire si on veut un sperme de qualité irréprochable.

Quant aux spermatozoïdes, mettez toutes les chances de votre côté pour qu'ils se déplacent avec audace et toupet jusqu'à l'ovule qui les attend : un apport quotidien de vitamine C, vitamine E et sélénium favorise la motilité du flagelle. Les oméga-3 (DHA) et le zinc associés à l'acide folique favorisent la production d'un sperme optimal.

Le cannabis ou la cocaïne, s'ils mènent aux paradis artificiels de Baudelaire, réduisent d'autant la fertilité masculine. Quant à la consommation d'alcool, elle ne doit pas excéder 3 verres par jour. Concernant le tabac, vous vous doutez bien que le conseil est d'arrêter ! À lui seul non seulement il aliène la morphologie de vos pauvres spermatozoïdes, mais il diminue leur concentration de près d'un cinquième !

Enfin, une vie saine et sereine, la pratique régulière d'un sport et le maintien d'un poids physiologique complètent le tableau idyllique du futur papa. Ah ! J'oubliais : la venue d'un bébé nécessite évidemment des relations intimes avec la future maman et pour mettre toutes les chances de la rencontre d'un ovocyte tout frais éclos avec vos spermatozoïdes encore frétillants (ils se trémoussent beaucoup moins au bout de 24 heures et leur durée de vie est de 3 à 4 jours), il est avisé d'avoir au moins deux relations intimes par semaine et au mieux une quotidiennement. Des chercheurs de l'université de Zurich ont déterminé que le sperme obéit aux rythmes circadiens et qu'il est de meilleure qualité le matin au réveil et durant la saison du printemps. À bon entendeur...

L'âme du bébé

Selon la tradition tibétaine, c'est bien l'enfant qui choisit ses parents. L'âme de l'enfant suit un chemin évolutif en venant s'incarner, elle connaît ses projets et choisit donc le meilleur environnement pour mettre à bien sa destinée. Les femmes sensibles peuvent ressentir ce phénomène : une présence qui vient virevolter autour d'elle et du futur père quelques jours avant la conception. D'autres femmes savent à la seconde près que leur ovocyte vient d'être fécondé au chaud de leur ventre et qu'elles sont enceintes. Il n'est pas question ici de tensions mammaires ou nausées matinales et cette certitude d'enfant arrive en général avant même un retard de règles.

La magie de l'astragale

Nous avons déjà vu que l'astragale est une magnifique plante adaptogène (voir chapitre S), elle joue également un rôle majeur dans la fertilité. Sa racine contient des composés chimiques appelés flavonoïdes et saponines responsables d'une activité antioxydante prodigieuse, la plante agit en parallèle sur notre immunité mais surtout elle garantit à l'homme une forte proportion de spermatozoïdes efficients (à la fois sains et mobiles) dans son sperme. L'astragale est également importante pour la femme : nous savons que ses principes agissent en stimulant la télomérase, enzyme qui permet le renouvellement cellulaire ; s'il manque à sa tâche, les extrémités des chromosomes vieillissent et n'arrivent plus à se répliquer. Il va sans dire que la qualité des télomères est primordiale en embryologie...

D'où viennent les symboles représentant l'homme et la femme ?

♀ ♂

Une transformation spirituelle

Les femmes sont réglées chaque mois lunaire depuis leur puberté. Quand la dernière ovogonie entreprend son voyage vers la surface de l'ovaire et éclot, l'ovaire peut enfin se mettre au repos. La fin des ovulations signe l'arrêt des règles. Une aménorrhée d'au moins un an définit la ménopause.

La période est accompagnée d'un chamboulement hormonal plus ou moins intense : certaines femmes vivent l'arrêt de leurs règles comme une libération, d'autres y voient la preuve qu'elles ne pourront plus jamais enfanter et l'associent à une disparition de leur féminité. Rien n'est plus faux : certes, un jour le ventre cesse d'être fertile, mais on reste femme toute sa vie et cette féminité s'exprime différemment après la ménopause.

Dans la vie d'une femme, cette période est une opportunité de transmutation de l'énergie de notre second chakra. Selon les principes ayurvédiques, le Svadhishthana chakra est responsable de nos gonades : testicules et ovaires. Il est associé à l'élément eau (eau amniotique dans laquelle baigne l'embryon) et se situe sur l'axe de notre colonne vertébrale juste au-dessus du pubis. C'est le chakra de la créativité : c'est grâce à lui que nos parents nous ont conçu. Mais la créativité ne se résume pas à l'acte sexuel ni à la genèse d'un enfant, la création touche également les sphères spirituelles. La ménopause nous apprend à donner moins d'importance au corps de matière pour se consacrer plus à nos attentes spirituelles.

Ménopause & sexualité

Vaste sujet ! Il existe des femmes « sèches » qui découvrent enfin leur sexualité, libérées de l'épée de Damoclès d'une possible grossesse. D'autres qui se recroquevillent sur elles-mêmes en étant beaucoup moins intéressées par la bagatelle : une indifférence tranquille s'installe. Si leurs partenaires en ressentent quelque frustration, il leur est permis de s'interroger : puis-je changer quelque chose à la relation intime afin d'offrir une sexualité qui sied mieux aux attentes de ma compagne ? Une sexualité qui sacraliserait notre intimité ?

Le tantrisme existe depuis la civilisation de l'Indus apparue il y a des milliers d'années. La pratique du tantrisme permet de reconnaître et d'accepter en chacun de nous notre part féminine et masculine et d'unir nos deux énergies solaire et lunaire à celles de notre partenaire. Dans le tantrisme, la femme a toujours été la grande initiatrice : c'est elle qui sait teinter de mysticisme une sexualité trop charnelle. Et quand on rajoute une dimension sacrée dans l'acte de chair, on touche à la magie.

Ce qu'il peut faire chaud !

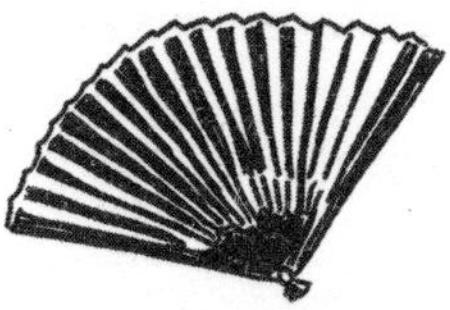

Les bouffées de chaleur sont un désagrément fréquemment rencontré lors de la ménopause. Cette période peut se vivre « comme une lettre à la poste » ou d'une manière un peu plus rude, cela dépend vraiment de votre mode de vie aussi bien physique que spirituel. Dans tous les cas si vous ressentez un dérèglement de votre thermostat, la première chose à faire est de soutenir votre foie à l'aide de plantes adéquates (voir chapitre F) et d'ôter le sucre de votre alimentation (voir chapitre G). Il y a fort à parier que vous verrez rapidement une différence.

De tout temps, les plantes sont venues en aide aux femmes pour passer en douceur le cap de la ménopause. La sauge est connue depuis la nuit des temps : « salvia » c'est la sauveuse (voir chapitre V, paragraphe s). Tout comme la sauge, le soja ou le trèfle rouge de nos champs contiennent des phyto-estrogènes.

Les phytohormones

La ménopause n'est ni plus ni moins l'arrêt de sécrétion de deux hormones féminines qui nous ont accompagnées tout au long de notre vie depuis la puberté : la progestérone et les estrogènes. Il est donc judicieux de consommer une quantité accrue de plantes mimant ces hormones en période de péri-ménopause.

Les phytohormones sont des composés naturels qu'on retrouve dans certaines plantes. Ils ressemblent aux hormones humaines et miment leurs actions. Deux nous intéressent particulièrement pendant la ménopause : les phyto-estrogènes et les phyto-progestérones.

Les phyto-estrogènes ressemblent à l'œstradiol (une hormone féminine), on les retrouve dans le soja, les légumineuses comme les pois chiches ou les lentilles, l'ail et les fruits oléagineux (la graine et pas l'huile. La gagnante est de loin la graine de lin, mais ils sont aussi présents dans les graines de sésame, tournesol et les noix). Si le phyto-estrogène du soja est assimilable directement, celui du lin requiert une action préalable de notre microbiote intestinal.

La progestérone est surtout rencontrée dans le monde animal. Le placenta en regorge et c'est probablement pour surseoir à leur besoin en progestérone que certaines femelles (comme les mamans chats) mangent leur placenta après la naissance. Parmi les aliments riches en progestérone, citons les œufs avec une préférence pour le jaune, les produits laitiers de vache et les viandes blanches biologiques.

On trouve des phyto-progestérones dans l'igname sauvage (une vigne tubéreuse utilisée par les Aztèques qu'on surnomme également *yam*) et d'une manière générale dans les aliments riches en vitamine B6.

Tous ces aliments sont donc à privilégier en période de péri-ménopause.

Le houmous au secours des bouffées de chaleur

Le houmous est composé de pois chiches, de purée de sésame, ail, huile d'olive, jus de citron. Les pois chiches sont riches en phyto-estrogènes tout comme les graines de sésame qui nous offrent en plus des oméga-6, l'ail est excellent pour diminuer la tension artérielle et le citron stimule la sécrétion biliaire et donc encourage l'élimination des toxines : le houmous est donc à consommer avec raison et gourmandise !

➚ Ingrédients

- 300 g de pois chiches cuits (les faire tremper la veille dans l'eau avant de les cuire, et garder le jus de cuisson)
- 1 jus de citron

- 2 gousses d'ail
- 2 c soupe de tahini (purée de sésame)
- Huile d'olive
- Sel, poivre.

➚ Préparation

- Mixer les pois chiches longtemps en ajoutant un peu d'eau de cuisson.
- Rajouter le jus de citron, sel et poivre, l'ail et le tahini. Puis l'huile d'olive.
- Servir dans une assiette à soupe, décorer d'un filet d'huile d'olive, d'une olive noire et saupoudrer de paprika.

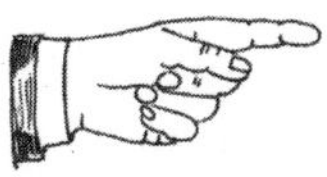

Bonus : l'herbe, le rhizome et l'huile pour soulager des règles déplaisantes

Nous savons que les règles correspondent à l'élimination de la dentelle utérine une fois qu'il n'y a pas eu conception. La douleur parfois ressentie correspond aux contractions de l'utérus. C'est la chute brutale d'œstrogène et de progestérone qui provoque ces contractions, parfois violentes et douloureuses. L'organisme va conjointement élever son taux de prostaglandines ; si la sécrétion de ces prostaglandines est trop forte, il s'ensuit un enchaînement de symptômes fort désagréables : nausées, vomissements, céphalées qui peuvent vraiment gâcher la vie chaque mois.

➚ Le gingembre

(Voir chapitre V, paragraphe z) est un magnifique rhizome antidouleur : à prendre deux jours avant les règles et sur toute la durée des règles, sous forme de jus frais.

➚ L'alchémille

Est une plante résolument féminine : son action progestative contrebalance la chute brutale d'estrogènes responsable des contractions douloureuses de l'utérus ; elle possède aussi la vertu de diminuer le flot des règles (voir chapitre V, paragraphe a). Elle est à consommer sous forme de teinture mère tout au long du cycle pour le régulariser en douceur.

➚ Les oméga-6

En particulier le GLA est essentiel pour réguler un taux excessif de prostaglandines responsable des douleurs, nausées, etc. On trouve ce GLA en quantité importante dans les huiles de bourrache et d'onagre. Faites une cure de 1 à 3 mois pour pallier une éventuelle carence (voir chapitre H).

Enfin, veillez à avoir un bon équilibre dans l'apport alimentaire entre oméga-3 et oméga-6 : les oméga-3 sont souvent insuffisants dans notre alimentation. N'oubliez pas de manger du poisson des mers froides au moins trois fois par semaine.

Il faut garder en vue que les règles sont aussi une manière de se purifier et de se défaire de ses toxines. Si les règles sont douloureuses, veillez à ouvrir d'autres émonctoires (comme le foie) afin de bien vous débarrasser de vos déchets en tout genre. Et adoptez un mode de vie sain. Le stress est un grand pourvoyeur de douleurs. La pratique de yoga peut vous être très bénéfique.

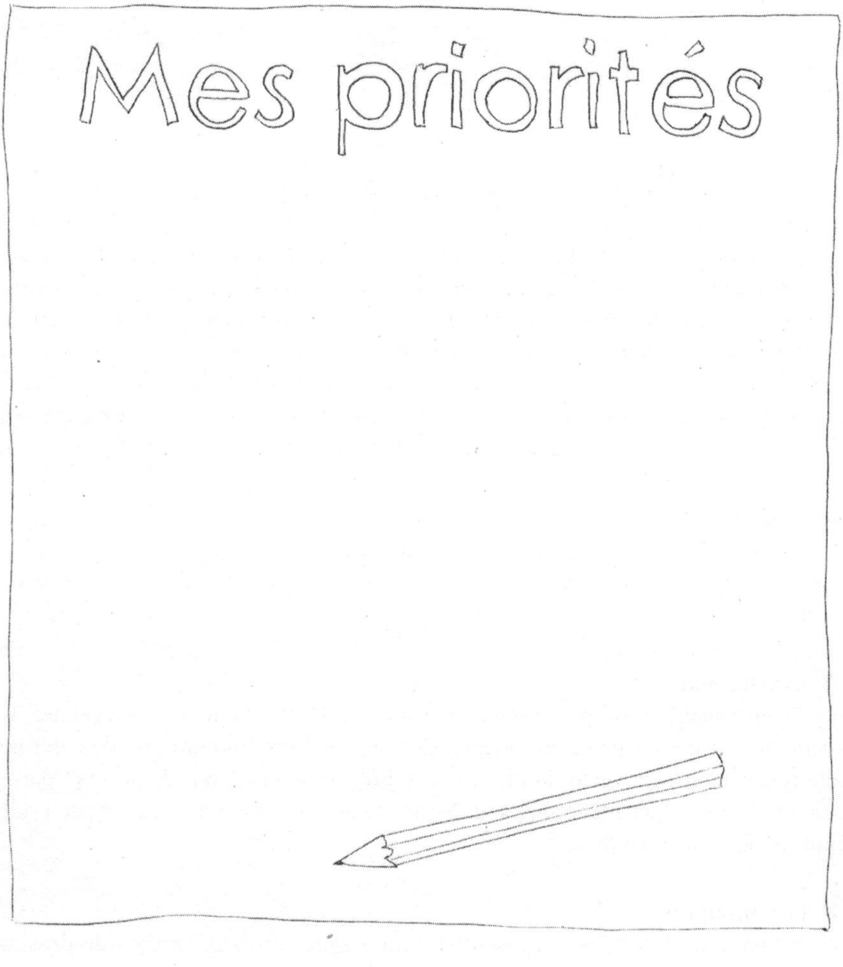

V

VADE-MECUM NON EXHAUSTIF DES PLANTES UN PEU MAGIQUES

« À chaque étoile dans le ciel correspond une fleur sur la terre. »
Paracelse

Il existe à ce jour plus de 400 000 plantes répertoriées sur notre planète. Certaines sont connues pour leurs bienfaits, d'autres pour leur toxicité et il n'est pas rare de voir que les plantes, toxiques à dose pondérale, se révèlent d'excellents remèdes homéopathiques.

Voici un choix personnel de 26 plantes bienfaitrices qui contribuent à notre bien-être de manière simple et quotidienne.

Je vous conseille d'en avoir à disposition, dans votre jardin, dans votre cuisine ou dans votre armoire à pharmacie car elles peuvent dépanner les petits bobos de tous les jours et rendre la vie plus belle. À la fin de chaque paragraphe est indiqué sous quelle forme vous pouvez conserver la plante chez vous.

Liste des plantes

Alchémille
Basilic
Curcuma
Daphné
Échinacée
Figue
Ginkgo biloba
Hélichryse
Impératoire
Jasmin
Kudzu
Lavande
Millepertuis
Neem
Olivier
Pavot
Quinoa
Radis
Sauge
Thym
Urtica
Vigne rouge
Wisteria
Xocolatl
Ylang-ylang
Zingiber (gingembre)

A – Alchémille

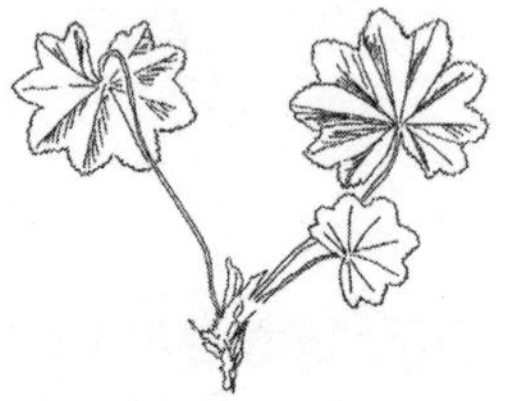

Cette plante de la famille des rosacées est la plante des femmes par excellence; on l'appelait le manteau de Notre-Dame au Moyen Âge et elle était dédiée à la Vierge Marie. Son nom actuel provient de l'arabe *al-khamila*. Les alchimistes, soucieux de récolter la rosée du matin pour leur grand œuvre, attribuent des vertus particulières aux gouttes de l'eau céleste recueillies au centre de la feuille d'alchémille. L'alchémille contient de nombreuses substances pharmacologiques utiles en cas de troubles menstruels (règles douloureuses ou trop abondantes, poussées d'acné pendant les règles, syndrome prémenstruel) et d'endométriose: elle agit en régulant la sécrétion ovarienne de progestérone et facilite la mise en place de la ménopause. Elle peut être utilisée en tisane, décoction ou encore teinture mère.

L'avoir chez soi:

En teinture mère.

Tisane ou décoction?

Tisane ou infusion

C'est une boisson obtenue par ajout d'eau bouillante sur une pincée de plantes sèches. Les principes médicinaux de la plante se diluent dans l'eau par macération. La préparation est peu chargée en principes actifs.

Décoction

La décoction est à l'herboriste ce que l'arc est à Robin des Bois: sa meilleure stratégie d'action. Il s'agit de faire bouillir des plantes médicinales dans de l'eau pure pour en extraire ses principes actifs qui seront alors bien plus concentrés que dans une simple tisane. Les décoctions sont souvent réservées pour les racines, l'écorce ou d'autres parties dures de la plante mais elles peuvent aussi bien concerner n'importe quelle partie. Les traités ayurvédiques anciens donnent la recette de la décoction: amateurs et puristes, à vos plumes!

Voici la recette exacte: il faut 800 grammes d'eau pour 50 grammes de plante sèche ou en poudre. Faire cuire jusqu'à ébullition dans un récipient non métallique (une casserole en verre ou céramique fait l'affaire) et laisser réduire un huitième du volume à petit feu. Puis filtrer et boire tiède à raison d'une tasse 3 fois par jour. Répétez la décoction chaque jour que dure la cure.

Teinture mère

C'est une macération de plusieurs jours dans de l'alcool qui extrait ainsi les principes actifs de la plante. Pour 100 g de plante sèche, il faut 75 cl de cognac (car il contient l'esprit du vin) : laissez macérer 2 semaines dans un bocal à la pénombre, puis filtrer.

B – Basilic

Le basilic, c'est l'herbe des rois (qui se dit Vasilis en grec, même étymologie que celle des églises nanties). Cette herbe sacrée honore Krishna, d'ailleurs elle nous vient d'Inde : le petit pot de basilic est arrivé chez nous en transitant par l'Égypte il y a 4000 ans, pour s'implanter dans la culture et la cuisine méditerranéenne avant de se propager dans le monde entier.

L'herbe royale conjure le mauvais sort et fait partie des plantes utilisées en sorcellerie au Moyen Âge. C'est une excellente plante pour stimuler la digestion et diminuer les gaz intestinaux (action carminative). Elle est utile en cas de crampes d'estomac, les nausées et autres troubles du transit. Le basilic possède également des vertus relaxantes et une légère action sédative.

L'avoir chez soi :

Gardez un pot de basilic frais pour vos salades et pesto. Les arômes du basilic disparaissent à la cuisson : il est préférable de l'utiliser cru.

Recette du pistou provençal

➚ Ingrédients

- 1 bouquet de basilic
- 3 gousses d'ail
- 1 petit verre d'huile d'olive
- Poivre et sel de Guérande.

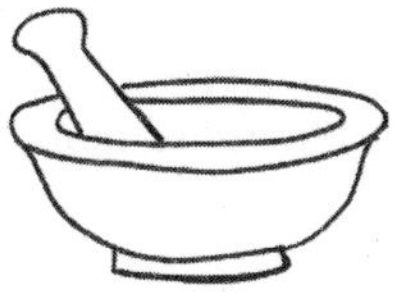

➚ Préparation

- Presser l'ail, hacher le basilic menu au couteau, mettre le tout dans un mortier de pierre et piler jusqu'à obtention d'une purée homogène.
- Ajouter l'huile d'olive doucement tout en continuant à piler pour obtenir une belle pommade.
- Saler, poivrer et déguster sans attendre.

C - Curcuma

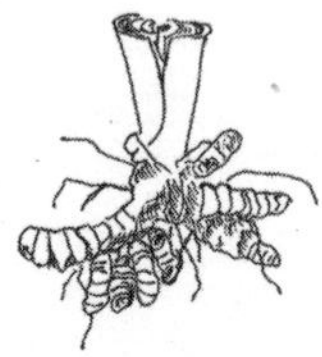

Le nom vient de l'arabe *kurkum*; en anglais, le *turmeric* vient de l'expression française phonétiquement déformée « terre mérite » : la poudre jaune rappelle les pigments minéraux prisés par les peintres. Cette épice nous vient d'Inde où elle est utilisée depuis des temps immémoriaux. Le curcuma est un rhizome qui contient de la curcumine : la molécule la plus puissamment anti-inflammatoire connue. Les comprimés talqués peuvent aller se rhabiller…

On compte des dizaines de principes actifs dans le curcuma et il est inutile d'en faire la liste ici. Les deux actions les plus connues de cette plante miraculeuse sont ses vertus antioxydantes et anti-inflammatoires. Très largement utilisé dans la médecine ayurvédique, le curcuma acquiert ses lettres de noblesse dans le monde occidental dès le XVIIe siècle. Il soulage l'inflammation quelle que soit son origine, il est donc utile d'en consommer quotidiennement en cas de douleurs inflammatoires chroniques. Il est généralement recommandé de le combiner avec du poivre noir qui contient de la pipérine ou du gingembre : ces deux plantes, en irritant la muqueuse intestinale, favorisent son absorption. Mais le vrai secret est de le consommer avec un produit huileux : il aura le même effet en évitant d'agacer nos entérocytes car, pour peu qu'ils soient susceptibles, ils pourraient finir par se mettre en colère… Enfin, la médecine ayurvédique préconise la poudre sèche.

Une dose quotidienne de curcuma

Délayer 1 cc rase de curcuma dans un peu d'huile d'olive et déguster dans vos plats ou à la petite cuillère.

Le curcuma peut également être utilisé pour désinfecter la peau : sous forme de masque utilisé chaque semaine en cas d'acné (voir chapitre N) ou directement sous forme de poudre que vous mettez sur une plaie afin d'aider à la cicatrisation. Dernier point : le curcuma pris à fortes doses peut entraver l'agrégation des plaquettes. C'est une action intéressante, mais quand elle s'additionne à un traitement chimique qui a le même effet (aspirine ou anticoagulant), cela peut provoquer des saignements de nez.

L'avoir chez soi :

En poudre dans sa boîte à épices.

D - Daphné : le laurier sauce

La légende raconte que Daphné, fille du fleuve Pénée, est une nymphe à la beauté éblouissante. Apollon en tombe éperdument amoureux alors qu'il reçoit une flèche d'or décochée par Éros. Affolée, car Éros lui a décoché une flèche de plomb, qui a l'effet inverse, la nymphe s'enfuit en demandant l'aide de son père ; celui-ci ne trouve rien d'autre à faire que de la transformer en laurier afin qu'elle échappe aux avances du dieu solaire. Le laurier deviendra ainsi l'arbre d'Apollon.

Le laurier sauce est avant tout une plante culinaire : n'oublions pas que les épices ont toutes des vertus médicinales. La plante est connue pour ses propriétés digestives et antiseptiques : elle décapite les microbes et est utile dans les états grippaux. On utilise les feuilles broyées (en tisane), l'huile essentielle ou encore l'huile de baies de laurier que l'on retrouve dans les pains d'Alep : cette huile est intéressante pour notre cuir chevelu : en masque hebdomadaire, elle nourrit les cheveux et apaise d'éventuelles éruptions du cuir chevelu.

La Pythie de Delphes

Delphes était connu de tout le monde antique pour les oracles par la Pythie : personne n'allait au combat ni ne prenait des décisions sérieuses avant de se rendre en pèlerinage à Delphes pour écouter la prophétesse. La Pythie avait une manière bien précise de rendre l'oracle : elle se préparait en mâchant des feuilles de laurier plusieurs jours de suite. Puis assise sur un trépied posé sur un gouffre d'où sortait l'esprit d'Apollon, elle tombait en transe, possédée par le dieu lui-même et donnait ses réponses. Delphes a été fréquentée pendant plusieurs siècles et vous imaginez bien que la Pythie était mortelle comme chacun de nous : plusieurs Pythies qui se sont succédé. Elles étaient choisies en fonction de leur vie simple et chaste.

L'avoir chez soi :

En feuilles sèches dans votre cuisine ou un arbuste planté dans votre jardin.
Sous forme de savon d'Alep dans votre salle de bains.

E – Échinacée purpurea

Cette magnifique astéracée pourpre nous vient des Amériques: elle faisait partie de la pharmacopée de base des Amérindiens. Introduite à la fin du XIXe siècle en Europe, elle est immédiatement adoptée grâce à son action remarquable, sur notre système immunitaire qu'elle stimule en encourageant l'activation de certains globules blancs (comme les macrophages ou les *natural killers*) et sur les agents pathogènes dont elle inhibe la croissance. Citons entre autres son action sur le staphylocoque doré et le streptocoque chez les bactéries, l'herpès simplex chez les virus, le candida albicans dans le règne des champignons ou encore les trichomonas chez les parasites: autant de germes pathogènes qui n'ont pas la vie facile si vous prenez de l'échinacée.

On utilise la racine de cette fleur qui pousse dans les clairières des forêts, les fourrés et les prairies. L'échinacée possède un tropisme intéressant pour les muqueuses ORL, ce qui en fait la plante favorite de tout état infectieux tel que les pharyngites, sinusites, angines ou rhumes chroniques. Elle est également intéressante dans les cystites récidivantes et la mononucléose infectieuse afin qu'elle évite de traîner en longueur.

L'avoir chez soi:

Dans son armoire à pharmacie sous forme de teinture mère ou poudre de racine en gélules; en cas de refroidissement ou de grippe, plus la prise est rapide, plus l'action est efficace.

F – Figue

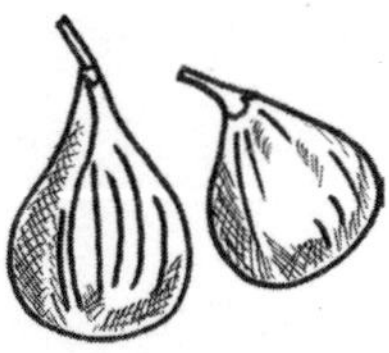

Le figuier est un arbre du bassin méditerranéen qui fait partie de la famille des moracées et de l'ordre des rosales. Figues, mûres ou pommes: tous ces fruits ont un même ancêtre commun. La figue est comestible, délicieuse et cultivée depuis des millénaires mais, ne vous en déplaise, il ne s'agit pas *stricto sensu* d'un fruit. Si vous coupez une figue arrivée à maturité, vous y découvrirez une pulpe comestible qui renferme, telle la grenade, des akènes.

Elle est citée dans la Bible et interdite d'exportation dans la Grèce antique afin qu'on se régale de ses bienfaits *in situ*. La figue est connue pour sa richesse en fibres qui fait d'elle l'aide précieuse des transits paresseux. Elle nous offre également des minéraux: potassium surtout, mais également calcium, magnésium et phosphore (parfait pour consolider les os) et en moindre quantité fer et cuivre ainsi que les vitamines A, B, C, E et K. Sa peau est riche en antioxydants de types flavonoïdes.

Ne nous arrêtons pas là : la figue fait partie des aliments qui alcalinisent l'organisme et contribuent à son bien-être. Les feuilles de figuier sont comestibles et utiles dans l'équilibre glycémique. La figue est surtout connue pour ses vertus digestives, mais on l'utilise également en cas de bronchite, de toux ou d'asthme.

« Où il y a des figues, il y a des amis. »
Proverbe espagnol

Sécher les figues au soleil du Midi

Pour profiter des fruits de votre figuier toute l'année, il suffit de cueillir vos figues bien mûres et déjà un peu flétries, puis de les faire sécher au soleil toute la journée sur des clayettes que vous n'oublierez pas de rentrer le soir pour éviter l'humidité nocturne. Écrasez-les chaque jour un peu pour les aplatir, puis entreposez-les à la manière d'un mille-feuille en alternant une couche de figues et une couche de feuilles de laurier sauce, idéalement dans une boîte en bois pour les conserver.

L'avoir chez soi :
Fraîches sur votre figuier et séchées pour une consommation quotidienne.

G – Ginkgo biloba

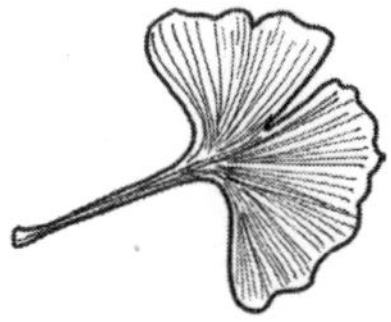

Symbole de longévité, le ginkgo appartient à la plus ancienne famille d'arbres connue, qui remonte à plus de 270 millions d'années, du temps où les dinosaures n'existaient pas encore ! Le nom dérive du chinois et signifie l'abricot d'argent. On l'appelle également l'arbre aux quarante écus : il fait fi des radiations atomiques, des mutations induites par la radioactivité et présente une résistance hors du commun à toutes sortes d'agressions, comme la pollution, les insectes, champignons, virus, parasites ou bactéries. Certains ginkgo biloba chinois ont ainsi plus de 4000 ans.

Le ginkgo est connu par la pharmacopée chinoise depuis des milliers d'années, il agit sur la force vitale (le Qi des Chinois). Cette plante est tellement extraordinaire que je vais tenter de vous énumérer ses actions les plus remarquables dont la principale se situe au niveau du cerveau : à l'étage supérieur, le ginkgo dilate les artères cérébrales et permet ainsi une meilleure oxygénation de notre substance grise. C'est un puissant neuroprotecteur (il protège par exemple les neurones de l'oxydation en leur évitant un trépas trop précoce). Il favorise un sommeil de bonne qualité, améliore la concentration et la mémoire en jouant sur l'intensité et la rapidité d'apprentissage. Il permet de mieux supporter le stress au quotidien.

Au niveau de chacune de nos cellules, la plante optimise la pénétration du glucose dans la cellule, renforce la cellule en luttant contre son oxydation et la rend plus forte face au manque d'oxygène.

Au niveau des tissus, son action vient contrecarrer un spasme ou une constriction (par exemple quand les bronches se rapetissent). Le ginkgo est anti-inflammatoire et lutte contre les allergies. C'est également un antiagrégant plaquettaire : il améliore la fluidité sanguine, permet la vasodilatation des artères et des capillaires et améliore ainsi notre microcirculation. Et si cette plante est essentiellement connue pour son action sur les artères, il n'en reste pas moins qu'elle agit également sur les veines en évitant qu'elles ne se distendent trop et évite ainsi les œdèmes. On appelle cela une action veinotonique.

Si le ginkgo biloba n'a aucune toxicité, il faut cependant éviter de le prendre avant une intervention chirurgicale ou si vous êtes hémophile. Il potentialise l'action fluidifiante de l'ail et du ginseng. Ayez le réflexe d'en prendre devant tout trouble de la concentration et si votre mémoire devient paresseuse.

L'avoir chez soi :

En teinture mère.

H – Hélichryse italienne

Le nom veut dire soleil d'or, c'est vous dire ! C'est l'immortelle, la fleur ressemble à une petite boule d'or perchée en haut d'une tige séchée qui pousse dans la garrigue provençale et qui fait des bouquets séchés qui ont la réputation d'être… immortels.

Nausicaa, une princesse citée dans l'Odyssée, en fait son secret de beauté et on peut le comprendre, car de cette fleur s'extrait une huile essentielle aux propriétés quasi miraculeuses. Il ne faut pas moins de 10 m^3 de fleurs pour produire 1 litre d'huile essentielle.

L'hélichryse italienne contient pas moins de 40 principes différents, dont une cétone appelée *italidione* qui est un remède de choix pour les problèmes cutanés : elle résorbe les hématomes, les phlébites ou œdèmes, varicosités ou couperose par son action lymphotonique et décongestionnante.

Pour une cicatrice invisible

L'hélichryse possède une action quasi miraculeuse sur la cicatrisation car elle régénère les cellules et prévient les cicatrices chéloïdes : lui associer sauge sclarée et gaulthérie couchée sous forme d'huiles essentielles et mélanger avec une base d'huile végétale de millepertuis. Appliquer sur la cicatrice fraîche 2 fois par jour en pinçant et en massant plusieurs minutes afin de relancer la microcirculation locale. Une goutte de ce mélange d'huiles essentielles suffit par application.

Attention toutefois chez les femmes enceintes et chez les petits enfants : l'hélichryse est riche en cétones (15 à 20 %).

L'avoir chez soi :

Un flacon d'huile essentielle.

I - Impératoire

Plante magique de nos montagnes, elle est également connue sous le nom de « maître des maléfices » ou « reine des Alpes ». L'impératoire appartient à la famille des ombellifères et s'épanouit avec bonheur au-delà des 1 400 m d'altitude.

Hildegarde de Bingen la citait déjà au XIIe siècle dans ses grimoires et au XVIIe siècle, elle fait partie des 27 plantes qui constituent l'orviétan, une panacée à la mode contre tous les maux.

Le collier d'impératoire

Trouvez des racines d'impératoire que vous faites sécher avant de les découper en rouelles assez minces. Enfilez-les à l'aide d'une grosse aiguille sur un fil de lin ou de coton pour en faire un collier. On peut également porter une simple racine d'impératoire autour du cou. Ce collier protège et fortifie la personne qui le porte.

L'impératoire est une puissante plante magique utilisée pour drainer les poisons hors du corps. Elle a également des vertus digestives et anti-inflammatoires. On étudie actuellement ses bienfaits dans la maladie d'Alzheimer.

Le vin d'impératoire

Faites macérer pendant 21 jours 1 grosse poignée de racines d'impératoire (fraîches ou séchées) dans 1 bouteille de vin blanc doux, puis filtrer et buvez 1 petit verre par jour.

L'avoir chez soi:

Garder des racines sèches pour en faire des décoctions ou un vin à l'impératoire. En collier pour protéger des maléfices.

J - Jasmin

Son nom est tiré du persan *yâsimîn*: cette plante au parfum envoûtant est originaire du Moyen-Orient, elle s'est installée dans le bassin méditerranéen avec les conquêtes arabes. Le jasmin est très répandu en Inde et indissociable de l'amour divin.

On extrait l'huile essentielle à partir des fleurs blanches: le jasmin est surtout utilisé en parfumerie car son effluve est un des plus capiteux qui soit, mais ses molécules odorantes possèdent également des propriétés médicinales intéressantes: il est anxiolytique, antidépresseur, sédatif et même aphrodisiaque! Vous pouvez faire des tisanes de jasmin en utilisant les fleurs fraîches.

« Le jasmin donne de l'amour à qui ne l'a et fait reverdir à qui l'a. »

Proverbe français

L'avoir chez soi:

Si vous habitez en région méridionale, un jasmin blanc dans votre jardin.

K - Kudzu

C'est le nom donné à une plante de la famille des légumineuses répondant au doux nom latin de *pueraria montana*. Elle est grimpante, s'accroche à quasiment n'importe quoi et peut atteindre 20 à 30 m de haut avec une vitesse de pousse de 30 cm par jour. Les racines donnent une fécule entrant dans la composition de confiseries japonaises et recherchée pour son pouvoir épaississant, les jeunes feuilles se consomment en salade, mais la plante est surtout intéressante pour ses propriétés médicinales.

La pharmacopée chinoise utilise la racine de kudzu depuis toujours pour traiter vertiges et acouphènes ; des études récentes montrent l'efficacité du kudzu dans le traitement du sevrage tabagique, alcoolique ou tout autre comportement addictif.

Sa racine contient des substances regroupées sous le nom d'isoflavones qui agissent sur nos neurotransmetteurs en apaisant notre système nerveux : celui-ci prend du recul par rapport à certaines impulsions morbides. La plante possède une action antioxydante qui en fait un adjuvant de choix dans le sevrage tabagique : non seulement elle freine les pulsions mais aide l'organisme à réparer les dégâts.

Consommée en tisane, la racine de kudzu guérit les gueules de bois des lendemains de fêtes un peu trop arrosées.

L'avoir chez soi :

En poudre de racine séchée.

L – Lavande officinale

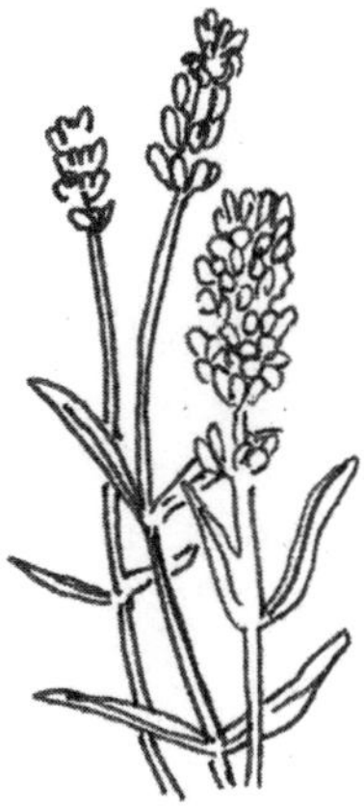

« En mûrissant, faites comme la lavande, adoucissez-vous. »

Proverbe anglais

Le substantif « lavande » est issu du latin qui signifie « laver ». D'ailleurs, n'a-t-on pas gardé cette jolie dénomination de lavandière ?

À l'état sauvage, cette lamiacée, cousine de la menthe, de la mélisse, du romarin, de la sauge, de l'origan ou du thym pousse dans la garrigue et a fait sienne tout sol caillouteux et sec de Méditerranée. Traditionnellement, on fait des pochons emplis de ses fleurs violettes séchées que l'on met au fond des placards pour parfumer le linge de maison et repousser les mites. La lavande est également distillée et très appréciée pour ses huiles essentielles.

Les composés extraits ont de nombreux talents et font l'intérêt médicinal de cette plante qui a su s'adapter à beaucoup de climats et de jardins. La lavande est une plante calmante par excellence. Une goutte d'huile essentielle de lavande officinale sur chaque poignet avant le sommeil met les anxiétés à terre et prépare au sommeil réparateur. Elle détend et contient des molécules sédatives : n'hésitez pas à faire des infusions de lavande le soir.

Elle a également des propriétés antiseptiques intéressantes qui en font un excellent antibiotique naturel. La liste de toutes ses vertus n'est pas finie : elle enlève les douleurs, calme les inflammations, cicatrise. Elle est même antidépressive.

L'avoir chez soi :

Dans son jardin. Conserver les fleurs pour faire des infusions (10 g de fleurs séchées par litre d'eau).

1 flacon d'huile essentielle de lavande officinale.

M - Millepertuis

C'est la plante des mille pertuis : quelle porte choisir ? Quel est mon chemin ? Cette plante vivace qui pousse dans nos montagnes a été nommée ainsi en raison de l'apparence de ses feuilles qui semblent être perforées ; en fait, ce sont de petites glandes translucides qui contiennent des huiles essentielles.

Elle fleurit au solstice d'été, ce qui lui vaut le surnom d'herbe de la Saint-Jean. La fleur jaune d'or présente 5 pétales, ce qui n'est pas sans rappeler le pentagramme, symbole de l'être humain. Son histoire est intimement liée à celle des hommes : elle est citée par Pline et Galien (à qui on doit le mot « galénique ») et connue pour ses propriétés cicatrisantes et antidouleur. Au Moyen Âge, on la considère comme une plante magique qui chasse les ténèbres et fait fuir les démons : on l'appelle la *fuga daemonum*. Nul n'est surpris si je vous apprends que c'est un magnifique antidépresseur naturel.

Je vous fais grâce de la composition chimique de ses sommités fleuries pour insister sur leurs actions : la plus connue est un effet antidépresseur résultant de sa concentration en flavonoïdes, doublé d'un effet anxiolytique. Le millepertuis améliore la mémoire, diminue les douleurs et l'inflammation et favorise le sommeil.

L'*hypericum perforatum* (sa dénomination latine) est utile dans les dépressions, l'accompagnement d'un sevrage (médicaments, drogues, alcool, tabac), les symptômes psychiques qu'on peut rencontrer autour de la ménopause. Vous pouvez également en prendre en période de préparation aux examens.

Nota bene : il existe des interactions avec certains médicaments chimiques, demandez conseil à votre médecin si vous êtes sous traitement.

Préparer son macérat de millepertuis

➚ La cueillette

Idéalement, cueillir vos fleurs le jour de la Saint-Jean, par temps sec. Choisissez la variété *perforatum* qui pousse dans la montagne ou au bord des chemins.

➚ Les ingrédients

- Des fleurs fraîchement cueillies
- De l'huile de tournesol

➚ La préparation

- Remplir 1 bocal en verre de fleurs fraîches et recouvrir d'huile. Laisser votre bocal 21 jours au soleil. L'huile se teintera progressivement en rouge orangé.
- À la fin de l'été, filtrer et conserver dans des flacons opaques pour protéger de la lumière.

➚ Les utilisations

C'est le remède miracle pour cicatriser plaies, brûlures ou ulcères cutanés et pour calmer les ardeurs d'un coup de soleil. Appliquer en massage après l'exposition au soleil pour éviter la photosensibilisation.

L'avoir chez soi :

Un flacon de macérat dans son armoire à pharmacie.

N – Neem

Le neem est une plante connue de la pharmacopée ayurvédique depuis des millénaires. Cet arbre qui peut atteindre 20 m de haut est originaire d'Inde, on l'appelle également le margousier. Son nom « neem » est dérivé du sanskrit *nimbata* qui signifie « donne bonne santé ».

On utilise les feuilles, les fruits et même les branches de cet arbre ! Les feuilles repoussent les bébêtes en tout genre : placées dans les placards, elles sont d'excellentes antimites, et brûlées elles éloignent les moustiques.

Des graines, on obtient de l'huile qui, étalée sur la peau (ne jamais boire l'huile !) est un excellent répulsif à moustiques. Son parfum est loin d'être glamour, mais additionné d'un peu d'huile essentielle de citronnelle, plus aucun moustique n'aura envie de vous approcher ! On peut également utiliser cette huile comme anti-pou.

La médecine ayurvédique utilise la poudre issue des feuilles pour ses vertus désinfectantes, la cuisine ayurvédique rajoute une pointe de couteau de cette poudre dans ses recettes (pas plus car la saveur est très amère).

Et si vous décidez de vivre au fond des bois sans plus aucune structure moderne mais que vous trouvez intolérable de ne pas vous brosser les dents, la branche de neem est faite pour vous ! (voir chapitre N).

L'avoir chez soi :

Sous forme de poudre dans vos épices ayurvédiques. Un flacon d'huile si vous n'aimez pas les moustiques.

O – Olivier

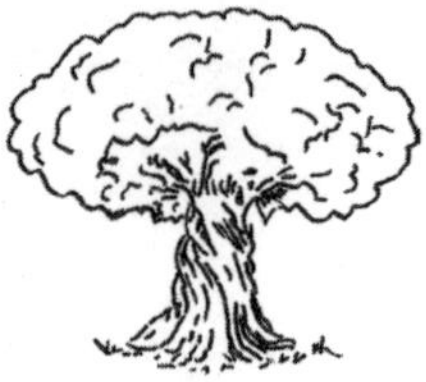

Un arbre qui nous vient des dieux

Il y a très, très longtemps, en Grèce, une communauté sollicita protection divine. Elle fit donc un appel d'offres auprès des dieux, bien décidée à choisir le dieu qui apporterait la plus belle offrande pour être choisi pour le poste. Poséidon surgit le premier et leur offrit un magnifique étalon noir, aussi beau que fougueux ; les hommes furent sous le charme de l'animal sauvage.

Puis ce fut au tour d'Athéna de proposer ses services. « Vois l'étalon de Poséidon ! Et toi, qu'offres-tu ? » demandèrent les hommes. Elle leur désigna un arbre argenté : « l'olivier ». Ceci fit sourire les plus arrogants qui lorgnaient déjà l'étalon. « Un arbre ? Que veux-tu qu'on fasse de ton arbre ? » « L'olivier n'est pas un simple arbre, répondit la déesse, sans se départir de son calme, vous pourrez vous nourrir de ses olives, presser les fruits et en faire de l'huile pour vos préparations culinaires et utiliser son bois dur pour vos meubles. L'arbre vous apportera l'ombre bienfaisante l'été et le feu et sa chaleur réconfortante l'hiver quand vous ferez brûler ses branches. Et de son huile, vous ferez des lampes pour éclairer les ténèbres. Avec l'olivier, je vous offre l'autonomie, l'abondance et la lumière. »

Le discours de la déesse conquit les hommes et depuis leur ville s'appelle Athènes.

L'olivier est l'arbre méditerranéen par excellence, il est connu pour ses olives et surtout son huile. Olive et huile partagent la même étymologie : *olea*. L'huile d'olive est évidemment un des piliers du régime crétois. Elle est très riche en acide oléique, qui appartient à la famille des oméga-9 (plus de 70 % de sa composition). L'acide oléique est indispensable pour soutenir notre santé cardiovasculaire : il équilibre notre cholestérol et stabilise la tension artérielle. L'huile d'olive est également riche en substances antioxydantes. On retrouve un peu d'oméga-6 (moins de 10 %) dans sa composition, mais aucun oméga-3.

Le bon ratio en oméga-3, 6 ou 9

Les oméga-3 et 6 sont essentiels dans notre alimentation car nous ne savons pas les synthétiser, les oméga-9 par contre ne sont pas essentiels : notre corps est tout à fait capable de créer de l'acide oléique à partir de ses enzymes.

C'est surtout le rapport optimal que nous recherchons pour notre santé. Si on se base sur le régime paléolithique de nos aïeux, le rapport ω6/ω3 devrait être égal à 1 ; or, notre alimentation occidentale tend vers un ratio de 10, ce qui signifie qu'on devrait consommer 10 fois plus d'oméga-3 qu'à notre habitude !

Enfin, la moitié de notre consommation de gras devrait provenir des oméga-9 qu'on trouve à profusion dans l'huile d'olive.

L'huile d'olive ne bouge pas à la cuisson : contrairement à d'autres huiles fragiles (comme celles contenant des oméga-3), vous pouvez l'utiliser pour faire revenir vos légumes à la poêle ou cuire vos viandes au four sans qu'elle ne perde ses vertus.

Mais il n'y a pas que l'huile issue des fruits qui soit bonne dans l'arbre d'Athéna : les feuilles d'olivier sont utilisées en poudre pour leurs propriétés hypotensives, hypocholestérolémiantes et hypoglycémiantes.

Des olives à la grecque

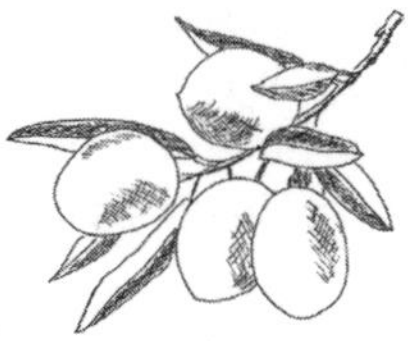

Si vous avez la chance de trouver des olives fraîches sur le marché, ou si elles poussent dans votre jardin, voici comment préparer vos olives :

Faire dégorger les olives dans un saladier rempli d'eau pour ôter l'amertume : changer l'eau tous les jours, pendant au moins 2 semaines.

Dans une bouteille de 1 l : verser 2 doigts de vinaigre, ajouter 3 cs de sel puis remplir le reste d'eau.

Mettre les olives dans un bocal et recouvrir avec la préparation aqueuse. Laisser mariner au moins 2 mois avant de consommer. Vous pouvez conserver les olives quasiment indéfiniment dans cette préparation.

Olives noires et vertes olives ? Leur couleur n'a rien à voir avec une marque de fabrication mais bien avec leur degré de maturité. À l'instar des fruits et légumes, l'olive sera d'abord verte avant de prendre sa coloration à maturité. Plus elle est verte, plus elle sera amère. La récolte des olives se fait au début de l'hiver.

« Termine ta vie l'âme satisfaite : telle l'olive arrivée à maturité tomberait en bénissant la terre qui l'a portée et en rendant grâces à l'arbre qui l'a fait croître. »

Marc Aurèle

L'avoir chez soi :

Sous forme d'huile extra-vierge pressée à froid pour vos salades.
Un bocal d'olives maison pour vos apéritifs.

P – Pavot

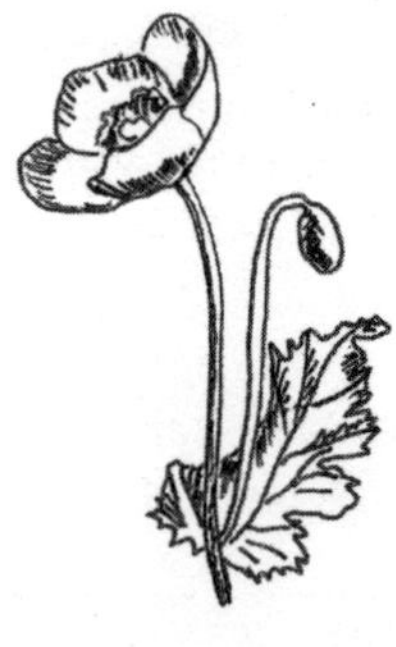

Gentil coquelicot… le pavot est une dénomination commune qui englobe aussi bien cette belle fleur rouge écarlate nommée d'après le cri du coq, le pavot à opium bien connu de Cocteau ou de Baudelaire, ou encore le pavot de Californie à fleurs jaunes qui répond au nom doux bien que quelque peu barbare de *eschscholtzia* qui vient du nom du botaniste russe qui l'introduisit en Europe au XIXe siècle.

Les pavots contiennent des alcaloïdes qui ont un effet sur le sommeil et la douleur (voir chapitre B). Les capsules de pavot somnifère produisent un latex qu'on appelle opium : il induit d'abord une euphorie, puis un état de somnolence avec induction de nombreux rêves. De l'opium, la pharmacologie a tiré des substances nommées opiacés (dont la morphine ou la codéine font partie).

Le pavot de Californie était consommé par les Indiens en guise de légumes. Ils utilisaient les feuilles en cas de maux de dents. La plante a des actions bénéfiques dans les troubles du sommeil (difficultés d'endormissement, réveils nocturnes, sommeil non réparateur ou encore cauchemars). Sa richesse en alcaloïdes entraîne une action à la fois sédative, hypnotique et anxiolytique.

« C'est bien, Ô nuit, c'est bien de tes plus noirs pavots
que tu m'as distillé ce funeste repos. »
Jean de Rotrou

L'avoir chez soi :

Des coquelicots dans son jardin. Ce sont les fleurs qui sont efficaces : utilisez-les fraîches en tisane ou faites-les sécher pour les conserver.

Q - Quinoa

La graine sacrée des Incas est cultivée depuis des milliers d'années : le quinoa est une plante herbacée proche de l'épinard qui n'est donc pas une céréale, même si son aspect prête à confusion. Elle est particulièrement riche en protéines (17 %), ce qui fait d'elle une plante intéressante chez les végétariens/liens. Elle est dépourvue de gluten, pauvre en lipides et riche en fer, manganèse, cuivre, phosphore, magnésium, zinc et vitamine D. Elle contient tous les acides aminés essentiels à la vie humaine, alors que les céréales modernes sont dépourvues de lysine. Sa teneur élevée en fibres aide à la normalisation d'un cholestérol trop élevé ou d'une glycémie trop haute.

Les acides aminés essentiels

22 acides aminés participent à l'élaboration de nos protéines et parmi eux, 8 sont dits essentiels car notre organisme n'a pas la capacité de les synthétiser. Dès lors, ils doivent être présents en quantités suffisantes dans notre alimentation quotidienne pour le maintien de notre bien-être.

Ces acides aminés essentiels sont le tryptophane, la valine, la leucine et l'isoleucine, la phénylalanine, la méthionine, la thréonine et la lysine.

Le quinoa les contient tous, mais également le sarrasin, le soja, l'amarante, la spiruline, l'ortie, les graines de citrouille, l'engrain et l'épeautre. Mais pas le blé !

L'avoir chez soi :

Dans votre cuisine.

R – Radis rouge & radis noir

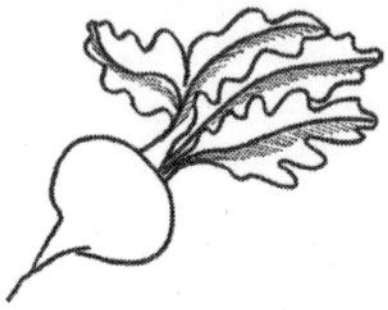

Les radis appartiennent à la grande famille des choux: les crucifères. Ils sont riches en soufre: l'atome leur donne une note piquante mais est essentiel à notre santé car il relance de nombreux processus enzymatiques. Le soufre stimule la digestion: il n'y a donc pas de hasard si on consomme les radis plutôt à l'apéritif.

Plus un radis est rouge, plus il est concentré en tanins antioxydants. Il contient également passablement de fibres garantes d'un bon transit, du potassium et un peu de calcium et comme bon nombre de légumes de la vitamine C.

Dans le radis tout est bon: la racine pivot se croque, les fanes se préparent en salade ou en soupe. Il contient peu de calories, cela en fait un excellent candidat pour les grignotages intempestifs: croquer des radis, c'est une manière de se faire plaisir en améliorant le bien-être de son corps.

Le radis noir est un excellent draineur de foie: on appelle cela un effet cholagogue, il permet de purger la vésicule biliaire et de faciliter l'évacuation de la bile vers l'intestin.

L'avoir chez soi:

Des radis rouges frais, des graines de radis germées, du jus de radis noir à prendre aux équinoxes pour soutenir le foie.

S – Sauge officinale

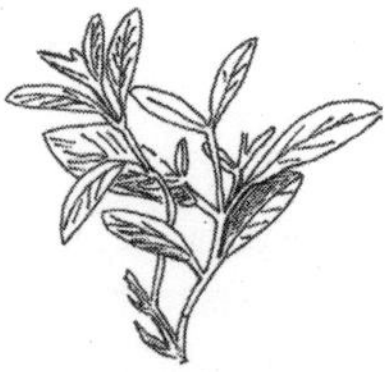

La sauge, appelée également herbe sacrée, pousse sous nos contrées avec facilité. C'est une plante aromatique prisée qui appartient à la grande famille des lamiacées comme la menthe, l'origan ou encore la mélisse ou la lavande.

Son nom vient de *salvia* qui signifie sauver en latin: on ne badine pas avec l'étymologie ni avec les rituels! À l'époque antique, on la récoltait avec des couteaux d'or, pieds nus et vêtus de tuniques blanches. Au Moyen Âge, elle entre dans la préparation de l'eau céleste des alchimistes (*aqua coelestis*, l'eau de vie rectifiée).

Elle contient des phyto-estrogènes, ce qui en fait une plante admirable dans la vie des femmes : elle adoucit les douleurs des règles, permet de relancer l'ovulation d'un ovaire paresseux et accompagne les femmes ménopausées : penser à la sauge en cas de transpiration abondante ou de bouffées de chaleur nocturnes. Les messieurs utiliseront quelques feuilles fraîches qu'ils mettront dans les chaussettes pour éviter la transpiration des pieds.

Les bémols de la sauge officinale

Les feuilles fraîches de la sauge officinale de nos jardins contiennent une huile essentielle, la thuyone (une cétone) qui devient toxique si elle est ingérée en grande quantité. La thuyone s'évapore des feuilles pendant le séchage : il vaut mieux faire sécher les feuilles au préalable avant de les consommer.

Éviter la consommation accrue de sauge officinale pendant la grossesse car elle possède un effet abortif et était utilisée par les faiseuses d'anges. Elle stoppe la montée de lait : éviter sa consommation pendant l'allaitement ou l'utiliser pour un sevrage en douceur.

La sauge sclarée possède toutes les vertus de la sauge officinale mais est dépourvue de thuyone donc non toxique : vous pouvez l'utiliser à la place de la sauge officinale en toute quiétude.

La sauge officinale soutient le foie, aide la digestion, diminue les flatulences et stimule la sécrétion de bile.

Elle a des propriétés antioxydantes, tue les bactéries et les virus : en tisane, elle permet de guérir des rhumes traînants.

Le bain de sauge

Récolter une dizaine de tiges de sauge de votre jardin, les jeter dans une casserole d'eau bouillante et porter à ébullition 1 à 2 minutes puis laisser infuser une dizaine de minutes. Ajouter à l'eau pure de votre bain.

Les principes actifs de la sauge pénètrent par la peau qui est une surface d'échange de près de 2 mètres carrés ; la chaleur qui dilate les pores potentialise la pénétration des principes actifs.

« Qui a de la sauge dans son jardin n'a pas besoin de médecin. »

Dicton provençal

L'avoir chez soi :

Dans son jardin. On utilise les feuilles de sauge séchées à l'abri de la lumière dans un endroit sec et aéré. Récolter les feuilles avant la floraison ou à l'automne pour vos tisanes.

T - Thym

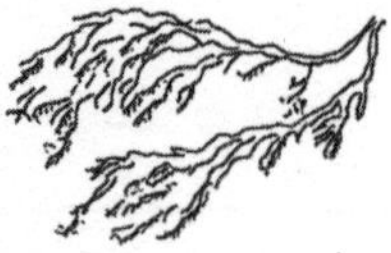

Il existe plus de 300 espèces de thyms différentes. Nous abordons ici le *thymus vulgaris*, joliment dénommé « farigoule » en Provence, qui est le thym qu'on trouve dans nos cuisines.

Le thym a jadis été utilisé comme encens pour éloigner les créatures venimeuses. Il est surtout connu pour parfumer nos mets car il est aromatique en diable ; il comporte plusieurs huiles essentielles qui en font également un remède extraordinaire pour bien des maux avec une prédilection pour la sphère ORL : il est anti-infectieux, expectorant et stimule notre système immunitaire. Selon son chémotype (sa sous-spécialité chimique), il s'attaque aux virus, bactéries ou champignons : c'est donc un excellent désinfectant intestinal.

> « *Le cul du berger sentira toujours le thym.* »
> Proverbe provençal

L'avoir chez soi :

En bouquets séchés dans la cuisine.

Un flacon d'huile essentielle (choisissez le chémotype « linalol » qui est bien toléré chez les enfants).

U - Urtica dioica : l'ortie

> « *Tu respecteras l'ortie diabolique, elle t'apportera le bien.* »
> Paracelse

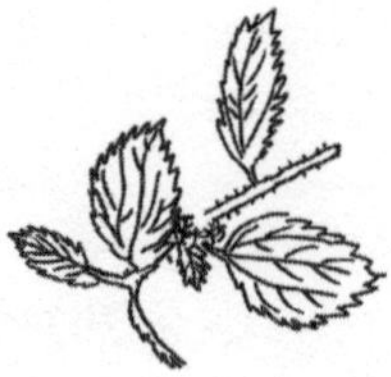

Qui l'aurait cru ? Si nous devions choisir une seule plante pour ses propriétés bienfaisantes, cela serait sans contexte cette vivace qui pousse le long des chemins abandonnés, qu'on fauche de bon cœur car elle envahit facilement, qui pique et qui n'est pas des plus élégantes... J'ai nommé l'ortie.

Enfant, j'observais mon grand-père descendre tous les matins dans le petit torrent qui longeait le jardin, cueillir à mains nues une brassée d'orties pour faire son bouillon sacro-saint. À présent, je comprends mieux, c'était sa façon de se soigner en restant loin des docteurs. (Ce fut un bon remède en toute vraisemblance, puisqu'à l'âge de 76 ans, il reçut la médaille du plus vieux guide d'Europe encore en activité.)

Il est facile de comprendre le terme « *urtica* », surtout quand on a flirté avec les feuilles d'ortie ! Le liquide contenu dans les minuscules vésicules des feuilles provoque des taches cutanées rouges et surélevées très semblables à de l'urticaire.

Les feuilles d'ortie contiennent des minéraux en quantité non négligeable, comme le fer ou la silice, des flavonoïdes, de la chlorophylle, des vitamines (C, A, B2, B5, B9 et K) et les fameuses substances urticantes dont l'histamine. L'ortie contient également les huit acides aminés essentiels.

Ses propriétés sont nombreuses : l'ortie est anti-inflammatoire, antioxydante, antiallergique, analgésique (elle calme les douleurs), redonne du *peps* (elle combat la fatigue, on dit qu'elle est antiasthénique). Elle est également hypotensive, régule la glycémie et le taux de cholestérol. Cerise sur le gâteau pour les messieurs : la racine d'ortie inhibe la croissance prostatique et protège de l'hypertrophie de la prostate et de ses troubles mictionnels.

« Manger des crêpes aux orties pour la Saint-Jean
et être invulnérable aux sortilèges des ondines et des elfes. »
Proverbe allemand

L'avoir chez soi :

Au fond de son jardin, fraîche, pour faire des bouillons ou des soupes de ses feuilles.

V – Vigne rouge & vin

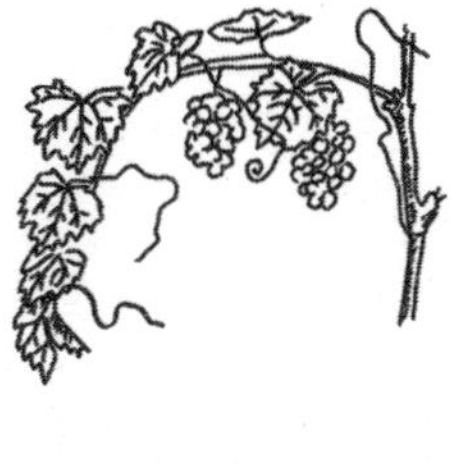

« Le vin est de l'eau emplie de soleil. »
Galilée

La vigne croît spontanément entre le Caucase et l'Afghanistan en passant par la Perse. Accompagnant les hommes dans leurs pérégrinations préhistoriques, elle s'installe avec eux en Mésopotamie et en Égypte, atteint la Grèce dès l'âge de Bronze et l'Europe occidentale au VIIIe siècle avant notre ère. C'est au XXe siècle qu'elle prend un essor planétaire : la surface mondiale des sols dédiés à la viticulture représente près de deux fois la superficie de la Suisse ! Le climat méditerranéen est la panacée pour sa culture qui nécessite un climat doux, tempéré et à la fois ensoleillé doublé d'un sol argilo-siliceux.

Le vin a souvent été associé à la magie et est indissociable de l'extase et d'une certaine mystique : il n'y a qu'à voir la place qu'il occupe dans le culte de Dionysos où l'ivresse des Bacchanales est une manière de s'unir au divin.

« Il n'y a pas de joie sans vin. »
Le Talmud

La vigne rouge a donné de très nombreux cépages réputés, cependant seule la variété *vinis vinifera tinctoria* possède un intérêt thérapeutique qui vient de la composition de ses feuilles : elle agit sur nos veines et nos capillaires en les renforçant et en les rendant moins perméables et induit en même temps une légère vasoconstriction. Les flavonoïdes contenus dans la plante sont efficaces pour lutter contre les symptômes de l'insuffisance veineuse (douleur, œdèmes et gonflement, fatigue ou lourdeur des jambes). Outre cet effet veinotonique, la vigne rouge a également des vertus antioxydantes.

Avoir de la veine avec des jambes superbes

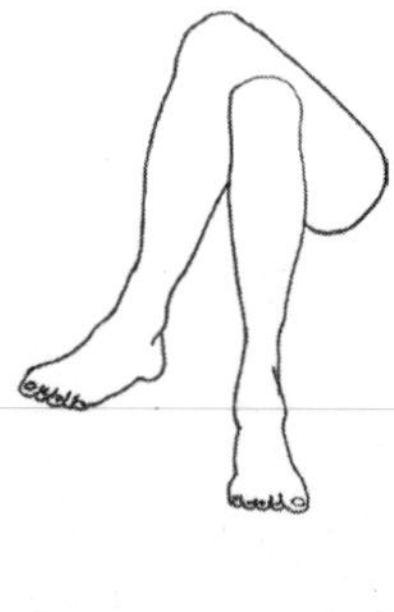

Contrairement à sa sœur l'artère qui accompagne le sang du cœur vers les tissus, qui palpite et bondit comme une grenouille, entourée d'une paroi musculaire élastique, la veine raccompagne nonchalamment le sang des tissus vers le cœur, ses parois sont plus fines et fragiles. Parfois, elle peine à ramener tout ce sang, elle s'engorge, se distant, crée des dérivations plus ou moins raisonnables et devient incontinente. Des varicosités et des varices apparaissent, les chevilles gonflent et les jambes sont parfois douloureuses, surtout à la chaleur de l'été.

Comment remédier à tout cela ? En aidant mécaniquement la veine à remplir son contrat et en renforçant ses parois à l'aide de plantes.

La mécanique

Surélever de 10 cm les pieds de votre lit : le sang accumulé la journée dans vos jambes retournera aisément vers le cœur pendant la nuit.

Marcher en évitant de piétiner : chaque pas engage la contraction des mollets, les muscles compriment les veines et chassent le sang vers le cœur.

Une douche froide (fraîche pour les timorés) chaque matin : au moins sur les jambes et les cuisses. Si le chaud dilate les veines et ralentit la circulation, le froid active le retour veineux.

Garder les pieds en hauteur : jambes sur le canapé, pieds sur le bureau à la manière des détectives américains des années 40, éviter de garder vos jambes déclives trop longtemps.

Les plantes

En phytothérapie, utiliser la vigne rouge, le marronnier d'Inde *(aesculus)* ou l'hamamélis.

En HE, au choix le cyprès supervirens, le pamplemousse, le géranium rosat, le niaouli ou l'hélichryse italienne (parmi d'autres, la liste n'est jamais exhaustive).

Le dernier coup de pouce :

Les drainages lymphatiques. Activer le retour lymphatique permet de dégorger le retour veineux, un peu à la manière d'un itinéraire bis que vous mettriez en place sur une autoroute surchargée.

Le vin, quant à lui, provient du fruit : le raisin. Il est riche en polyphénols, dont un certain resvératrol aux propriétés puissamment antioxydantes. Les flavonoïdes sont présents dans la peau du raisin : c'est bien le vin rouge qu'il faut choisir ; le vin blanc, qui lui s'obtient sans macération des parties solides de la grappe, est dépourvu de flavonoïdes.

French paradox

Une étude sortie en 1991 démontre que les Français, malgré une consommation équivalente de graisses saturées à la population américaine, ont un risque 3,5 fois moindre de développer une maladie cardiovasculaire grâce à leur consommation modérée de vin rouge quotidienne (entre 1 et 3 verres).

Le résultat est tellement bluffant qu'on améliore l'étude, pour démontrer l'importance d'un régime issu de la cuisine française du sud-ouest dans la prévention et la cure des maladies cardiovasculaires.

On souligne ainsi l'importance d'une alimentation riche en antioxydants, en oméga-3 et en cholestérol (si, si, vous avez bien lu) associée à la consommation modérée de vin rouge dans le maintien d'une bonne santé. Modérée, c'est-à-dire 1 bouteille de vin répartie sur la semaine, ce qui correspond à un verre de vin rouge par repas principal.

« Après la soupe, un verre de vin ôte une visite au médecin. »
Proverbe franc-comtois

D'ailleurs, quand on lève son verre pour trinquer, ne dit-on pas « santé » ?

Le resvératrol protège du vieillissement cutané (et de tous les risques inhérents), est anti-inflammatoire, allongerait la durée de vie et nous protègerait des mutations de notre ADN (utilisons le conditionnel puisque les études prometteuses sont toujours en cours).

« Le vin est innocent, l'ivrogne seul est coupable. »
Proverbe russe

Un vin chaud valaisan pour les hivers rigoureux

Ingrédients

- 1 bouteille d'Humagne (vin rouge valaisan) ou à défaut un merlot jeune
- 1 orange
- ½ pomme
- 1 bâton de cannelle
- 2 clous de girofle
- 1 gousse de cardamome
- 1 anis étoilé
- 1 à 2 cs de sucre roux selon votre goût.

Préparation

- Presser la moitié d'une orange et couper l'autre moitié en rondelles.
- Couper la moitié de pomme en rondelles.
- Mettre les épices (cardamome, anis étoilé, clous de girofle) dans une passoire.
- Verser le vin dans une casserole, ajouter le jus, les rondelles des fruits, les épices et le bâton de cannelle.

- Laisser infuser à froid au moins 1 h.
- Puis chauffer doucement 30 min sans faire bouillir.
- Ôter les fruits et ajouter le sucre les dernières minutes.
- Déguster chaud.

Variante : le vin chaud peut également se préparer avec un vin blanc d'Alsace.

L'avoir chez soi :

Quelques caisses de bouteilles de bon vin rouge, à laisser vieillir en cave.

W – Wisteria : les glycines

Les glycines font partie des fabacées. Elles nous viennent de Chine et du Japon : Le Nôtre, grand intendant des jardins de Versailles, fut l'un des premiers à les importer en Europe. Aussi étrange que cela puisse paraître, trèfle, soja ou haricots font tous partie de cette même famille. On apprécie la glycine pour ses magnifiques fleurs améthyste au parfum sucré disposées en grappes pendantes qui fleurissent au printemps. Leurs gousses contiennent des graines toxiques riches en lectine qui provoquent vomissements et crampes abdominales.

Glycine vient du grec « doux et sucré » et le moins qu'on puisse dire est que c'est une apparence parfois trompeuse, vu la ténacité qu'ont les lianes quand il s'agit de tordre les grillages dans leurs circonvolutions. Les amoureux voient en elle le symbole d'un amour parfois étouffant : « je réclame ton amour et tu me cèderas de gré ou de force ». Un programme qui peut faire froid dans le dos. Les superstitieux portaient des feuilles de glycine pour s'assurer la fidélité conjugale.

« À mon balcon cette glycine tend ses bras fleuris dans le soir avec le tendre désespoir d'une princesse de Racine. »

Edmond Rostand

À notre connaissance, le wisteria est dépourvu de vertus médicinales, ce qui n'est pas le cas de son homonyme, l'acide aminé.

Glycine : fleur ou acide aminé ?

La glycine est également le nom du plus petit des 22 acides aminés protéinogènes : il ne contient que deux atomes de carbone. Il possède un goût sucré et l'industrie alimentaire l'utilise sous la dénomination E640. La glycine a son rôle à jouer dans notre santé car elle intervient dans la synthèse de nombreuses molécules, comme l'acétylcholine, hormone clef de notre système nerveux parasympathique (voir chapitre S), mais aussi l'hémoglobine, le collagène, les sels biliaires, la sérotonine et bien d'autres. On la retrouve en quantité importante dans la prostate qu'elle maintient en forme (comprenez, pas trop volumineuse) et en bonne santé.

Elle calme les inflammations, améliore la cicatrisation et encourage l'élasticité de la peau.

Ce petit acide aminé a été repéré dans la queue de certaines comètes, alimentant ainsi l'idée que la vie sur Terre a commencé avec les amines venues de l'espace qui se sont égarées dans l'atmosphère primitive de notre planète.

Inutile d'aller la chercher dans les comètes si vous voulez en consommer : la glycine est présente en quantité importante dans l'os à moelle.

À ne pas confondre donc avec la plante, les deux n'ont absolument rien à voir, si ce n'est le nom issu de leur connotation « douce et sucrée ».

Recette du bouillon de poulet riche en glycine

➚ Ingrédients

- Une carcasse de poulet ou un poulet entier
- Des légumes : 2 jeunes poireaux, 1 carotte, 2 branches de céleri, 1 oignon, 2 gousses d'ail
- Un bouquet garni : thym, laurier sauce, romarin, origan, sauge et persil : une branche de chaque, le tout ficelé
- Sel et poivre.

➚ Préparation

- Mettre le tout dans une grande cocotte en fonte, recouvrir le poulet d'eau, faire cuire à feu très doux pendant au moins 3 h sans couvercle, de manière que l'eau fume et frémisse sans vraiment bouillir.
- Laisser refroidir, puis filtrer.

Vous pouvez consommer le bouillon directement, l'utiliser pour un risotto ou congeler de gros glaçons pour vous en servir par la suite.

La cuisson lente de ce bouillon permet de récupérer de précieux nutriments des os et cartilages, comme la gélatine qui contient du collagène et de la glycine, mais également du sulfate de chondroïtine et de la glucosamine, deux substances essentielles au bien-être de vos articulations.

L'avoir chez soi :

Une glycine en décoration contre la façade de votre maison ou autour de votre kiosque de jardin, pour une ambiance féerique à souhait.

Des cubes de bouillon de poulet au congélateur.

X – Xocolatl

Le cacao, puisque c'est de lui dont il est question, a bien des vertus. Le cacaoyer est un arbre d'une dizaine de mètres de haut, qui donne des cabosses : c'est une baie d'environ un demi-kilogramme qui renferme une multitude de fèves. Ce sont les fèves qui nous intéressent : torréfiées, broyées et réduites en poudre, elles sont ensuite transformées en chocolat.

Chocolat

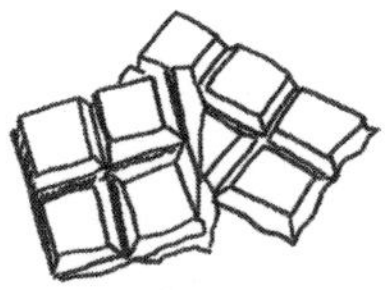

Le chocolat est un mélange de beurre de cacao, de poudre de cacao et de sucre, auquel on peut rajouter des épices pour relever le goût. Le chocolat est donc l'excuse gourmande pour se nourrir de cacao, car c'est bien lui qui est intéressant.

Le nom moderne du cacao est phonétiquement inspiré de son nom aztèque *xocolatl* qui signifie littéralement « eau acide-amère ». Les fèves de cacao sont connues, vénérées et consommées depuis presque quatre millénaires par les peuples pré-olmèques, aztèques et mayas, d'abord comme boisson alcoolisée avant de devenir chez nous la boisson lactée du XXe siècle qui berça notre enfance à tous. Dans les temps reculés, les fèves étaient fermentées puis torréfiées pour préparer la boisson divine. La torréfaction exalte certes les arômes mais appauvrit le cacao en principes actifs. Question bien-être, la consommation de fèves de cacao cru est bien plus attrayante.

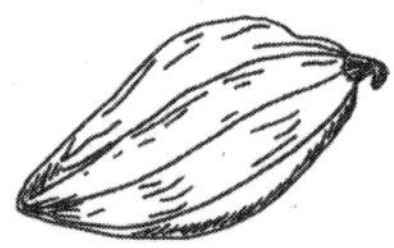

Le cacao cru peut s'enorgueillir d'être l'antioxydant connu le plus puissant, loin devant ses autres condisciples tels que les baies de mûres, sureau, myrtilles ou goji. Les principes actifs du cacao se retrouvent surtout dans sa partie grasse : le beurre de cacao, qui contient par exemple de la vitamine E. Il a une teneur élevée en polyphénols et en flavonoïdes : deux antioxydants qui ont chacun leur spécialité : capture des radicaux libres pour les premiers, lutte contre le vieillissement cutané pour les seconds. Le cacao possède également des alcaloïdes retrouvés dans le thé ou le café : la caféine (à petites doses) et la théobromine.

La théobromine

Cet alcaloïde cacaoté est présent en fort pourcentage dans les fèves (jusqu'à 4 % selon les variétés de cacaoyers). Elle a la réputation (confirmée) de s'attaquer à notre graisse pour la faire fondre, possède une action diurétique, calme la toux aussi bien (voire mieux) que la codéine et dilate les artères, ce qui en fait un très bon candidat pour calmer une tension artérielle trop élevée : cette molécule excite pas mal de chercheurs tant elle a de vertus. On suppute également qu'elle est responsable de la bonne humeur des accros au chocolat.

Son étymologie est étrange, le mot a été créé à partir de *theo* : dieu et de *bromos* qui signifie… puer !

Attention à vos animaux de compagnie : loin d'euphoriser votre teckel, la théobromine peut lui être létale : gardez vos morceaux de chocolat en lieu sûr.

Enfin, le cacao cru n'est pas avare en vitamines du groupe B, en minéraux, calcium, fer, zinc, magnésium et potassium.

« Je ne connais rien de plus érotique qu'une tablette au fort pourcentage de cacao. »

Paul-Loup Sulitzer

L'avoir chez soi :

Sous forme de fèves de cacao crues et de plaque de chocolat cru fait maison.

Y – Ylang-ylang

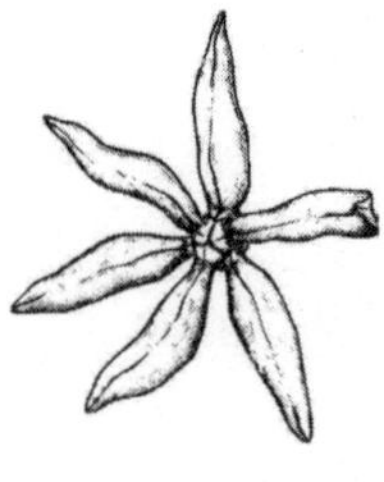

L'arbre, originaire d'Asie, s'appelle *cananga odorata* ; il est prisé pour le parfum sensuel et voluptueux de ses fleurs et Gabrielle Chanel s'en inspira pour son fameux n° 5. Ylang-ylang signifie « la fleur des fleurs » en langage philippin. On répand des fleurs d'ylang-ylang sur le lit nuptial pour ses vertus aphrodisiaques.

Numéro 5

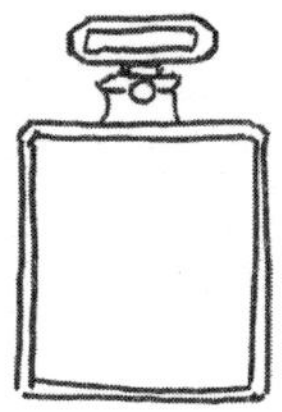

Chanel n° 5 fut le parfum le plus vendu dans le monde pendant de très nombreuses années. Sa composition a sensiblement changé depuis l'année de sa création en 1921 mais la base reste la même avec une note de cœur majeure basée sur l'huile essentielle d'ylang-ylang, qui se démarque d'un total de 80 ingrédients différents. Les vertus aphrodisiaques de l'ylang-ylang seraient-elles le secret de son succès ?

La distillation des sommités fleuries de ce grand arbre asiatique (qui peut faire 20 m de haut) est lente et peut durer vingt heures. Un quintal de fleurs offre à peine 2 kg d'huiles essentielles, utilisées chez les parfumeurs, mais aussi en aromathérapie.

L'huile essentielle est connue pour ses effets sur les cheveux : elle répare une chevelure terne malmenée par les teintures, lui rend sa brillance et favorise sa repousse ; pour l'utiliser, rajouter 1 à 2 gouttes à votre dose de shampoing. Elle participe également à la guérison des dermatoses grâce à son action sur la régénération cellulaire.

L'ylang-ylang a une réputation aphrodisiaque et traite avec succès la frigidité, la dépression, le stress, l'angoisse et les insomnies, c'est une plante apaisante que vous pouvez utiliser pour des massages relaxants et sensuels avec votre partenaire.

En cas de palpitations, massez-vous le plexus solaire avec 1 goutte d'ylang-ylang.

L'avoir chez soi :

Un flacon d'huile essentielle, 1 goutte dans son shampoing, 1 goutte derrière les oreilles pour un parfum capiteux et quelques gouttes dans une huile de massage amoureux. Et pourquoi pas sous forme d'un flacon de Chanel n° 5.

Z - Zingiber

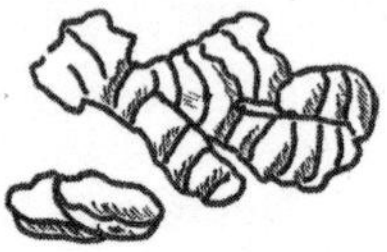

Le zingiber officinalis est plus connu sous le nom de gingembre. C'est le rhizome de la plante qu'on utilise aussi bien pour ses vertus culinaires que médicinales : cette plante fait partie de la pharmacopée chinoise et ayurvédique depuis plus de 5000 ans. C'est lui qui a donné son nom à l'archipel de Zanzibar, où il pousse en abondance.

Dans nos contrées, il est connu dès le Moyen Âge : c'est une plante magique et aphrodisiaque et Hildegarde de Bingen la mentionne dans ses grimoires, la conseillant pour les gens secs et affaiblis. Le gingembre entre dans la composition de l'hypocras, un vin parfumé aux épices consommé au Moyen Âge.

Faire son vin d'hypocras

➚ Ingrédients

- 1 bouteille de vin rouge tannique
- 80 g de miel
- 8 bâtons de cannelle
- 8 clous de girofle
- 8 gousses de cardamome
- Une vingtaine de tranches de gingembre frais (environ 60 grammes).

➚ Préparation

- Ouvrir les gousses de cardamome et en piler sommairement les graines.
- Mélanger le vin et le miel, puis incorporer les épices.
- Laisser reposer toute la nuit puis filtrer le lendemain matin et mettre en bouteille.

Le gingembre a de merveilleuses vertus digestives : il combat toutes les nausées, même celles des femmes enceintes, ainsi que les désagréments des transports. Il soutient foie et pancréas, calme les douleurs inflammatoires, équilibre un cholestérol trop élevé et d'une manière générale réchauffe. En cas de refroidissement, faire infuser quelques rondelles de gingembre frais dans une tasse d'eau bouillante, ajouter le jus d'un citron et un peu de miel : 3 tasses de cette mixture par jour vous remettent rapidement sur pied.

Le gingembre est également connu pour être un aphrodisiaque réputé depuis l'Antiquité. Pline l'Ancien en vantait déjà les mérites, les prêtresses de Dionysos composaient un philtre d'amour à base de gingembre et d'un champignon (le *phallus impudicus*, je vous laisse imaginer à quoi il ressemble), et la comtesse du Barry en offrait à tous ses amants avant les ébats. Le gingérol (un phénol au goût piquant) qu'il contient a une action vasodilatatrice et permet ainsi une érection de meilleure qualité chez monsieur tout en augmentant le nombre de ses spermatozoïdes.

L'avoir chez soi :

En rhizome frais, il se conserve longtemps au réfrigérateur.

Les dieux & leurs substantifs

La langue française a abondamment puisé dans les racines grecques pour se construire et s'est parfois inspirée des dieux et déesses de l'Antiquité. Dans la chronique ci-dessous, combien relevez-vous de substantifs issus d'une étymologie divine ?

« Dans la nuit de mardi à mercredi du mois de janvier dernier, je rencontrai Daphné. Je m'étais préparé : un ami m'avait remis dans une fiole hermétique, une boisson aphrodisiaque irisée qui devait satisfaire nos désirs. Certes, elle avait un goût de morphine, mais je n'y prêtais guère attention. J'étais hypnotisé par la beauté un peu narcissique de Daphné. La rencontre fut joviale mais chaotique : nous avons fait l'amour toute la nuit à la manière d'une bourrasque et suite à notre acte érotique, je fus médusé de voir que j'avais attrapé une maladie vénérienne. J'ai essayé de me soigner à l'ammoniaque, mais rien n'y fit et je commençai à paniquer. »

Bonus : recette de la grande plaque de chocolat cru

Il n'est rien de plus simple, facile, savoureux et excellent à notre bien-être que cette recette.

➚ Ingrédients

- 120 g de poudre de cacao cru
- 120 g de beurre de cacao
- 60 g de sucre de coco ou 40 g de xylitol (selon votre goût)
- 1 grosse pincée de gros sel de Guérande.

➚ Préparation

- Faire fondre au bain-marie le beurre de cacao, la poudre et le sucre. Bien remuer afin que les cristaux de sucre se dissolvent et que la consistance devienne onctueuse.
- Étaler la crème obtenue sur une feuille de papier sulfurisé en choisissant l'épaisseur souhaitée (carrés fins ou épais ?).
- Après 5 minutes, saupoudrer d'une main aérienne et légère de gros sel de Guérande.
- Laisser refroidir.
- Puis découper les morceaux à l'aide d'un rouleau à pizza ou d'un couteau fin.

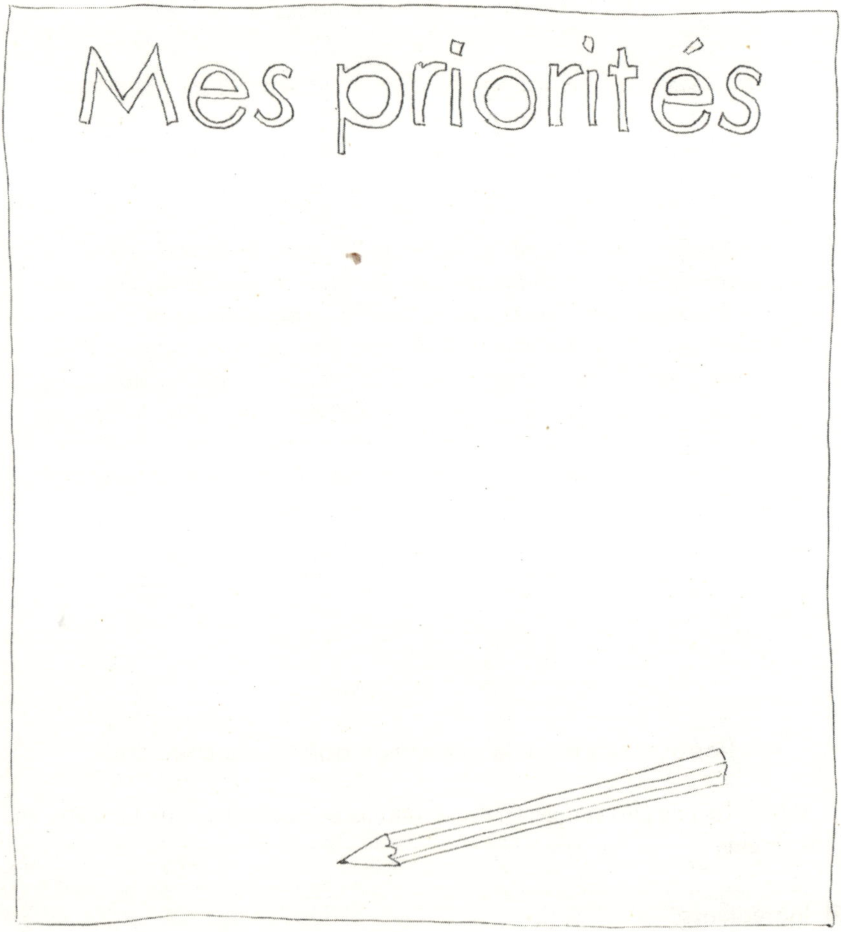

W

WIFI & LES ONDES

Les ronds dans l'eau

Pour comprendre à quoi ressemble une onde, lancez une pierre dans un étang calme et remémorez-vous les paroles des moulins de mon cœur de Michel Legrand (« comme une pierre que l'on jette dans l'eau vive d'un ruisseau et qui laisse derrière elle des milliers de ronds dans l'eau ») : les ronds dans l'eau, c'est l'onde rendue visible qui part de l'impact de la pierre.

Une onde est une sorte d'excitation qui se disperse dans un milieu ambiant : cette excitation produit des manifestations éphémères sur son passage, puis tout revient dans l'ordre. Selon l'endroit où elle se trouve, l'onde se déplace plus ou moins bien, plus ou moins vite. À l'instar d'une digue qui arrête les vagues de l'océan, un épais mur de pierre freine certaines ondes comme celles de votre téléphone sans fil.

Toute particule est associée à une onde invisible qui émane d'elle. Vous, moi, votre chat ou votre téléphone, le soleil, la terre, un atome de carbone : tout, absolument tout émet une onde qui lui est propre. Nous sommes constamment traversés par des ondes depuis la nuit des temps.

Les différentes ondes

Il existe plusieurs types d'ondes : les ondes mécaniques, les ondes électromagnétiques ou les ondes gravitationnelles. Le wifi appartient aux ondes électromagnétiques.

Une onde en mouvement transporte de l'énergie

Si vous avez du mal à me croire, plantez vos deux pieds dans le sable immergé d'une plage un jour de mer agitée : les vagues qui déferlent sur vous ne sont ni plus ni moins qu'un phénomène d'ondes et il y a fort à parier que vous sentirez l'énergie de la vague vous déséquilibrer. Les vagues font partie des ondes mécaniques. Le même phénomène est observable chez les ondes infrarouges : elles dégagent de la chaleur qui est une forme d'énergie (voir chapitre Y) et c'est encore ce principe qui est utilisé dans les fours à micro-ondes : les ondes amènent de l'énergie à l'aliment pour qu'il se réchauffe. Les ondes infrarouges, tout comme les ondes du four à micro-ondes de votre voisine font partie des ondes électromagnétiques.

La fréquence de l'onde

Une onde est définie par sa fréquence : c'est son nombre d'oscillations par seconde, exprimées en hertz. L'onde est également définie par sa taille qu'on appelle longueur d'onde : c'est la distance entre les deux maxima de l'amplitude de l'onde, sa pièce d'identité, son empreinte digitale la plus fidèle.

Une longueur d'onde est l'inverse d'une fréquence. Vous suivez toujours ? Cela signifie que plus la fréquence est grande, plus la longueur d'onde est petite. Les ondes des très hautes fréquences sont néfastes pour la santé. Les ondes de basse fréquence interagissent peu avec nous. Une onde radio possède une longueur de plusieurs centaines de mètres : elle est tout à fait inoffensive. Les rayons gamma, eux, vibrent à une fréquence très élevée et leur longueur d'onde est minuscule, de l'ordre du picomètre (on fait tenir dix milliards de picomètres dans un centimètre). Les rayons gamma peuvent avoir des conséquences funestes sur notre santé car ils interagissent avec nos atomes.

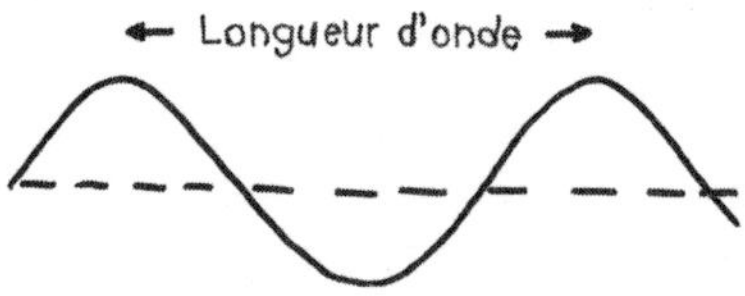

Les ondes électromagnétiques

En 1900 un ingénieur canadien étudie la transmission sans fil pour diffuser la voix humaine. C'est un mode de communication qui utilise des ondes électromagnétiques. Ce type d'onde se déplace dans l'air ou le vide à une vitesse frisant celle de la lumière (300 000 km/seconde) et provient d'une source qui émet de l'électricité (l'électricité en mouvement produit un magnétisme : c'est pour cela qu'on parle d'électro+magnétisme).

L'intérêt des ondes électromagnétiques ? Elles transportent de l'énergie, mais également de l'information : des images ou des sons. Utilisé initialement pour écouter la radio, le procédé évolue depuis un siècle pour nous permettre aujourd'hui de parler dans un téléphone sans fil, connecter les claviers et souris aux ordinateurs et les ordinateurs aux bornes wifi ou encore nous localiser grâce au GPS en passant par les satellites.

40

C'est le nombre de satellites qu'un individu utilise en moyenne par jour en Europe pour ses besoins personnels. Actuellement, notre stratosphère contient près de 6 000 satellites.

L'infinitude (ou presque) de l'onde

Comme nous l'avons vu avec notre galet jeté dans l'eau, l'onde naît d'une source et se propage à l'infini tant qu'elle n'a pas rencontré d'obstacle. La distance parcourue dépend également de l'intensité de la source : un gros galet jeté produit plus de vagues qu'un gravier et un cri strident est entendu plus loin qu'un chuchotement. Toutes les ondes sont tributaires d'obstacles : même le cri de Tarzan meurt sur la surface des mains de Jane si elle se bouche les oreilles.

Un troisième facteur entre en jeu, c'est la longueur de l'onde : une onde de très petite oscillation aura tendance à s'arrêter avant une onde radio qui peut avoir une longueur de plusieurs milliers de kilomètres et que quasiment rien n'arrête. Les ondes wifi ou de téléphonie sans fil sont plus courtes, ce qui explique pourquoi on capte la radio quasiment partout alors que votre téléphone sans fil est vite hors jeu dans certains endroits.

Une onde qui lit le passé ?

Une longueur d'onde radio de l'ordre du kilomètre a peu d'entrave : elle passe les murs, les montagnes et continue son chemin vers l'infini et même l'au-delà ! On peut capter une onde radio très éloignée de notre planète, mais il faut être au bon endroit quand elle y arrive ! Théoriquement, on peut entendre des enregistrements radio du siècle dernier dans l'espace à condition d'être suffisamment éloigné : puisque l'onde radio se propage à une vitesse de 300 000 kilomètres par seconde, il vous reste à calculer le nombre de secondes qui vous sépare de l'émission radio que vous désirez écouter et de multiplier ce nombre par 300 000 : le total vous donne le nombre de kilomètres à parcourir… étourdissant certes, improbable avec notre science actuelle, mais logiquement envisageable.

Les ondes visibles

Notre œil est conçu pour percevoir certaines longueurs d'onde : celles qui correspondent à nos couleurs. En touchant la rétine, ces ondes entraînent une impulsion électrique qui se traduit dans notre cerveau par une perception lumineuse (voir chapitre Y). Le spectre lumineux visible par l'œil humain s'étend du rouge au violet en passant par toutes les couleurs de l'arc-en-ciel. En deçà et au-delà on trouve les infrarouges et les ultraviolets, qui sont déjà invisibles pour nous (mais pas pour tous : les crotales, par exemple, perçoivent les infrarouges la nuit). Le spectre visible correspond à 4 % de toutes les longueurs d'onde. Invisible n'est donc pas synonyme d'inexistant. Je vous laisse méditer l'information…

Les ondes sonores

Les ondes ne stimulent pas seulement nos yeux, certaines arrivent sur nos tympans en créant des vibrations que notre cerveau transforme en bruits. Ce type d'onde appartient aux ondes mécaniques. Contrairement aux ondes électromagnétiques, les ondes sonores ne peuvent pas se propager dans le vide : personne n'a jamais entendu un crissement de frein du vaisseau spatial USS Enterprise ! L'oreille humaine peut percevoir une certaine fréquence d'ondes sonores située entre 20 hertz et 20 000 hertz. Au-delà de ces limites, on parle tout naturellement d'infrasons et d'ultrasons, perceptibles par certains animaux (comme les chiens).

L'onde sonore de l'orage

Nos grands-parents nous ont tous appris à calculer l'éloignement d'un orage au temps que mettait son grondement à nous parvenir après l'éclair. La foudre, quand elle tombe, produit une déflagration : autrement dit une onde sonore. La lumière de la foudre appartient quant à elle aux ondes électromagnétiques. Comme l'une se propage à la vitesse de la lumière, et l'autre à la vitesse du son, soit 340 mètres par seconde, on peut évaluer la distance de l'orage : 3 secondes de latence représente une distance approximative d'un kilomètre.

L'envergure des ondes : du minuscule à l'incommensurable

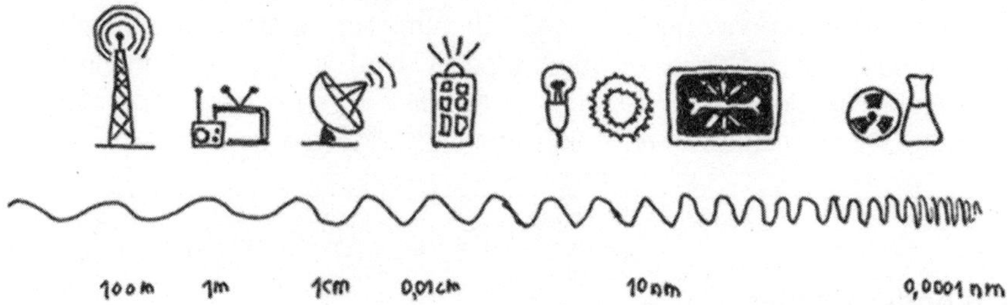

Comme nous l'avons vu, une onde électromagnétique peut avoir une longueur allant de plusieurs milliers de kilomètres à quelques milliardièmes de millimètres. Plus ou moins au centre se trouvent les ondes visibles de notre lumière.

Pour bien fixer les idées: ce qui est au-delà de l'ultraviolet (des ondes de plus en plus petites en taille) est de plus en plus néfaste; on retrouve les rayons X utilisés pour les clichés radiologiques de nos poumons ou de nos dents, les scanners (nota bene: une résonance magnétique nucléaire n'utilise pas de rayons X), puis les longueurs d'onde s'amenuisent pour toucher au domaine des rayons gamma des éléments radioactifs.

Du côté des infrarouges, nous retrouvons les ondes radios aux grandes amplitudes dont le wifi fait partie. Tout proche des infrarouges, nous retrouvons des longueurs d'onde de 1 cm à 1 m qui sont utilisées par le wifi, les radars météo, les micro-ondes, la télévision ou les téléphones sans fil. Les ondes de quelques mètres sont utilisées pour la radio FM, les pompiers, les gendarmes et les taxis. Les longueurs d'onde de quelques dizaines de mètres sont utilisées chez les militaires, ou en aéronautique, puis (en longueur d'onde décroissante) viennent les radioamateurs, la radionavigation, la radio AM, les appareils permettant de localiser les victimes d'avalanches.

Certains implants médicaux fonctionnent avec des longueurs d'onde de quelques dizaines de kilomètres et enfin les ondes les plus longues, de l'ordre de milliers de kilomètres sont utilisées pour communiquer entre sous-marins. Car une onde de forte amplitude se propage sur une très longue distance alors qu'une onde de quelques centimètres ne se propage qu'à quelques dizaines de mètres tout au plus.

Et les baleines dans tout cela ?

Ces cétacés produisent des sons dont la fréquence s'étend entre 5 et 200 000 hertz: notre modeste oreille humaine n'a pas la capacité d'entendre une tessiture aussi large et une grande partie de leurs vocalises est inaudible pour nous. Le chant des baleines parcourt plusieurs centaines de kilomètres, ce qui permet à ces mammifères marins de communiquer à large échelle dans les vastes océans.

Le hic, c'est que ces fréquences utilisées sont semblables à nos fréquences radio. On a constaté que l'utilisation de nos sonars effraie les baleines qui plongent pour y échapper et peuvent être victimes d'accident de décompression. Ceci explique l'échouement mystérieux de ces cétacés sur les plages.

Le wifi

Le wifi voit le jour en 1997. C'est une communication sans fil qui permet de relier par ondes plusieurs appareils informatiques entre eux. Les réseaux sont locaux (pas question de communiquer aux mêmes distances que les baleines à bosse) : une borne de wifi, si elle ne rencontre aucun obstacle comme un mur en béton, émet à une cinquantaine de mètres au grand maximum et plus nous sommes loin de la borne émettrice, plus le signal sera faible.

Comme toute technologie, le wifi se modifie au long des années et cette modification touche essentiellement à sa longueur d'onde. Il est important de rappeler que la longueur d'onde du wifi est très éloignée des rayons gamma radioactifs utilisés dans l'imagerie médicale ou les noises nucléaires : elle se trouve près des infrarouges, donc du « bon côté » de notre spectre lumineux, côté qu'elle partage avec les ondes radio.

La bande de fréquence du wifi est définie et limitée pour éviter les interférences avec d'autres équipements. Les bornes wifi émettent dans une fréquence autorisée allant de 2,4 à 5 GHz. Ces longueurs d'onde sont toutefois partagées par d'autres émetteurs, comme les radioamateurs, les fours à micro-ondes et certaines webcams.

La qualité du wifi évolue avec le temps avec une tendance à envoyer des ondes en plus forte intensité et le plus loin possible afin de simplifier la vie aux accros du sans fil (même s'il peut paraître incongru de s'accrocher à un fil inexistant).

La cage de Faraday

Le principe en est simple : il s'agit de construire une cage ou une enceinte étanche qui isole intégralement l'intérieur de l'extérieur concernant la transmission d'ondes électromagnétiques. Soit les ondes électromagnétiques restent à l'extérieur, soit elles sont bloquées à l'intérieur. L'enceinte métallique peut être hermétique ou en grillage à la manière d'une cage à perroquet.

Science-fiction, me direz-vous ? Pas du tout, vous et moi côtoyons régulièrement ces dispositifs : voiture comme avion sont des cages de Faraday qui évitent le foudroiement des passagers quand Zeus agacé manie sa foudre. Le four à micro-ondes n'est rien d'autre qu'une cage de Faraday qui nous protège des rayons créés à l'intérieur pour réchauffer les aliments.

Dernier point : si l'on met une personne dans une cage de Faraday, elle reste capable de télépathie : cela prouve que la télépathie n'est pas véhiculée par des ondes électromagnétiques, et qu'il existe un autre support qui part d'un point A pour véhiculer des informations au point B. Lequel ? Le mystère reste encore entier.

Le champ électromagnétique terrestre

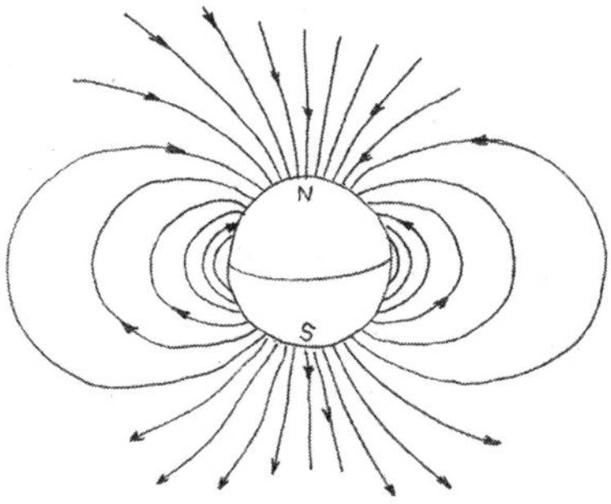

La Terre est née il y a quelque quatre milliards d'années. Si on la coupe en deux à la manière d'une pêche, on trouve en son centre un noyau de fer et de nickel qui tourne extrêmement vite sur lui-même et qui, à la manière d'une dynamo, produit des champs électromagnétiques. La quasi-totalité de l'épaisseur de la Terre renferme de la lave en fusion, laquelle est recouverte par une petite croûte terrestre d'une épaisseur assez ridicule où nous avons installé notre civilisation en toute confiance (confiance relative toutefois : les sacrifices ont existé de tout temps pour calmer les dieux des catastrophes naturelles).

Comme le noyau métallique de la Terre se comporte comme un gros aimant, il était logique de lui trouver un pôle « plus » et un pôle « moins », que les géographes ont dénommé pôle Sud et pôle Nord. Ces courants électromagnétiques puissants entourent la Terre et la protègent des vents solaires. Sans l'électromagnétisme terrestre, la vie ne serait pas, ce qui nous permet de réaliser que certains courants électromagnétiques sont positifs.

Les résonances de Schumann

Ce sont des pics de très basse fréquence dans le champ électromagnétique terrestre. Ces résonances existent grâce à la cavité créée entre la surface de la Terre et la ionosphère (l'atmosphère supérieure où les gaz sont partiellement ionisés). Le pic principal dépend de la circonférence de notre bonne vieille Terre, il possède une fréquence de 7,8 hertz. Il est toujours accompagné d'harmoniques.

« Qui serait assez téméraire pour affirmer que nous connaissons et percevons toutes les forces et toutes les ondes ? »

Hubert Reeves

Comment fonctionne une boussole ?

La magnétite biominéralisée

La découverte récente de ce minéral au sein même de cellules vivantes permet d'expliquer comment un oiseau migrateur, un cachalot ou encore votre oncle aventurier s'oriente en fonction du champ électromagnétique terrestre. Le principe en est très simple : nos neurones sont capables de créer des cristaux minuscules à partir d'atomes de fer et de magnésium. Les savants qui aiment se gargariser de mots… savants, ont ainsi nommé ces formations des « nanocristaux ferromagnétiques », qui ne sont ni plus ni moins que des mini aimants organiques.

Qu'il le veuille ou non, le fer réagit à n'importe quel courant électromagnétique. Qui de vous s'est déjà amusé à déposer de la limaille de fer sur un aimant ? La limaille s'organise immédiatement selon les lignes de forces de l'aimant et rend visibles ces ondes invisibles. Nos cellules, comme celles d'autres êtres vivants, ont la capacité de créer ces mini cristaux contenant du fer (assemblé à une poignée d'autres minéraux) qui détectent le courant électromagnétique terrestre, même s'il est environ cent fois inférieur aux aimants qui agrémentent la porte de votre réfrigérateur.

La présence de cette magnétite biominéralisée présente dans les cellules vivantes explique ainsi l'orientation dans l'espace selon l'électromagnétisme terrestre.

Les ondes de notre cœur

Il n'y a pas que le centre de la Terre qui émette des ondes : notre cœur se contracte grâce à un influx électrique ; l'électrocardiogramme (E.C.G.) permet d'interpréter le fonctionnement de ce précieux organe. Ces ondes électromagnétiques sont connues depuis le milieu du XIXe siècle, elles sont recueillies par des électrodes à même la peau pour être imprimées sur un graphe, mais elles se propagent plus loin que la peau bien sûr, à plusieurs mètres de nous. Quand vous vous rapprochez de quelqu'un, vous pénétrez dans les ondes qu'il émet.

L'onde alpha

Tout comme le cœur, le cerveau est aussi un organe électrique : un influx électrique transmis d'un neurone à l'autre et le long des axones permet la circulation de l'information. On enregistre ce flux permanent sous forme d'électroencéphalogramme (E.E.G.) et cinq rythmes d'ondes cérébrales sont décrits : le rythme alpha, bêta, gamma, delta et thêta. Ces ondes varient d'une fréquence de 4 hertz (qui correspond au sommeil profond, à la somnolence ou à l'hypnose) à 80 hertz. L'onde alpha présente une grande amplitude aisément reconnaissable : ce fut la première à être identifiée par l'E.E.G., elle en tira son nom.

L'onde alpha a une fréquence d'une dizaine de hertz (entre 8 et 12), et correspond à un état de conscience calme et apaisé. Se mettre en rythme alpha c'est accéder à la détente, au renforcement des performances et induire un sommeil réparateur. C'est d'ailleurs ce rythme alpha qui se met en place lors d'une méditation. Puisque l'onde alpha ne correspond ni à l'état de veille ni au sommeil, les neurologues ont appelé cet état « la conscience modifiée ».

L'électro-magnéto-sensibilité

Comme nous l'avons vu, nous vivons dans un bain permanent d'ondes naturelles à la surface de la Terre, y compris les nôtres et celles de nos voisins directs. Le XXe siècle a rajouté une ribambelle d'ondes qui ne viennent pas directement de Dame Nature en inventant la technologie sans fil. Les infrarouges de nos télécommandes, le magnétisme qui se dégage de nos prises électriques (tout champ électrique crée un magnétisme) et le wifi de nos ordinateurs s'ajoutent ainsi au géomagnétisme naturel bien connu des géobiologistes. Est-ce la goutte qui fait déborder le vase ? Certaines personnes sont devenues sensibles à ce bain électromagnétique et développent des symptômes qui froissent leur bien-être quotidien.

Ces personnes sont capables de ressentir à distance une antenne relais, une borne wifi et peuvent même développer des maux de tête devant leur plan de travail en granite massif (cette roche magmatique riche en quartz est faiblement radioactive car elle contient des traces de thorium, uranium et dérivés, il n'y a pas de quoi rendre une mouche radioactive mais une personne sensible peut percevoir cette faible radioactivité).

Je ne veux chiffonner personne : nous devons comprendre que nous sommes tous uniques avec une identité propre et une sensibilité personnelle : le fait que votre voisin soit sensible à une borne wifi ne signifie pas que vous l'êtes aussi. Et l'inverse est évidemment vrai : ne rien ressentir ne signifie pas que les autres sont insensibles.

L'électro-magnéto-sensibilité existe mais cela ne veut pas dire que nous sommes tous électrosensibles : certains ont de meilleures défenses que d'autres. Le bon sens suggère d'éteindre son propre wifi quand il est inutile, d'éviter de dormir la tête proche de votre radio-réveil ou avec votre téléphone portable caché sous l'oreiller !

Des pistes intéressantes sont à l'étude pour se protéger des ondes si elles deviennent néfastes pour notre bien-être. Tout d'abord, faites analyser votre maison par un géobiologiste : il vous aidera à trouver un emplacement sain pour votre lit, neutralisera quelques prises électriques mal placées et pourra contrecarrer un nœud de Hartmann mal luné.

Pourquoi certaines personnes sont-elles devenues électrosensibles ? À l'heure actuelle nous n'avons que des postulats de réponses... L'interaction de nos nanocristaux de ferromagnétite avec l'électrosmog pourrait expliquer cette hypersensibilité : des tests ont été menés sur des oiseaux migrateurs qui perdent leur orientation s'ils subissent des courants électromagnétiques puissants ; ils la retrouvent sitôt que ces champs disparaissaient.

Une autre piste est en cours d'étude : la présence trop élevée de métaux lourds dans notre organisme pourrait expliquer l'électro-sensibilité : vérifiez l'existence d'amalgames dentaires dans votre bouche, l'excès de mercure ou d'aluminium dans votre organisme et si votre médecin vous propose une nouvelle hanche, préférez toujours une prothèse en céramique plutôt qu'en métal, même en titane. Si les métaux lourds sont trop présents dans votre organisme, faites une cure de zéolithe (une pierre volcanique) ou de laminaria : une algue d'eau de mer qui a des vertus de détoxination (qui ôte les toxines) très intéressantes. Et n'oubliez pas de bien vous hydrater tout au long de cette cure de longue haleine (plusieurs mois) afin de soutenir les émonctoires de votre organisme.

La radioactivité humaine

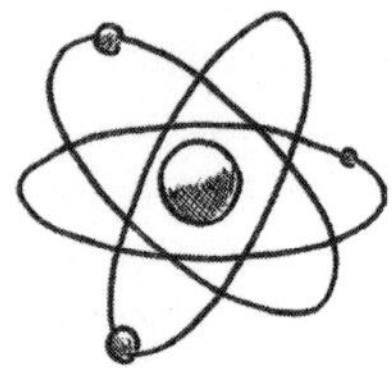

N'en déplaise aux plus écologistes d'entre nous, nous sommes tous radioactifs ! Cette radioactivité (faible, je vous rassure) est d'environ 8000 becquerels pour un adulte de 70 kg.

Elle provient de deux sources : les rayonnements cosmiques de l'espace et l'écorce terrestre, qui contient de l'uranium et consorts. Nous devenons donc radioactifs par l'air que nous inhalons et les aliments que nous ingérons. Les deux éléments radioactifs les plus présents dans notre corps sont le carbone 14 et le potassium 40. Chaque seconde, 8000 atomes se désintègrent dans votre corps sans vous déranger le moins du monde. Le potassium 40 est un élément radioactif présent dans passablement d'aliments de consommation courante, comme le thé par exemple, le soja ou le lait en poudre.

Bonus : l'effet piézoélectrique de la shungite

La shungite est une pierre que l'on ne trouve sur Terre qu'en Russie, en Carélie près du village de Shunga qui lui a valu son nom : un immense et unique gisement viendrait d'un impact de météorite vieux de quelque deux milliards d'années. Ce minéral est composé de fullerènes : avec le graphite et le diamant, le fullerène est la troisième forme connue de carbone pur : 60 atomes de carbone agencés entre eux en une molécule très spéciale qui prend la structure sphérique d'un ballon de football.

La légende raconte que le Tsar Pierre Legrand lui-même, sur les conseils de sa grand-mère, recommandait l'usage de la shungite à ses soldats pour le maintien d'une bonne santé.

Un simple test peut vous montrer à quel point cette pierre est différente des autres : il vous suffit de choisir une pierre pour la comparer à une shungite. Pour ce faire, prenez votre téléphone sans fil et testez d'abord l'écran au doigt : il réagit à votre contact. Faites de même avec votre pierre : rien ne se passe. Prenez votre shungite et posez-la sur l'écran : il réagit à son contact comme à celui de votre doigt. On appelle cela un effet piézoélectrique. D'autres pierres possèdent cette étrange propriété, comme les cristaux de quartz.

La shungite renforcerait notre biochamp : notre bouclier personnel qui permet de lutter contre un surdosage d'ondes. Si vous êtes sensible, gardez un morceau de shungite à proximité de vous (sous forme de pendentif ou de sphère sur votre bureau ou près de votre lit).

X

X, Y : ADN & ÉPIGÉNÉTIQUE

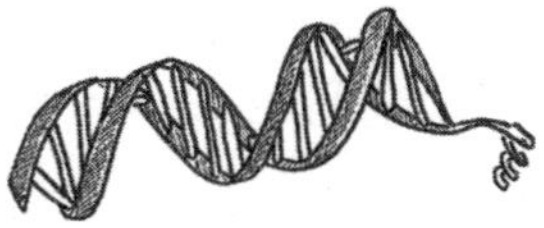

1953

C'est peut-être votre année de naissance, c'est aussi la découverte de la structure en double hélice de l'ADN. C'est à Watson et Cricks qu'on doit cette avancée majeure. Auparavant, il était bien mal aisé d'observer notre matériel génétique enfermé dans son noyau, quand quelqu'un eut l'idée pas si absurde de créer un « choc hypovolémique » pour briser les noyaux des cellules et libérer ainsi les précieux chromosomes de leur écrin auparavant inviolable. Passés à la loupe et étudiés de près, les chromosomes révèlent enfin leur identité : une double hélice d'ADN enroulée sur elle-même qui recèle notre code génétique. Cette découverte majeure fut récompensée par le prix Nobel en 1962.

À la source de toute vie

L'ADN est une manière épurée de parler de l'acide désoxyribonucléique (un mot de neuf syllabes, c'est long à prononcer, même pour les scientifiques). La structure n'a rien à envier à la dentelle de Calais : imaginez un long squelette sur lequel sont accrochées des « bases ». Elles sont au nombre de quatre. On les nomme A, T, C et G (je vous fais grâce de leurs noms complets). Ce brin squelettique est en fait double : son frère inverse vient s'imbriquer tout contre lui et ils s'unissent par leurs bases qui s'emboîtent deux par deux comme des pièces de puzzle. Cette complémentarité est l'assurance absolue que l'information d'un brin sera identique à l'autre.

Ces deux brins vont ensuite s'entortiller l'un autour de l'autre et se vriller pour prendre une structure d'hélice. C'est un moyen de condenser l'information pour la faire tenir dans un tout petit volume. Pour vous faire une idée : si l'on met bout à bout tout l'ADN d'une seule de vos cellules et qu'on le « désentortille », la longueur de cet ADN est de 174 cm ! Dame Nature, en vrillant notre ADN, arrive à le contenir dans un noyau qui mesure quelques micromètres seulement.

L'ADN se retrouve dans toute cellule vivante, qu'elle soit végétale ou animale, du plus gros dinosaure au plus petit virus, de la chanterelle à la fleur de cannelle.

Un alphabet à 4 lettres

La nature aime le simple: l'homo sapiens européen se base sur un alphabet de 26 lettres pour communiquer alors que la nature se repose sur un système à quatre lettres pour coder le monde du vivant. Ces quatre lettres (les bases A, T, C et G) codent des gènes qui permettent de faire la différence entre une aile de libellule et une griffe de chat, une cellule de votre rétine ou le grain de beauté que vous portez dans la cambrure de votre dos. On ne peut qu'avaler son chapeau devant tant de simplicité, n'est-ce pas?

Ces quatre bases vont écrire des mots qui n'auront que trois lettres, pas une de plus, pas une de moins. Nous nous retrouvons ainsi avec 64 combinaisons possibles. Ces mots de trois lettres sont appelés des codons. Ils codent pour les 22 acides aminés spéciaux qui, agencés entre eux grâce à l'information contenue dans l'ADN, forment nos protéines: une protéine est un collier dont les perles sont les acides aminés, à l'origine de toute vie.

64

64, huit élevé au carré, n'est pas un nombre anodin en mathématiques ni en ésotérisme: c'est, par exemple, le nombre de cases qu'on retrouve sur un échiquier, jeu symbolique dont l'origine reste encore mystérieuse et fort ancienne.

Le jeu de l'oie comporte 63 cases, auxquelles on ajoute la dernière: 64 au total.

64 est aussi le nombre d'hexagrammes dans le Yi Jing (le livre des transformations, qui décrit 64 états du monde différents).

La comparaison avec les 64 combinaisons possibles de codons qui créent la vie laisse songeur…

Du gène à la protéine

Notre ADN recèle notre code génétique: c'est lui qui nous rend unique. Et ce code génétique permet l'élaboration de protéines. Ni glucides ni lipides: les protéines seules sont la clef de voûte de notre identité.

Lors de la construction d'une maison, imaginez que toute la structure solide vienne de l'information contenue dans la clef USB de votre ADN. Les bâtisseurs lisent les consignes et érigent la structure protéinique. Une fois cette charpente terminée, elle sera unique. Ensuite, nous allons décorer cette maison avec des meubles: ceux-ci sont récupérés dans des magasins: il n'est pas rare de posséder le même canapé ou le même lave-vaisselle qu'un ami. Ce sont les lipides, récupérés dans l'alimentation, ou synthétisés par nos cellules. (Quant aux glucides, hormis le rôle du glucose dans la synthèse de l'ATP pour l'énergie cellulaire, ils ne sont acteurs que de second plan).

Les protéines se retrouvent dans notre corps sous forme d'hormones, de récepteurs membranaires, d'enzymes, etc. Elles sont responsables de notre métabolisme.

En résumant : une protéine est un collier long de plusieurs centaines de perles mais constitué de 22 perles différentes seulement : nos fameux acides aminés. La manière d'agencer les perles pour créer le collier est codée par nos gènes. Des enzymes lisent notre code génétique et construisent ainsi les colliers-protéines selon l'explication exclusive de notre ADN.

22

Il existe 22 acides aminés codant pour les protéines... Comme les 22 lettres hébraïques de l'alphabet sacré de Moïse ou les 22 arcanes majeurs du Tarot. Vingt-deux, c'est également le nombre de chemins compris dans l'arbre de vie de la Kabbale et... le nombre de paires de chromosomes non sexuels chez l'être humain.

Du chromosome unique...

Les bactéries sont des êtres microscopiques formés d'une seule cellule qui ne contient pas de noyau : pour faire un bébé, il leur suffit de dupliquer leur ADN qui est contenu dans un seul chromosome puis de s'allonger, de se contracter au milieu comme si on se serre la ceinture et de se transformer en 2 bactéries totalement identiques à la maman (qui a disparu en cours de route) et sans l'aide d'un quelconque géniteur. Cette reproduction asexuée est très rapide : une bactérie devient arrière-grand-mère en quelques heures.

La plus vieille bactérie du monde encore vivante

Les bactéries sont les premiers organismes vivants sur la Terre. La plus vieille bactérie vivante a été découverte dans un forage, elle a l'âge très respectable de 500 000 ans.

Si on connaît une dizaine de milliers d'espèces de bactéries de nos jours, on estime qu'elles sont en fait 10 millions d'espèces différentes sur Terre. Elles sont présentes partout et sont l'organisme vivant le plus répandu sur notre planète et tout cela, avec un seul petit chromosome unique.

… Aux 46 chromosomes de l'être humain

L'être humain est constitué de 100 000 milliards de cellules; chaque cellule (ou presque) renferme un noyau qui protège nos 46 chromosomes, tous identiques d'une cellule à l'autre et qui recèle notre code génétique: l'information contenue dans notre ADN a été scindée en 46 parties, identiques par paire: on parle ainsi des 23 paires de chromosomes humains (22 paires et 1 paire sexuelle).

La nature ayant terriblement compliqué les choses depuis l'époque des premières bactéries, il ne suffit plus de se serrer la ceinture pour faire deux petits « moi » identiques, l'homme offre un spermatozoïde contenant 23 chromosomes à son amoureuse qui s'empresse de l'apparier à son ovocyte propriétaire de 23 chromosomes; ensemble ils créent une cellule primordiale de 46 chromosomes; au terme de 9 mois de multiplications incessantes, cette cellule s'est transformée en un joli bébé qui pèse en moyenne 3,5 kg: reconnaissons l'exploit.

Il n'y a cependant pas de quoi crâner avec nos 46 chromosomes et nous sommes peu de choses par rapport à d'autres formes de vie: la pomme de terre nous dépasse de 2 chromosomes, le poisson rouge en possède 100, l'esturgeon à museau court près de 400, et la médaille toute catégorie revient à la fougère « ophioglosse réticulée » avec un record absolu de 1 440 chromosomes par cellule!

L'ADN non humain de nos mitochondries

La mitochondrie est un tout petit organite qui ressemble à un cloporte et qu'on retrouve dans quasiment toutes nos cellules. Cet organite s'est spécialisé dans la production d'énergie: c'est l'usine à ATP de nos cellules, sans mitochondrie, nous n'aurions aucune ressource énergétique et la vie ne serait pas possible.

Des recherches génétiques ont montré que la mitochondrie possède son propre ADN qui n'est pas humain: il y a quelque 2 milliards d'années, quand notre atmosphère terrestre s'est enrichie en oxygène, celui-ci a mis en péril la vie de certaines protéobactéries qui ont alors migré à l'intérieur d'autres cellules pour y trouver une protection. Deux milliards d'années plus tard, ces organites minuscules vivent encore dans nos cellules; échange de bons procédés? En échange de notre protectorat, les mitochondries nous offrent l'énergie nécessaire au bon fonctionnement de notre organisme, en partie grâce à un coenzyme: le « Q10 » ou ubiquinone.

Un conseil: quand vous sentez que l'énergie diminue, faites une cure de Q10 pour relancer vos mitochondries.

Les chromosomes

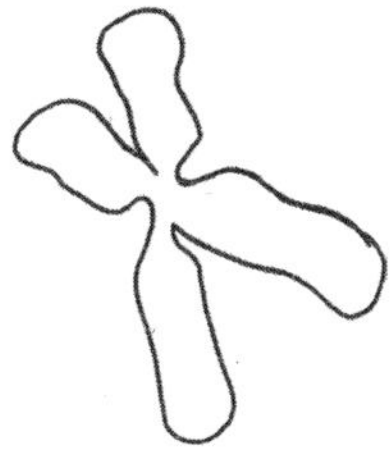

Chromo, c'est la couleur bien sûr, et *soma* signifie le corps. Le corps de couleur : dénomination étrange, créée de toutes pièces dans les années 50 la première fois qu'on aperçut ces petits bâtonnets sombres au microscope : pour mieux étudier les cellules, les savants les avaient trempés dans des colorants !

Les chromosomes sont constitués de protéines et d'ADN, notre matériel génétique, trésor généalogique qui provient de nos parents et de leurs parents avant eux, qui nous font ressembler à nos ancêtres et nous permettent de faire des bébés à notre image. Ils sont donc au nombre de 46 dans chacune de nos cellules humaines, toujours appariés deux à deux. Les chromosomes sont la mémoire vivante de nos lignées depuis des milliers d'années : on a pu isoler du matériel génétique de l'homme de Neandertal dans le code génétique des homo sapiens, ce qui prouve qu'à une période reculée nous batifolions allègrement avec eux.

On peut transmettre par notre ADN des caractères acquis au cours de notre vie à notre descendance : vrai ou faux ?

Le X et le Y

L'être humain possède donc 23 paires de chromosomes, dont 22 paires « simples » et une paire sexuelle, car son matériel génétique code pour le genre. Lors de la grande loterie de la méiose, quand les matériels génétiques des deux futurs parents se mélangent pour créer un nouvel être, soit le spermatozoïde possède un Y, soit il possède un X. L'ovule, lui, possède de toute façon un X.

En additionnant les probabilités, nous avons donc une chance sur deux d'avoir un œuf primordial doté de XY, qui donnera un petit garçon, et une chance sur deux de se retrouver avec deux chromosomes X, ce qui donne une petite fille.

N'en déplaise à certains, c'est bien le père et ses spermatozoïdes qui déterminent le sexe de l'enfant à venir. Bien qu'on puisse se poser la question du choix de l'ovule : devant la marée humaine des centaines de millions de spermatozoïdes qui l'assaillent, l'ovule a-t-il les moyens de choisir son élu ? La question reste ouverte…

Pourquoi les avoir appelés X et Y ? me demanderont les plus curieux. C'est un simple constat optique. En microscopie, tous les chromosomes sont visibles sous forme de X, sauf le Y auquel il manque un bout.

Les gènes de notre ADN

Si nous avons achevé de décoder l'ensemble de notre ADN humain en 2003, certains mystères restent complexes. Tout notre ADN ne code pas pour des gènes, loin de là puisqu'ils ne représentent que 1,5 % de notre double hélice d'ADN. C'est peu, vous en conviendrez. Le reste est constitué des séquences codant pour le maintien et la transcription de notre ADN et 50 % de notre matériel chromosomique est fait de séquences répétées qui ne codent « pour rien ».

Épigénétique

Si à peine 1,5 % de l'ADN humain code pour nos gènes, nous sommes en droit de nous poser la question suivante : à quoi donc peut bien servir l'ADN non génique ?

On a longtemps pensé qu'il ne servait à rien mais la nature est économe et c'est grâce à cette parcimonie de chaque jour que nous existons. Il y a quelques années seulement on a découvert que ces séquences d'ADN non codant appelées jusqu'alors *junk DNA* par les généticiens avaient un rôle dans la régulation de l'expression de nos gènes. Fort de ces preuves scientifiques, on s'empressa alors de remettre à l'honneur un terme médical inventé en 1942 : l'épigénétique.

L'épigénétique est l'étude des changements d'activité de nos gènes. C'est-à-dire que nos « caractères » (pris dans le sens de la description de notre phénotype) évoluent dans le temps et qu'en interagissant de manière adéquate avec notre environnement, nous agissons sur le matériel génétique que nous transmettrons à nos enfants.

L'idée est fort ancienne : Aristote au IVe siècle avant notre ère pressentait déjà que l'acquis avait son rôle à jouer aux côtés de l'inné dans le développement d'un être humain, autrement dit qu'on interagit tout au long de notre vie avec ce qui nous entoure et que les relations de cause à effet influencent notre corps et notre esprit.

Au XVIIIe siècle, on étudia des œufs de tortues pour s'apercevoir que la température de couvaison influençait directement le sexe du bébé tortue à naître ! Cela signifie qu'un élément extérieur encourage l'expression d'un gène tout en réprimant un autre gène. La même chose est observée chez les abeilles : la gelée royale sert de nourriture à une larve et la transforme en reine, mais cette même larve nourrie autrement restera une simple ouvrière toute sa vie. Dans notre vie quotidienne, nous avons vu (chapitre B) que le soleil stimulait notre production de sérotonine : voici un autre exemple d'interaction avec notre environnement.

S'il existe évidemment un lien entre le génotype (le matériel génétique) et le phénotype (l'expression morphologique des gènes, comme les yeux bleus, la forme d'un nez ou l'anatomie d'un grain de beauté), ce lien est donc gouverné par l'épigénétique et celle-ci dépend directement de notre hygiène de vie. Des jours heureux, une alimentation saine et un sommeil réparateur (en deux mots : un bien-être) régulent l'expression de notre code génétique qui s'exprimera de manière adéquate pour nous garder en bonne santé et les gènes noceurs et dissipés resteront bien sagement silencieux. Par notre comportement, nous pouvons donc changer l'expression de 70 % de nos gènes.

Une chose est donc sûre : la présence du gène d'une maladie lambda n'est pas une condition suffisante à l'expression de cette maladie au cours de notre existence.

« *Toute naissance est la renaissance d'un ancêtre.* »
Proverbe africain

Bonus : choisir le sexe de son enfant

Pour faire un petit gars, il vous faut un spermatozoïde qui offre un chromosome Y au X de madame. La combinaison de deux X donnera à l'inverse une fille. Partant de ce principe, il nous reste à départager les spermatozoïdes X des Y.

Facile en théorie, mais dans la pratique, comment faire ? Eh bien, quand on sait que les spermatozoïdes Y sont plus fragiles que les X, on a déjà quelques sujets de réflexion. Par exemple, le pH vaginal : il est légèrement acide et donc nocif pour les spermatozoïdes les plus fragiles : les Y. Si vous voulez favoriser la naissance d'un petit couillu, il s'agit de préparer votre amoureuse à l'acte d'amour afin que son anatomie intime soit lubrifiée et perde ainsi son acidité. De longs préliminaires sont donc vivement recommandés.

Puisque les « Y » sont fragiles, ils ont une durée de vie inférieure aux « X ». Si l'acte d'amour se situe le jour même de l'ovulation, vous mettez toutes les chances de votre côté pour avoir un petit garçon. Les spermatozoïdes X ayant plus d'endurance, un rapport deux à trois jours avant l'ovulation favorise la petite fille.

Enfin, nos grands-mères le disaient et il semblerait cependant qu'elles avaient raison : la Lune influence le sexe des bébés : concevoir un enfant à la nouvelle lune donnera un garçon alors que la pleine lune fait naître des petites filles.

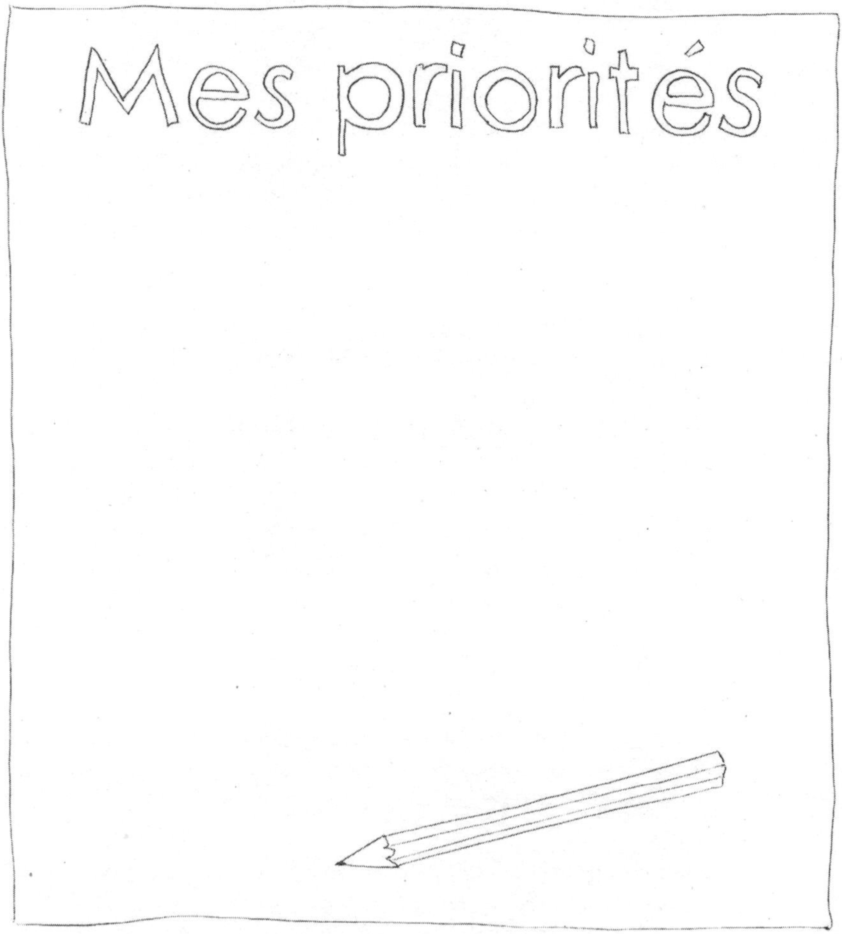

Y

YEUX, VISION & GAMME CHROMATIQUE

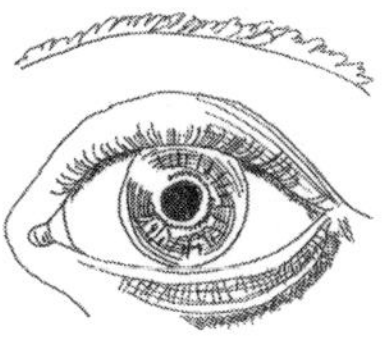

L'intimité du regard

Ne dit-on pas que les yeux sont la fenêtre de l'âme ? Contempler une personne dans les yeux peut s'avérer troublant et d'une grande intimité, ce qui suppose que la fenêtre est bien ouverte. L'œil est un étrange organe qui contemple le monde extérieur en dévoilant son monde intérieur. Pour percevoir l'autre, on ne peut qu'offrir notre intériorité sans artifice, créant ainsi un aller-retour de deux âmes à travers le sas des pupilles.

Mise au point

Les yeux sont des organes de sens : ce sont nos sens qui permettent d'appréhender le monde extérieur, ils sont la passerelle subtile entre le microcosme que nous sommes et le macrocosme de l'Univers. Par son anatomie unique, l'œil capte les images extérieures et les imprime sur la rétine pour les envoyer au cerveau grâce au nerf optique. C'est du reste ce que la science nous enseigne.

Un œil est une sphère gélatineuse enchâssée dans une orbite, et protégé par ses deux paupières. Sa structure est certes fragile et délicate mais mieux protégée que les joyaux de la couronne. Si on y regarde de plus près, l'œil est centré sur une tache noire appelée pupille, entourée de l'iris dont le nom rend hommage à la messagère des dieux : ses ailes de libellules prennent des couleurs irisées au soleil.

Un iris bleu ou transparent ?

La couleur bleue est rare dans la nature : certaines fleurs, de rares pierres et définitivement très peu d'animaux exhibent la couleur bleue. Avons-nous vraiment des cellules bleues dans l'œil ?

Eh bien pas exactement : ce qui fait la différence entre un œil brun et un œil vert, ou bleu, c'est la quantité de pigments contenue dans l'iris : plus les cellules sont chargées en mélanine, plus elles capturent la lumière et l'iris de notre œil est ainsi perçu sombre. Un iris pauvre en mélanine laisse passer la lumière qui traverse l'œil et vient frapper la rétine avant d'être réfléchie.

La rétine a une teinte grisâtre : les yeux clairs trahissent une faible quantité de mélanine dans l'iris (qui est donc insensiblement brun) mélangé au reflet bleu-gris de la surface rétinienne. La couleur peut même varier, à la manière d'un caméléon, en fonction de la lumière ambiante, ce qui explique pourquoi certaines personnes ont des yeux qui changent de couleur et qui s'adaptent aux couleurs de leurs vêtements, tantôt verts, tantôt bleus et rarement gris.

Myosis & mydriase

L'iris est un diaphragme sophistiqué qui entoure un orifice nommé pupille et se contracte selon la quantité de lumière présente : sous le soleil de midi, nos pupilles ressemblent à des têtes d'épingle car l'iris contracte au maximum les muscles constricteurs pour ne laisser passer qu'un mince filet de lumière sur la rétine afin de ne pas l'éblouir. On appelle ce phénomène myosis.

Ce même œil observant la flamme d'une bougie dans l'obscurité de la nuit affichera une pupille dilatée afin que le peu de lumière ambiante pénètre en grande quantité pour stimuler les cellules photosensibles de la rétine : on est alors en mydriase. Mais il n'y a pas que l'obscurité qui dilate les pupilles : toutes les émotions positives ont la faculté d'entraîner la mydriase de nos yeux. L'œil ne ment pas : si quelqu'un vous plaît, vos yeux se mettent en mydriase.

Le phénomène de mydriase est facile à observer : dans une pièce éclairée et devant votre miroir, voilez-vous un œil de la paume de votre main et attendez une minute avant d'ôter votre main : vos deux pupilles n'ont pas la même taille : vous verrez votre pupille obscurcie large, puis se rétrécir et passer de la mydriase au myosis.

Belladonna

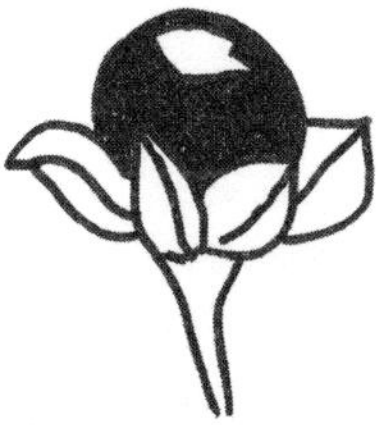

Cette plante de la famille des solanacées est un poison efficace pour dilater les pupilles. Certes, si vous en abusez, il a une fâcheuse tendance à provoquer la mort, mais à faible dose il était utilisé par les courtisanes de Venise pour se faire l'œil de biche. C'est de là que vient son nom.

En homéopathie, c'est un excellent remède pour une fièvre élevée d'apparition brutale accompagnée de céphalées : le visage est cramoisi de chaud et les pupilles ressemblent à d'énormes soucoupes : elles sont en mydriase.

Juste une larme

L'œil étant un organe des sens, il est normal qu'il s'y cache autant d'émotions que de sensations. L'œil est baigné de liquide lacrymal. La paupière décrit la frontière entre le monde scientifique et l'univers des poètes : dès que le liquide lacrymal déborde et coule le long de la joue, on l'appelle larme.

Le liquide lacrymal est constitué d'eau, de sel, de quelques enzymes et d'un peu de lipides. Les larmes, quant à elles, sont essentiellement composées d'émotions telles que la tristesse, la peur ou l'anxiété, sauf quand on se trouve à moins d'un mètre d'oignons émincés. Le liquide lacrymal permet d'hydrater et d'oxygéner l'œil alors que les larmes permettent d'éliminer les émotions (et se sentir mieux une fois qu'on a pleuré). On peut également pleurer de joie. Quand les larmes montent aux yeux, laissez venir, c'est une manière élégante d'éliminer le trop-plein d'émotions.

Dernier point : oui, c'est vrai, les femmes pleurent plus que les messieurs. C'est une question d'hormones : les estrogènes favorisent les larmes. Laissez-nous pleurer, messieurs. Et lâchez-vous parfois : pleurer fait du bien aux sentiments.

« *Dieu tombe goutte à goutte du ciel, et larme à larme de nos yeux.* »

Victor Hugo

Iris, messagère des dieux

Fille d'une Océanide, Iris est la messagère de Héra (la femme de Zeus) à laquelle elle n'apporte que de bonnes nouvelles. Pourvue d'ailes irisées aux couleurs du prisme, elle traverse le ciel de son vol rapide : les anciens pensaient que l'arc-en-ciel était la trace de son vol quand elle descendait de l'Olympe pour venir sur Terre. Iris représente le pendant féminin d'Hermès. Le terme « irisé » vient de cette messagère divine : l'iris de l'œil, en jouant avec la lumière, nous rappelle le temps de nos anciens dieux, quand la magie régnait sur Terre. D'ailleurs, observer l'œil d'une personne aimée ne nous incite-t-il pas à croire au merveilleux ?

La souplesse d'un cristal

C'est le secret de notre œil. À l'intérieur du globe oculaire, les images passent à travers une loupe appelée cristallin qui fait converger les rayons lumineux sur la rétine. Cette loupe possède deux propriétés importantes : elle est souple, c'est-à-dire que nos muscles oculaires peuvent modifier son rayon de courbure, et elle est transparente afin de laisser passer librement la lumière.

Modifier le rayon de courbure de notre cristallin nous permet de voir net de l'infini jusqu'au bout de notre nez (pour les plus jeunes d'entre nous) : vos yeux perçoivent le coucher du soleil ou la constellation de Cassiopée sans le moindre effort et en ce moment ils sont en train d'accommoder sur les lignes de ce livre que vous tenez en mains.

À quelle distance tenez-vous votre livre sans lunettes ? On peut extrapoler votre âge en fonction de la distance : dès l'âge de 40 ans, le cristallin se durcit et perd ainsi progressivement ses facultés d'accommodation. On appelle cela la presbytie, cela nous oblige à allonger un peu les bras pour percevoir les phrases nettes d'un livre. Quand les bras deviennent trop courts, il est temps de rendre visite à son opticien pour lui commander des lunettes de lecture.

Un œil à la loupe

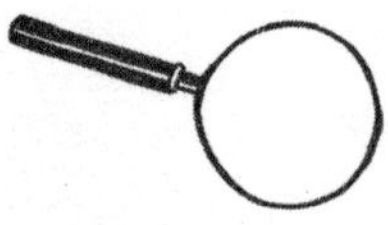

Le cristallin peut également s'obscurcir avec l'âge, l'excès de soleil ou l'excès de sucre. Il prend une coloration caramélisée digne des grands pâtissiers et nuit à la transmission de la lumière jusqu'à la rétine. On appelle cela la cataracte qui, comme chacun sait, signifie les chutes d'eau. Le nom évoquait aux anciens un voile sombre qui tombe sur le regard. Le monde extérieur prend peu à peu une teinte sépia : observez les tableaux de Rembrandt à la fin de sa vie : il n'utilisait que des bruns obscurs, on en déduit aisément qu'il avait une cataracte. Le traitement de la cataracte consiste à remplacer le cristallin ayant dépassé sa date de péremption par une petite loupe de plastique qu'on insère dans l'œil. La cicatrice est invisible à l'œil nu et le tour est joué !

Quand on voit flou

Il existe différentes manières de voir flou : si l'horizon est flou et cette page est nette, on parle de myopie et c'est le cas le plus fréquemment rencontré dans notre société. La myopie résulte d'une paresse de l'œil plus habitué aux écrans *indoor* qu'à l'horizon *outdoor*. L'œil s'habitue à voir net entre le bout de votre nez et l'occupation principale de votre journée : visionner un écran, lire, faire de la poterie, tricoter, peindre, etc. Le hic, c'est qu'au-delà de cette activité quotidienne, il finit par voir flou. Si c'est votre cas, il est important de passer du temps à contempler l'horizon afin de réhabituer vos yeux à percevoir loin. Mettez votre bureau devant une fenêtre et promenez-vous souvent les yeux grands ouverts et en regardant autre chose que vos chaussures.

La myopie de la taupe

Les taupes sont des petits mammifères qui passent leur vie sous la terre : ils naissent avec des yeux fonctionnels, mais à force d'obscurité, leur vue ne se développe pas, laissant aux autres organes des sens le devoir de contrebalancer cette imperfection (les taupes ont des moustaches qui les renseignent sur plein de choses. Mais cela ne marche pas chez l'humain).

Les yeux de ces rongeurs sont petits et enfoncés sous les poils : à l'âge adulte, maman taupe ne perçoit même plus la clarté d'une flamme de bougie à quelques centimètres de son museau et fait tout juste la différence entre le jour et la nuit. Mais finalement peu lui importe puisqu'elle renifle les vers de terre à plusieurs centimètres d'épaisseur sous la terre. Et qu'elle porte des moustaches.

D'autres personnes, plus rares, voient l'horizon parfaitement net mais ont un mal de tous les diables à voir de près. On appelle cela l'hypermétropie. En présence d'une personne portant des lunettes, il existe un moyen très simple de savoir si la personne est myope ou hypermétrope : les verres pour myopes diminuent la taille des yeux alors que les verres qui corrigent la vision des hypermétropes font loupes : leurs yeux apparaissent donc agrandis.

Ruta graveolens

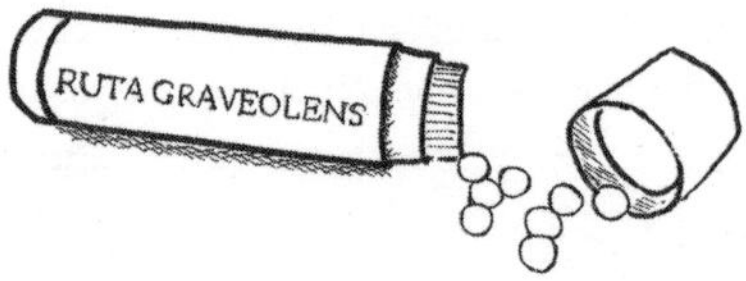

Ce remède homéopathique s'avère très efficace pour les yeux fatigués par une journée d'écran. Trois granules en 7CH sous la langue, laisser fondre en fermant les yeux.

Voir le monde ou projeter le monde ?

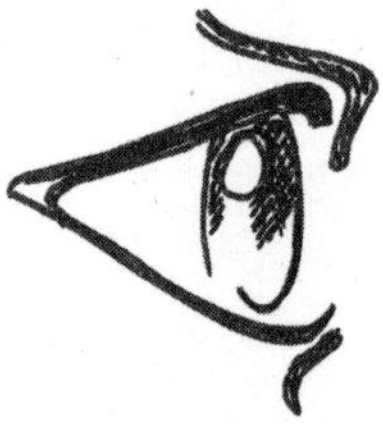

Le monde occidental scientifique nous l'explique parfaitement : l'image d'un objet devant nous passe à travers le diaphragme de la pupille et la loupe du cristallin pour se déposer sur la rétine photosensible. Cette dernière transforme la luminosité en influx nerveux qui se propage le long du nerf optique jusque dans le cortex visuel de notre cerveau pour « imprimer » l'image de cet objet qui sera ainsi perçu. La direction de l'information est donc de l'extérieur vers l'intérieur.

Les hindous ont une manière inverse de voir les choses (on ne peut mieux choisir l'expression qui est fort à propos) : d'après leur philosophie, notre esprit crée une réalité qui passe à travers l'œil pour être projetée hors de nous. Tout ce que nous contemplons est l'illusion issue de la projection de nos désirs. L'oiseau qui chante sur sa branche est une partie intime de notre création, de même que votre thé chaud qui infuse sur la table ou ce livre que vous tenez entre vos mains.

La logique vaut également pour ce que nous aimons moins : l'abruti qui nous met en colère n'est que le produit d'une illusion, nous lui avons permis d'exister en créant une réalité dans notre cerveau puis en la projetant à travers nos yeux dans le monde extérieur.

Je vous laisse méditer cette sagesse ancestrale, en précisant que la vision kabbalistique occidentale rejoint cette philosophie orientale. Le monde n'est qu'une illusion issue de notre mental.

Notre troisième œil

Les étoiles de mer n'ont peut-être pas de cerveau, mais elles disposent d'un œil au bout de chacun de leurs bras, les araignées possèdent jusqu'à huit yeux, le ver de terre n'a définitivement pas d'yeux et les insectes ont des ocelles : des petits yeux rudimentaires. Les mammifères, comme de très nombreux animaux, possèdent une paire d'yeux et l'être humain, selon la sagesse orientale, possède un troisième œil.

Ce troisième œil est situé entre nos sourcils, c'est la projection sur la peau d'une glande cérébrale passablement intéressante appelée glande pinéale (car elle revêt la forme d'une pomme de pin, voir chapitre C) ou épiphyse pour les scientifiques, elle est située au-dessus de l'hypophyse. Il n'est pas rare que les femmes hindoues embellissent leur front d'un point rouge qui symbolise ce troisième œil.

La glande pinéale contient des cellules très proches des photorécepteurs de notre rétine, capable de détecter le rythme circadien (fait-il jour ? fait-il nuit ?). La nuit, cette glande sécrète de la mélatonine, une hormone indispensable au sommeil de bonne qualité (voir chapitre R).

La philosophie orientale insiste sur l'importance de l'ouverture du troisième œil qui promet la clairvoyance à celui qui l'obtient. On appelle ajna le chakra correspondant.

La glande pinéale existe également chez les oiseaux, les reptiles et les mammifères.

Pourquoi les pirates sont-ils toujours représentés avec un cache sur leur œil ?

Nourrir la prunelle de ses yeux

Cela ne semble pas très instinctif, pourtant nos yeux ont besoin de gras pour se sentir en forme. Pour garder une vision efficiente, il est nécessaire de bien nourrir notre œil et de veiller à avoir suffisamment de :

Lutéine

C'est un pigment gras de la famille des caroténoïdes, de couleur jaune comme son nom l'indique (*luteus* veut dire jaune en latin) qui a la faculté de protéger notre cristallin et notre rétine contre l'oxydation prématurée. Sa couleur jaune orangé filtre la lumière bleue et nous protège de ses méfaits (voir les couleurs complémentaires plus loin). On la retrouve dans la macula de l'œil qu'elle protège des rayons lumineux nocifs. Plus elle pigmente la macula, plus l'œil est protégé.

La lutéine est présente dans les fleurs de capucines, le chou kale, les feuilles crues de pissenlit, les épinards et les blettes. Enfin, elle est parfois utilisée comme additif alimentaire pour apporter une belle couleur jaune aux produits, sous la dénomination du E161b (à déguster sans modération). La zéaxanthine, sa petite sœur, complète sa fonction.

Bêta-carotène

Il fait partie de la famille des carotènes (on s'en doutait) qui sont les pigments liposolubles de couleur orange (on s'en doutait également), très présent dans les... carottes ! Il nous intéresse car c'est le précurseur de la vitamine A. Il est utilisé comme additif alimentaire sous la dénomination E160a, extrait industriellement de la carotte ; on le trouve dans la nature essentiellement dans les carottes, mais aussi dans les pissenlits, épinards, persil, abricot et potimarron.

Vitamine A

C'est une vitamine liposoluble qui regroupe plusieurs composés tels que rétinol, acide rétinoïque ou rétinal... On se doute donc qu'avec un nom comme cela elle est importante pour notre rétine. La vitamine A agit sur nos bâtonnets en transformant l'absorption d'un photon en influx nerveux : si la vitamine A vient à manquer, la lumière aura beau caresser notre rétine, le message n'atteindra jamais notre cerveau et l'obscurité peu à peu remplacera la lumière.

On la trouve surtout dans l'huile de foie de morue, mais aussi dans les abricots, les carottes, les épinards, pissenlits, orties, et un peu dans le beurre.

Vitamine D

Nous avons déjà évoqué cette vitamine (voir chapitre F) plutôt considérée comme une hormone car elle fait partie de la famille des stérols comme les hormones sexuelles. Elle dérive du cholestérol grâce à l'action des rayons du soleil sur notre peau. La vitamine D influence quelques centaines de nos gènes, a une action dans la réparation de notre ADN, permet l'absorption de calcium et de phosphore dans notre intestin et protège notre macula d'une dégénérescence fort désagréable. Pas de surprise si je vous dis qu'on la retrouve surtout, comme sa sœur « A », dans l'huile de foie de morue et les poissons gras. Elle est faiblement présente dans les champignons, le beurre et les œufs.

Vitamine E

Encore une vitamine liposoluble : elle agit en bloquant les radicaux libres et donc protège du vieillissement prématuré de nos tissus. Des études ont démontré son efficacité dans le ralentissement de la cataracte. On l'appelle tocophérol, littéralement « celui qui porte la progéniture » : son existence fut mise en évidence chez des mamans souris qui, privées de graisses (donc de vitamine E) dans leur alimentation, n'arrivaient plus à porter leurs bébés à terme. En réintroduisant de la vitamine E, elles accouchaient de magnifiques souriceaux bien portants.

La vitamine E est surtout présente dans les graisses végétales : huile de germe de blé surtout, mais aussi huile d'argan, de tournesol, de pépins de raisins, d'olive ou de colza.

Oméga-3

Nous en avons déjà longuement parlé au chapitre H auquel je vous invite à vous référer. Les oméga-3 interviennent au niveau de la rétine en protégeant la macula.

La gamme chromatique

Notre monde est fait de couleurs, même le monde des daltoniens ; ces couleurs sont fondamentales à nos perceptions. La science se plaît à décrire trois couleurs primaires : le rouge, le jaune et le bleu d'où découlent les autres couleurs. Chacun sait qu'en mixant du rouge au jaune, on obtient l'orange. Du jaune et du bleu font du vert et le violet est obtenu en mélangeant rouge et bleu. On affuble ces dernières teintes du nom de sous-couleurs (pourquoi le vert ne serait-il pas une vraie couleur ? La logique scientifique est parfois absconse). Ce prélude de nuances nous permet d'envisager les couleurs complémentaires : le rouge est complémentaire du vert, le bleu s'oppose à l'orange et le jaune s'associe au violet. C'est ainsi que la science l'a décidé, en ségréguant les couleurs et les sous-couleurs complémentaires.

Aristote ne serait pas d'accord, certes, mais depuis le XVIIe siècle nous avons décidé que le blanc et le noir ne sont plus des couleurs. Scientifiquement parlant, le noir est une absence de couleur, alors que le blanc est la somme de toutes les couleurs. L'enfant que nous fûmes aurait tendance à penser le contraire : vous et moi avons un jour essayé de mixer toutes les couleurs de notre boîte à peinture : on obtient un marronnasse proche du noir. Pour comprendre cette absence de couleur qu'est le noir, il faut raisonner en fonction des ondes.

Le blanc est la réunion de toutes les couleurs, c'est-à-dire la réfraction de toutes les longueurs d'onde à la fois. Le noir est l'absence de couleur : toutes les ondes sont absorbées par la surface et aucune n'est réfractée. Pour créer une surface bleue, il suffit donc d'absorber toutes les longueurs d'onde sauf celle du bleu : l'œil va percevoir uniquement l'onde qui repart d'un objet : il nous paraîtra bleu. C'est ainsi qu'on perçoit notre ciel de couleur bleue : il absorbe les autres couleurs et nous réfléchit la longueur d'onde bleue. La mer et les océans ne sont que son immense miroir.

Infrarouge et ultraviolet

Ce fut Isaac Newton qui définit en 1666 les couleurs du spectre. Auparavant, les couleurs étaient classées selon leurs teintes : cette classification fut proposée par Aristote dans l'Antiquité et resta la référence jusqu'au XVIIe siècle. Le blanc ouvrait le bal, suivi du beige, du jaune, de l'orange, rouge, vert, bleu, violet qui devançait le noir final.

Quand Newton fit passer un rayon de soleil à travers son prisme, il disséqua la lumière blanche en six couleurs et introduisit ainsi un nouvel ordre des couleurs qu'il observait: rouge, orange, jaune, vert, bleu et violet. Sa découverte bannit scientifiquement le noir et le blanc des couleurs.

La septième couleur

Newton était un alchimiste: il vénérait le 7 qui fut toujours considéré comme un chiffre sacré. Pour sacraliser la découverte du spectre, il rajouta une septième couleur à l'arc coloré qui contient dorénavant deux teintes bleutées: bleu et indigo.

Avant la découverte de Newton, les artistes peintres représentaient les arcs-en-ciel avec un nombre varié de couleurs dont les emplacements étaient on ne peut plus aléatoires.

Si on décompose les couleurs en ondes, on s'aperçoit que le rouge correspond à une longueur d'onde de 750 nanomètres, puis cette onde augmente peu à peu sa fréquence et change plusieurs fois de couleurs pour arriver dans la teinte violette qui possède une onde d'une longueur de 390 nanomètres. La fréquence est ensuite trop élevée pour qu'elle puisse interagir avec notre perception: elle devient invisible et on parle alors de rayons ultraviolets. En dessous du rouge, l'invisible est également de mise, du moins pour les yeux humains: on parle d'infrarouge si la longueur d'onde est supérieure à 750 nanomètres (ce qui représente une longueur de 0,75 mm). Certaines lunettes ou jumelles sont capables de voir les infrarouges émis par les corps la nuit. Et certains animaux perçoivent les infrarouges ou les ultraviolets (voir chapitre W).

Quand l'invisible dégage de la température

En 1800 William Herschel, astronome anglais, veut démontrer que les couleurs peuvent avoir des températures différentes. Muni de plusieurs thermomètres à mercure, il décompose la lumière blanche grâce à un prisme et positionne ses thermomètres sur les différentes couleurs en rajoutant un dernier thermomètre hors du spectre: celui-ci servira de température de référence dans la pièce.

À sa grande surprise, le thermomètre de référence est plus élevé que ceux posés sur les couleurs. Il met ainsi en évidence une «couleur» invisible proche des rouges et qui émet de la température! Il nomme ce phénomène «infrarouges». Depuis cette expérience, nous savons que les ondes infrarouges dégagent de la température.

Rouge en diable

Pourquoi le diable s'habille-t-il en rouge? Personnellement, je préfère le diable vert: Pan, le dieu originel qui émeut la Nature de sa flûte alors qu'il danse effrontément, perché sur ses sabots de bouc. Hélas, je ne peux que m'incliner devant les modes culturelles qui en ont décidé autrement: le rouge est devenu la couleur diabolique, celle de l'interdit, de la passion et du danger, des feux qu'il ne faut franchir sous peine de contravention. Celle également du sang versé lors d'un combat.

Le rouge fut l'une des premières couleurs utilisées dans l'art pariétal. Il symbolise le désir enflammé: d'ailleurs, il est l'un des quatre signes cardinaux de l'inflammation (les flammes intérieures du corps). En ayurvéda, il trahit un tempérament Pitta qui souligne un excès de feu (toujours lui) associé à une certaine fougue, voire colère (voir chapitre E).

C'est la couleur de la passion: les cœurs rouges de nos smileys n'ont pas la même valeur symbolique que les cœurs en vert. Les romantiques transis d'amour s'écrivent des lettres en trempant leur plume dans leur sang.

Notre sang est rouge car il contient du fer et ce métal est associé au dieu de la guerre (voir chapitre O): l'énergie du rouge n'est décidément pas sereine.

Évitez le rouge dans une chambre à coucher, par contre la teinte chaude ouvre l'appétit et se retrouve souvent dans les restaurants (observez les nappes, serviettes ou décorations murales). En Feng Shui, il est de bon ton d'en mettre dans sa cuisine ou sa salle à manger.

Les 3 couleurs de l'œuvre

Les trois couleurs de l'Antiquité furent le rouge, le noir et le blanc. On les retrouvait partout, car les pigments étaient faciles à obtenir. Les terres d'ocre donnaient le rouge, les pierres calcaires de chaux le blanc et le bois calciné dessinait le noir. Ce furent les premières couleurs de l'art pariétal avant de devenir les couleurs de l'œuvre alchimique: l'œuvre au noir tout d'abord, qui brûle les scories et transforme tout en cendre, puis l'œuvre au blanc, quand la lumière descend dans la matière pour illuminer, et enfin l'œuvre au rouge, avec l'obtention de la pierre philosophale, de couleur grenat.

Rire jaune

Le jaune avait la cote dans l'Antiquité et les Romaines aimaient se marier en jaune, puis pour une raison mystérieuse, tout le monde lui tourna le dos. D'ailleurs, si je vous demande votre couleur préférée, il y a peu de chances que vous me répondiez « j'ai toujours adoré le jaune ». Le jaune pourtant représente le Soleil (et les voitures postales) ; il représente également les cocus. C'est ainsi : on les représentait avec des cravates jaunes.

Même dans le rire, le jaune n'a pas bonne presse. L'expression vient du safran, la plante avait la réputation de rendre fou : on était alors pris d'accès de rire sardonique que rien ne pouvait arrêter. Le jaune est la couleur de la bile : un teint jaunâtre est synonyme de mauvaise mine, il peut trahir une faiblesse du foie. Avoir les dents jaunes n'est pas glamour, pourtant la coloration naturelle de l'émail tire sur le jaune.

Le jaune dans la maison incite à la convivialité, c'est une teinte à réserver comme le rouge aux pièces à vivre, où l'on mange et où l'on converse.

En vert et contre tous ?

Notre siècle adule le vert, synonyme de nature, de propreté (les poubelles ne sont-elles pas peintes en vert ?) et d'écologie. Pourtant, il n'en fut pas toujours ainsi : les gens du spectacle ne portent pas de vert.

Le vert était une couleur au pigment capricieux qui tenait peu dans le temps et bizarrement personne avant le XVIIIe siècle n'eut l'idée de mélanger du jaune au bleu pour l'obtenir. Les pigments végétaux viraient au soleil, on avait donc recours à des procédés chimiques pour maintenir la couleur capricieuse. Les habits de scène n'étaient pas teints, mais peints avec du vert de gris obtenu à partir du cuivre. Le composé s'avéra hélas toxique et porté à même la peau, il fut responsable d'empoisonnements. Molière est décédé à 51 ans portant cette couleur : la tragédie alimenta la légende et le vert devint maudit.

Le vert est la couleur complémentaire du rouge et c'est grâce à cet attribut qu'il retrouva quelques lettres de noblesse au XVIIIe siècle : puisque le rouge a de tout temps été associé à l'interdit, le vert allait devenir la permission. C'est ainsi que nos feux de circulation furent choisis rouge et vert.

La langue des oiseaux en fait sa couleur de prédilection, là où se trouve du vert, il y a un trésor à trouver, car le vert indique « l'en-vert » du décor, ce qui est caché et qui attend d'être révélé.

Cette couleur douce et froide est déjà préconisée par Goethe dans un ouvrage du XVIIe siècle pour repeindre les chambres à coucher. Le Feng Shui est en parfait accord avec cette allégation : c'est la couleur idéale pour le repos, la méditation et les sommeils paisibles.

Votre couleur préférée

Ce chapitre traite sans doute de votre couleur favorite. Le XVIIIe siècle est appelé le siècle des Lumières : les fenêtres s'agrandissent, le prix des bougies se démocratise et on s'éclaire mieux, les teinturiers enrichissent leurs procédés, leur gamme colorée s'étend et la mode passe au bleu qui devient alors la couleur préférée des Français en détrônant le rouge.

Depuis les premières enquêtes d'opinion à la fin du XIXe siècle jusqu'à nos jours, aucun sondage n'a réussi à faire mentir cette tendance : le bleu demeure la couleur bien-aimée en Occident. Avez-vous remarqué combien d'hommes cravatés portent une chemise bleue ? C'est la couleur qui met tout le monde d'accord, au point que les organismes internationaux tels que les Nations Unies se la sont appropriée, comme la majorité des journaux télévisés qui en ont fait leur couleur de fond d'écran. C'est la couleur adoptée pour le drapeau planétaire d'ailleurs. Notre planète est bleue, après tout, ce n'est que rendre hommage à la couleur de notre ciel et de nos océans.

Une couleur peut-elle être froide ou chaude ?

Les couleurs sont également classées selon leurs propriétés thermiques ! Deux catégories ont été définies : la chaude, qui contient les teintes issues de l'or : jaune, orange rouge et brun, et les couleurs froides issues de l'argent, qui regroupe le bleu, le vert, le rose et le violet.

Cette classification s'avère utile dans notre intérieur : typiquement, on attribue aux couleurs chaudes la capacité de rapprocher les murs de notre vue : un mur peint en rouge Pompéi nous impose sa présence. La couleur stimule la convivialité, les discussions et l'appétit. Le Feng Shui préconise les couleurs chaudes pour les cuisines, salle à manger et salon où l'on reçoit. La chaleur est une couleur d'accueil.

Par contre, les couleurs froides sont idéales dans les endroits de repos et de méditation. Un mur bleu clair trompe le regard qui passe facilement à travers : il repousse les murs et agrandit les petites pièces. À choisir pour les chambres à coucher, les salles de méditation ou d'études et les salles de bains.

Bizarrement, le bleu n'a pas toujours été considéré comme une couleur froide : jusqu'à la Renaissance, il faisait partie des couleurs chaudes.

Rose, orange ou marron : quand le végétal donne le ton

La fleur, dans sa bonté, a baptisé une couleur. Le rose n'existait pas au Moyen-Âge : on parlait d'incarnat, mot délicieux tombé hélas en désuétude.

L'orange doit son nom à l'arrivée de l'agrume introduit en Europe par les Arabes au XIe siècle : auparavant, on parlait de rouge pâle. Dans l'Antiquité romaine, la couleur s'appelait *aurum*, elle était le symbole de l'union indéfectible des mariés qui portaient le voile orangé. Difficile de ne pas faire le rapprochement phonétique entre orange et aurum qui a donné l'or.

Quant au marron, la couleur fut créée en se référant aux cousins des châtaignes. Son nom découle de *mauros* : noir. La déformation phonétique a fait le reste et avec elle, le noir a déteint en brun roux.

Ces demi-teintes arrivent tardivement dans l'histoire des couleurs, tout comme l'ivoire. À présent, nous avons pléthore de couleurs nommées selon les objets.

Notre teint & ses reflets

Certaines couleurs vont mieux au teint que d'autres : cela dépend de votre carnation, de la couleur de vos yeux et de votre chevelure. Voici comment déterminer les couleurs qui vous mettent en valeur.

Matériel

Un grand miroir

De la lumière naturelle

Des carrés d'étoffes de couleurs unies, chaudes et froides, fortes et aquarelles.

Expérience

Il s'agit de se draper des étoffes en observant le teint de son visage. Idéalement, on commence le test par une étoffe dorée puis une étoffe argentée (des nappes de Noël, par exemple) à la lumière du jour. Drapez-vous d'or et observez le changement subtil du teint de votre visage, puis essayez avec l'argent : vous constaterez que votre teint s'illumine ou s'assombrit selon. C'est une manière simple de choisir les teintes qui nous conviennent. L'argent vous sied ? Choisissez des teintes froides pour votre garde-robe. Si c'est l'or, vous serez mis en valeur par les jaunes, orange, bruns et rouges.

Ensuite, affinez le test avec des couleurs froides ou chaudes (selon vos résultats) soit vives (rose fuchsia, bleu roi, vert émeraude), soit atténuées (rose pâle, bleu ciel, vert d'eau). Lesquelles vous vont le mieux ?

Il existe quatre saisons de teintes : le printemps correspond aux teintes froides et délavées, douces, comme un bleu pâle, un vert d'eau, un rose pastel, gris perle ou blanc cassé.

L'été reflète les couleurs chaudes fortes : jaune soleil, rouge écarlate ou orange franc.

L'automne exprime les couleurs chaudes moins fortes : corail, saumon ou beige, par exemple.

Quant à l'hiver et son blanc manteau glacé, il met en valeur les couleurs froides, franches et fortes : bleu roi, fuchsia, magenta, vert émeraude et blanc éclatant comme neige.

Bonus : mon concombre bien-aimé

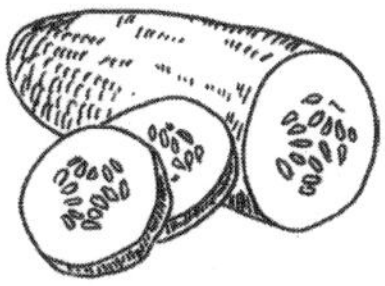

Cette cucurbitacée est connue depuis la nuit des temps pour ses vertus sur nos yeux et paupières : il s'attaque sans vergogne aux irritations et démangeaisons, aux paupières lourdes et congestionnées et n'hésite pas à adoucir la peau.

↗ La recette ultra rapide

Râpez un morceau de concombre bio bien frais qui sort du frigo et récupérez-en le jus. Trempez des rondelles de coton dans ce jus tout frais et déposer sur vos paupières une dizaine de minutes.

Si vous êtes pressé : râper le concombre entier et imbiber vos cotons que vous déposerez dans un sachet de congélation bien à plat les uns à côté des autres. Mettez au congélateur. Il vous suffit de sortir 2 rondelles de jus de concombre gelé à la demande pour un masque express.

Z

ZYGOMATIQUES : RIRE DE BON CŒUR POUR VIVRE LONGTEMPS

« Si vous voulez que la vie vous sourie,
apportez-lui d'abord votre bonne humeur. »
Baruch Spinoza

Rabelais disait que le rire est le propre de l'homme. Si notre visage est constitué de 43 muscles responsables de quelque 3000 expressions différentes (ne sont pas comptées les grimaces, qui font passer ce nombre à 10 000), pas moins de dix-sept muscles interviennent directement dans notre sourire, dont deux principaux : le petit et le grand zygomatique.

Le réflexe du sourire

Tout le monde sourit… Plus ou moins, mais peu de personnes sourient par obligation. Sourire est un réflexe, la traduction d'une émotion. On serait tenté de croire que ça ne sert à rien, cela serait se fourvoyer : le simple fait de sourire déclenche une cascade hormonale complexe qui nous accompagne dans un état de bonheur et de bien-être.

« N'attendez pas d'être heureux pour sourire,
souriez plutôt afin d'être heureux. »
Edward L. Kramer

Anatomie d'un sourire

Il existe des milliers de façons de sourire qui donnent autant d'expressions, uniques et propres à chacun. Pourtant, sourire ne met en jeu que quatre muscles :

Le petit zygomatique

Il s'insère sur le zygoma, l'os de notre pommette, traverse notre joue et s'insère sur nos lèvres. En se contractant, il nous relève la lèvre et met à nu nos dents. Certaines personnes sont dépourvues de petit zygomatique, et c'est bien triste (mais il n'est pas indispensable à la vie). Heureusement, il y a le…

Le grand zygomatique

Celui-ci, tout le monde en a ! C'est le muscle du franc rire. Comme son petit frère, il va de notre pommette aux lèvres et donne l'épaisseur à la joue. Une fois contracté, il tire un bon coup nos lèvres vers le haut et l'extérieur pour afficher un beau sourire sur notre visage.

Le risorius

C'est un petit muscle qui tire la commissure de nos lèvres en arrière, il est responsable du sourire de la Joconde.

Le muscle releveur de la lèvre supérieure

Le nom est un peu technique mais explique bien son action.

Le sourire et nos hormones

On peut facilement le pressentir : sourire ou rire aux éclats est synonyme de bien-être : on se sent léger après un fou rire et prêt à conquérir le monde. Les dépressifs ont souvent perdu le chemin vers le sourire et les joyeux sourient toute la journée. Comme la science aime bien tout expliquer, nous avons réussi à prouver le lien de cause à effet entre la contraction de nos zygomatiques et la sécrétion de nos hormones. Revue de détail de ce corps qui tient du divin :

1 – Sourire encourage le système nerveux à sécréter des neuropeptides

Littéralement parlant, les neuropeptides sont les protéines des nerfs : elles agissent sur le contrôle de notre métabolisme et touchent à peu près tous les domaines, allant de la régulation de la faim, du sommeil, de la mémoire ou du comportement social. Ces petites molécules informent votre organisme de l'état de vos humeurs : êtes-vous en colère ? Triste ou joyeux ? L'information transite à travers votre système nerveux par le biais de ces neuropeptides.

Le sourire stimule ces neuropeptides : il lutte contre le stress, favorise le sommeil et réveille la bonne humeur.

2 – Sourire augmente la sécrétion de dopamine et de sérotonine

La dopamine est une hormone majeure qui joue un rôle dans notre comportement (voir chapitre B). Elle apporte au cerveau la motivation nécessaire pour agir.

La sérotonine régule le rythme circadien (voir chapitre R), le bon déroulement de la digestion et notre état d'esprit : être de bonne humeur et avoir des pensées positives augmente le taux de sérotonine et un taux élevé rend de bonne humeur : voici un magnifique exemple de cercle vertueux, c'est pour cela qu'on appelle la sérotonine « l'hormone de la bonne humeur ».

Franc sourire & sourire faux

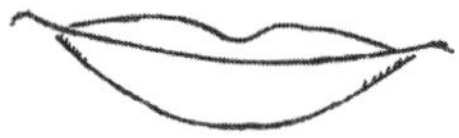

Il existe deux types de sourires: l'hypocrite et le véritable. Et tenez-vous bien: aussi bizarre que cela puisse vous paraître, les deux ont le même effet!

Qui n'a jamais utilisé son faux sourire, ne serait-ce que pour la photo de famille ? Lèvres étirées vers les oreilles, bouche gracieusement entrouverte, on prend le temps de dire *cheeeeeese* ou *marmelade* si on est une grenouille à grande bouche pour faire plaisir au photographe.

Et puis il y a l'autre sourire, le vrai, le franc, le naturel, celui qui fait intervenir non seulement les muscles de la bouche et des joues, mais également l'orbicularis oculi, le muscle orbiculaire de l'œil. Ce muscle est incapable de se contracter volontairement. On ne peut donc pas tricher, et quand ce muscle situé autour de l'œil se contracte, c'est que le sourire vient des profondeurs et qu'il n'est pas joué. L'expression est appelée le sourire de Duchenne.

Eh bien, les deux sourires ont exactement le même effet sur notre physiologie. En conclusion, même si vous n'avez pas envie de sourire c'est sans importance: forcez-vous un peu les zygomatiques et retroussez les babines, vous aurez tous les bénéfices du vrai sourire.

3 - Sourire stimule notre système immunitaire

Des études ont été faites sur des enfants hospitalisés avec analyse de leur sang avant et après le passage d'artistes comme des conteurs, marionnettistes et clowns: rire et sourire stimulent immédiatement les lymphocytes T et le rire répété a de meilleurs effets à long terme.

Le crayon antistress

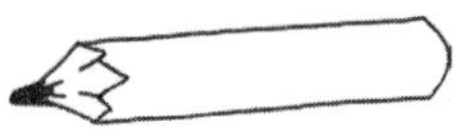

Si vous vivez un stress dans le courant de votre journée, tenez un crayon entre les lèvres à défaut de sourire: ce petit exercice permet à votre cœur de récupérer plus vite d'un stress immédiat.

4 - Sourire encourage notre sécrétion d'endorphines

C'est notre morphine naturelle : même si les endorphines n'ont rien à voir avec l'opium (voir chapitre B), elles agissent sur les récepteurs opiacés du cerveau et sont responsables d'un état de bien-être euphorique doublé d'un effet antidouleur ; pour stimuler la sécrétion de ces neurotransmetteurs, il suffit de pratiquer un sport, de faire l'amour (à condition d'avoir un orgasme) ou de sourire : tout cela a finalement la même action sur notre organisme.

5 - Sourire diminue le stress

Puisque les endorphines régulent le taux de cortisol dans le sang, elles réduisent le stress. Plus vous souriez, moins vous stressez. On aurait donc tort de s'en priver !

La journée mondiale du sourire

Elle est fêtée le premier vendredi du mois d'octobre. Cette journée mondiale a été créée par Harvey Ball, l'artiste américain qui a dessiné le premier smiley jaune médiatique il y a plus de 50 ans (en 1963). Le tout premier smiley (incolore) est apparu, lui, dans une publicité du *New York Herald Tribune* en mars 1953.

Les 4 bienfaits sociaux d'un sourire

Bien sûr, un visage souriant est plus attrayant qu'une paire de bajoues tombantes. Un sourire illumine le visage et rire est souvent une maladie contagieuse. Nos zygomatiques ont cependant plus d'un tour dans leur sac et les bénéfices du sourire touchent autant la sphère esthétique que la longévité.

1 - Sourire est contagieux, social, attractif et séduisant

Vers qui offrons-nous notre sympathie le plus facilement ? Vers un visage souriant, bien sûr. Il est gage de stabilité et inspire la confiance. Une personne souriante est perçue comme charismatique.

Vous désirez faire passer vos idées ? Souriez ! Vous avez soudain le béguin pour ce bel inconnu sur le quai de la gare ou cette ravissante demoiselle attablée à la terrasse d'un café ? Souriez à nouveau, c'est tellement simple, quand on y pense.

Du rouge pour rehausser les sourires

Les fards à lèvres existent depuis 7 000 ans, les premiers furent utilisés en Mésopotamie : les femmes déjà mettaient leurs sourires en valeur. Si la mode n'a guère changé depuis, chaque époque eut son lot plus ou moins bizarre d'ingrédients pour accentuer la carnation naturelle des lèvres. Cléopâtre, par exemple, utilisait un broyat de cochenille et d'œufs de fourmis. Les femmes grecques, elles, utilisaient du jus de mûres et les Mésopotamiennes une poudre de pierres semi-précieuses mélangées à de la cire d'abeille.

À la Renaissance, les hommes comme les femmes s'adonnaient à la mode de la bouche rouge et utilisaient du cinabre, qui n'est autre qu'un sulfure de mercure toxique ! On utilisa ensuite souvent de la cire d'abeille puis de la cire de bougie. Guerlain crée le premier bâton à la fin du XIXe siècle et en 1920, on invente le premier rouge à lèvres indélébile qu'on appelle « Rouge Baiser ».

2 - Sourire est un élixir de Jouvence

Exercer ses 17 muscles tout au long de la journée a un effet massant sur notre visage : il assouplit notre épiderme, détend nos traits et permet à notre expression de vieillir au ralenti en gardant un air de jeunesse éternelle.

3 - On se souvient plus d'un visage souriant que des autres visages

Une étude a été effectuée pour tester la mémoire de volontaires en leur montrant différents types d'expressions : la colère, la peur, la joie et la surprise. Aucun doute sur les résultats : tout le monde se remémore les visages souriants.

4 - Sourire augmente notre espérance de vie de près de 7 ans

Des chercheurs de la Wayne State University (USA) sont arrivés à cette belle conclusion : plus vous souriez, plus vous augmentez votre longévité. Et les francs sourires font gagner plus d'années que les petits sourires en coin. Quant aux fous rires, vous imaginez !

« Quand ils ne savent rien nous dire, ils restent là à nous sourire. »

Barbara

Le rouge à lèvres ne fut pas toujours utilisé pour séduire.
Pourquoi les femmes se peignaient les lèvres certains jours,
alors qu'elles gardaient la lèvre naturelle les autres ?

Bonus : d'où venons-nous ?

Un jour, un enfant demande à son père : « Papa, comment l'être humain est-il apparu sur Terre ? » Son père hausse les sourcils, rajuste ses lunettes et explique : « Il y a plusieurs millions d'années la Terre était peuplée de singes, qui évoluèrent peu à peu pour former l'homo sapiens : c'est ainsi qu'au terme d'une longue évolution nous sommes devenus des hommes. »

L'enfant, sur sa faim, pose la même question à sa mère le soir même, qui répond sans hésiter : « Mon chéri, Dieu a créé Adam et Ève, qui firent des enfants : nous sommes les descendants des créatures de Dieu. »

Le gamin écoute en silence, perplexe, puis demande : « Tu me dis que nous avons été créés par Dieu et papa me raconte que nous descendons des singes. Comment est-ce possible ? »

« C'est simple, lui répond sa mère : moi, je t'ai parlé de l'origine de ma famille alors que papa t'a parlé de ses ancêtres. »

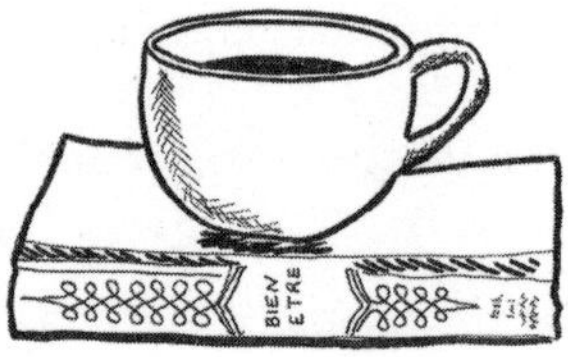

FIN

Si ce livre vous a plu, ne le prêtez pas : offrez-le.

Réponses aux quiz

Chapitre A

Les nomades trouvaient suffisamment de sel dans la viande qu'ils chassaient ; en changeant leur régime alimentaire quand ils devinrent sédentaires, ils eurent besoin d'un apport de sel supplémentaire : le sel servait à saler les plats, mais également et surtout à conserver la nourriture. Très rapidement, on l'utilisa comme monnaie d'échange et pour payer ses taxes. « Sel » a donné le mot « salaire ».

Chapitre B

Faux. Le coquelicot (le nom fut inventé pour faire référence au chant du coq *coquerico*) appartient à la même famille que le pavot (la famille des papavéracées) mais contrairement à son grand frère, il ne contient pas d'alcaloïdes opiacés euphorisants. Il est néanmoins un excellent inducteur de sommeil. Nos aïeux avaient coutume de mélanger des fleurs et feuilles de coquelicot à la bouillie des enfants pour les faire dormir.

Chapitre C

La réponse est 1,5. Reprenons le calcul : la moitié de 1 = 0,5, additionné à 1 = 1,5

Chapitre D

Le lait est une émulsion de gras dans l'eau. Des myriades de gouttelettes graisseuses sont en suspension dans l'eau : elles diffusent la lumière et sont responsables de la couleur blanche du lait. Chauffer le lait accélère leur remontée à la surface. Elles rencontrent alors la caséine qui est une protéine qui précipite à 80 °C : il se crée alors un amalgame entre caséine et gouttelettes de gras, on nomme ces amas « globules ». C'est ainsi que se forme la peau du lait.

L'industrie agroalimentaire a constaté un jour qu'un lait se conserve moins longtemps si la crème remonte à la surface : elle a décidé d'homogénéiser ce lait, c'est-à-dire de casser ces petits amas graisseux pour les rendre infiniment petits de manière qu'ils ne se coagulent plus entre eux. Le procédé est mécanique et une fois le lait homogénéisé, les microgouttelettes de gras garderont leur taille. Elles ne remontent plus à la surface quand on chauffe le lait et la peau du lait ne se forme plus. Ce qui est fort ennuyeux, c'est que ces microgouttes lactées font fi des douaniers grâce à leur taille microscopique et arrivent à se faufiler entre nos entérocytes. Une fois dans notre sang, elles peuvent déclencher une reconnaissance antigénique.

Chapitre E

Les cœurs sont appariés à l'eau (l'élément des émotions et sentiments), les carreaux représentent la terre (recouverte de carrelage dans les maisons), les piques le feu et enfin les trèfles l'air. Le tarot de Marseille parle de coupes, bâtons, épées et deniers : on les associe aux éléments dans la même logique :

Terre	Eau	Air	Feu
Carreaux	Cœur	Trèfles	Piques
Deniers	Coupes	Bâtons	Épées

Chapitre F

Le substantif « foie » vient du latin *figus* qui désigne les foies d'oies engraissées aux figues. Pour ceux qui ne seraient pas encore convaincus, je vous invite à voir du côté des Grecs : le foie chez eux s'appelle *sykos* qui vient de la figue *syka*.

Chapitre G

Les plantes utilisent la photosynthèse pour transformer le dioxyde de carbone (CO_2) en glucose. Je n'ai pas dit qu'il fallait manger plus de glucose pour sauver notre planète de son gaz carbonique, mais si nous laissions les plantes faire leur boulot plutôt que de ratiboiser les forêts, l'air serait sans doute plus frais, car il n'y a que les végétaux qui filtrent ce gaz pour le transformer en glucose et en oxygène.

Chapitre H

Les vitamines F ont été rebaptisées « oméga ». Les hellénistes reconnaîtront la dernière lettre de leur alphabet ; c'est également ainsi qu'on nomme l'extrémité finale de la chaîne de carbone qui constitue les acides gras. On rajoute ensuite un chiffre (3, 6, 7 ou 9) qui indique la position de la dernière double liaison salutaire qui neutralise les radicaux libres pour nous en protéger. Et pour ceux qui se demanderaient « pourquoi vitamine F ? » On nomma les vitamines à la manière de la survenue des tempêtes : par ordre alphabétique d'apparition. La première vitamine isolée fut donc la vitamine A.

Chapitre I

Un globule blanc possède une espérance de vie de moins d'un jour dans la circulation sanguine, entre 6 et 18 heures.

Chapitre J

Glucose vient de la racine grecque *glyc* qui signifie doux. Cette racine vient directement du sanskrit *dlku* qui a donné *dulcis* en latin et doux en français.

Glyc a donné différents mots communs comme la glycine (la plante et l'acide aminé), la réglisse (qui signifie la racine douce), la glycérine et la nitroglycérine (explosif huileux toxique et dangereux) ; quant au jargon médical, il nous abreuve de glycémie, de glycation (des protéines) mais aussi des triglycérides : un corps gras construit à partir de trois sucres.

Chapitre K

Le coup de soleil, tout comme le coup de lune, dépend de l'intensité des rayons UV et si la lune est visible la nuit, c'est qu'elle reflète les rayons solaires. Il est impossible de regarder le plein soleil de midi mais tout à fait délicieux de contempler la pleine lune, preuve si nous avons besoin que l'intensité réverbérée par la lune soit très faible : à la pleine lune, l'intensité des UV est 500 000 fois inférieure à celle du soleil. Il n'existe donc aucun risque d'attraper un coup de lune !

Chapitre L

Au XVIIe siècle, la Lune symbolisait encore un visage pourvu de grosses joues puis l'expression a évolué au cours des siècles pour désigner… les fesses ! (Les argotiers les appellent d'ailleurs le joufflu.) Voir la lune en plein jour signifie qu'on a aperçu un derrière déculotté !

Chapitre M

L'être humain ! Il suffit de consulter les records du monde en marathon : 2 heures, 1 minute et 39 secondes pour parcourir 42,195 km, soit une vitesse moyenne de plus de 20 km/h tenue sur une durée de 2 heures.

Selon la médecine archéologique, c'est ce talent qui a su nous faire évoluer : le squelette humain est fait pour la course et c'est grâce à l'architecture grandiose de nos hanches larges, longs fémurs, articulation coxo-fémorale et bipédie que nous avons survécu à la dure loi de la jungle : omnivores, nous étions également charognards et guettions, comme tout charognard qui se respecte, le vol des vautours haut dans le ciel. Lorsqu'ils plongeaient vers une carcasse fraîchement abandonnée par un lion repu, c'était le moment de courir pour passer à table, car les premiers arrivés étaient bien sûr les premiers servis.

En sprint, l'homme peut atteindre 44 km/h mais s'efface devant le guépard qui atteint les 120 km/h. Et savez-vous quel est le second animal terrestre le plus rapide au monde ? C'est l'autruche d'Afrique qui, avec ses grandes jambes, frise les 100 km/h ! Preuve s'il en faut qu'on court plus vite quand on est haut sur pattes. Question endurance, le cheval trotteur le plus rapide au monde frise les 53 km/h, mais sur moins de 2 minutes !

Chapitre N

Avaler son chapeau, c'est faire « chapeau bas », ce n'est pas le manger ! La phonétique des deux verbes étant la même, peu à peu le verbe « avaler » signifiant tirer sa révérence à l'aide de son chapeau (l'aval est l'opposé de l'amont, c'est le quotidien des montagnards) n'a gardé en mémoire que le sens d'ingurgiter. Expression à ne pas confondre avec « avaler son parapluie » qui se dit de quelqu'un de trop guindé.

Chapitre O

Le petit doigt correspond à Mercure, le messager des dieux, celui qui transmet les nouvelles. D'ailleurs, le petit doigt s'appelle l'auriculaire : c'est avec son oreille que l'on écoute les nouvelles... de son petit doigt !

Chapitre P

La généreuse se porte sur la poitrine, la voleuse se colle sur un bouton pour tricher, la passionnée près de l'œil et l'effrontée... sur le nez, évidemment !

Chapitre Q

Vrai chez madame, et euh... pas totalement faux chez monsieur.

S'il est vrai que la femme, avec un partenaire qui la comprend et la respecte, peut avoir plusieurs orgasmes de suite lors d'une relation intime, en revanche l'homme présente une période dite « réfractaire » après une éjaculation : il a besoin de recouvrer ses esprits et c'est souvent à ce moment qu'il s'endort (sous l'influence de ses endorphines, ne lui en voulez pas, madame). Or, nous avons vu que chez l'homme, même s'il confond trop souvent les deux, orgasme n'est pas synonyme d'éjaculation : s'il arrive à dissocier les deux, alors l'homme autant que la femme peut devenir multi-orgasmique.

Chapitre R

L'être humain dort en moyenne 7 à 8 heures par jour. Cela fait un grand total de 23 ans. On observe dans notre société occidentale une diminution de la durée de sommeil, surtout chez les adolescents qui manquent de près d'une heure de sommeil par jour. Cette carence retentit évidemment sur leur quotidien.

Chapitre S

L'expression est ancienne, « pommes » est une déformation phonétique du vieux français *pâmes*. Tomber en pâmoison, ou dans les pâmes, c'est s'évanouir.

Chapitre T

A, B et C : les trois réponses sont exactes et constituent les meilleures pistes pour expliquer l'étymologie mystérieuse des crétins.

Chapitre U

La Voie lactée s'appelle également la galaxie. C'est la traînée blanche laiteuse qu'on aperçoit dans le ciel nocturne, elle est composée de milliards d'étoiles. Elle a été baptisée ainsi par les Grecs : Hercule tétait sa nourrice mais Héra, agacée (Héra est la femme de Zeus, le grand patron : elle a donc toujours une raison d'être agacée) secoue Hercule pour le détacher du sein nourricier : une giclée de lait part alors au ciel, et crée la Voie lactée. Galaxie, en grec c'est l'axe laiteux… (Le sucre du lait s'appelle bien galactose).

Les symboles représentant la femme et l'homme sont en fait de très anciens symboles utilisés pour représenter les planètes Vénus et Mars. Les symboles étant toujours choisis judicieusement, on peut tout à fait reconnaître pour Vénus l'allusion à un accouchement, alors que Mars exhibe fièrement sa virilité aux yeux de tous !

Chapitre V

Dans l'encadré, 19 mots sont issus de divinités de l'Antiquité :

1 – Mardi = Mars (dieu de la guerre). 2 – Mercredi = Mercure (messager des dieux). 3 – Janvier = Janus (dieu aux deux visages). 4 – Daphné = nymphe (aimée d'Apollon). 5 – Hermétique = Hermès (messager des dieux). 6 – Aphrodisiaque = Aphrodite (déesse de l'amour). 7 – Irisée = Iris (messagère des dieux). 8 – Morphine = Morphée (dieu des rêves). 9 – Hypnotisé = Hypnos (dieu du sommeil). 10 – Narcissique = Narcisse (fils d'une nymphe d'un dieu fleuve). 11 – Jovial = Jupiter (dieu des dieux). 12 – Chaotique = Chaos (dieu primordial). 13 – Bourrasque = Boreas (dieu des vents du nord). 14 – Érotique = Éros (dieu de l'amour et fils d'Aphrodite). 15 – Médusé = Méduse (gorgone). 16 – Vénérienne = Vénus (déesse de l'amour). 17 – Ammoniaque = Ammon (dieu égyptien oraculaire). 18 – Paniqué = Pan, dieu de la nature primordiale. 19 – Chronique = Chronos (dieu du temps et de la destinée).

Chapitre W

Une boussole possède une aiguille aimantée qui s'aligne sur les lignes magnétiques du champ terrestre : elle pointe le nord magnétique, c'est-à-dire l'endroit où toutes les lignes magnétiques plongent à la verticale dans la Terre.

Fabriquer sa propre boussole

Rien n'est plus simple : il vous faut une aiguille de couturière, un aimant et un petit bout de plastique plat (de l'ordre de 1 cm^2) : laissez la pointe de l'aiguille de couturière contre l'aimant quelques minutes pour la magnétiser, puis remplissez une soucoupe d'eau, faites flotter le bout de plastique sur la surface de l'eau et déposez-y l'aiguille : celle-ci s'alignera instantanément sur le nord.

Le nord magnétique n'a de cesse de bouger chaque année et ne correspond pas au pôle Nord géographique. Depuis 1900, le pôle Nord magnétique a parcouru près de 3000 km, il se trouve en ce moment quelque part entre la Sibérie et le Canada à moins de 500 km de son homologue géographique. Ces variations topographiques seraient expliquées par les variations du champ électromagnétique terrestre. Aux dernières nouvelles, sachez que le pôle Nord magnétique remonte tranquillement flirter avec son homologue, mais nulle ne peut prédire ses caprices.

Chapitre X

Vrai. Aussi étrange que cela puisse paraître, nous pouvons transmettre aux générations suivantes des particularités acquises le long de notre vie. Cela s'appelle la transmission des caractères acquis.

Chapitre Y

Les pirates n'étaient pas borgnes et ils voyaient parfaitement de leurs deux yeux, mais en gardaient toujours un dans l'obscurité, c'est-à-dire en mydriase : quand il s'agissait d'aborder le bateau ennemi et de passer brutalement de la lumière du pont à l'obscurité dangereuse de la soute, il leur suffisait d'ôter leur cache afin d'avoir immédiatement une vision claire dans la pénombre grâce à leur œil en mydriase et de repérer ainsi l'ennemi tapi dans l'ombre.

Chapitre Z

Les femmes se peignaient les lèvres en rouge pour indiquer les jours où elles saignaient.

Bibliographie

1. Beauregard Mario, *Les pouvoirs de la conscience, comment nos pensées influencent notre réalité*, éd. InterEditions 2013
2. Beauvillard, *Le médecin des pauvres et ses précieux conseils*, 1936
3. Benzi F., Berliocchi L., *Histoire des plantes en Méditerranée*, éd. Acte Sud, 1999
4. Bertholet Ed. Dr, *Le retour à la santé et à la vie saine par le jeûne*, éd. Henri Held, 1930
5. Bertrand Bernard, *L'herbier érotique*, éd. Plume de carotte, 2005
6. Bonnardel Jean Patrick, *L'argent colloïdal, alternative naturelle aux antibiotiques*, éd. Dangles, 2013
7. Borel J.-P., Randoux A., *Biochimie dynamique*, éd. Maloine Décarie, 1987
8. Bouffartigue Jean, Delrieu Anne-Marie, *Trésors des racines grecques*, éd. Belin 2008
9. Brown R. P., *Rhodiola rosea, a phytomedical overview*, Herbal Gram Journal, 2002
10. Burger Baudouin, *La langue des oiseaux*, éd. Courteau, 2012
11. Camus, E. G., *Les fleurs des prairies et des pâturages*, éd. Lechevalier, 1914
12. Chantraine Pierre, *Dictionnaire étymologique de la langue grecque*, 1974
13. Choffat François, *Homéopathie familiale*, éd. Jouvence, 2018
14. Coquelle Dominique, *Le pouvoir des symboles, ondes de forme et clés d'activation*, éd. Trajectoire, 2017
15. Dahlke Ruediger, *Le jeûne sans risque, un programme holistique pour le jeûne*, éd. Courrier du livre, 2006
16. D'Alembert et Diderot, *L'encyclopédie*, 1751
17. Delatte Armand, *Herbarius*, éd. Trajectoire, 2019
18. Delluc Gilles, *La nutrition préhistorique*, éd. Pilote 24, 2000
19. Denzler Kl *et al.*, *Regulation of inflammatory gene expression in PBMCs by immunostimulatory botanicals*, Plos One, 2010
20. Edde Gérard, *La voie des plantes, plantes médicinales d'ici et d'ailleurs*, éd. Encre, 1985
21. Ferris Paul, *Les remèdes de santé d'Hildegarde de Bingen*, éd. Marabout, 2013
22. Ferron Azèle, *Bactériologie médicale*, éd. C et R, 1989

23. Franchomme Pierre, Pénoël Daniel, *L'aromathérapie exactement*, éd. Roger Jollois, 2001

24. Gallien Claude Louis, *Biologie cellulaire*, éd. Puf, 1999

25. Gienger Michael, *Les pierres qui guérissent selon Hildegarde de Bingen: manuel de lapidothérapie, nouvelles découvertes sur d'anciennes sagesses*, éd. Trédaniel, 1998

26. Gienger Michael, *Manuel de lithothérapie ou l'art de soigner avec les pierres*, éd. Véga, 2008

27. Graves Robert, *Les mythes grecs*, éd. Le Livre de poche, 2002

28. Hahnemann Samuel, *Organon ou l'art de guérir*, éd. BNF, 1834

29. Hamilton Edith, *La mythologie*, éd. Marabout, 2019

30. Johari Harish, *Chakras, centre d'énergie de transformation*, éd. Médicis Entrelacs, 1994

31. Josifoff-Gautier Christine, *Cacao cru, l'aliment des dieux*, , éd. Les Cahiers de naturopathe, 2011

32. Khaitzine Richard, *La langue des oiseaux, quand littérature et ésotérisme se rencontrent*, éd. Dervy, 2011

33. Kousmine Catherine, *Sauvez votre corps*, éd. Robert Laffont, 1987

34. Lad Vasant, *Ayurveda, science de l'auto-guérison*, éd. Trédaniel, 2000

35. Lahy George, *Le trône de joie, vers la présence et la réintégration de la joie sans cause*, éd. Lahy, 2015

36. Lansac Jacques, Magnin Guillaume, *Obstétrique pour le praticien*, éd. Elsevier Masson, 2013

37. Li X *et al.*, *A review of recent research progress one the astragalus genus*, Molecules, 2014

38. Michaud Jean-Claude, *Le carré magique, miroir du monde*, éd. Archè Milan, 1991

39. Nicol M., Maudet M., *Le curcumin*, Méd, Nut, 2005

40. Ouaknin, Marc Alain, *Les mystères de l'alphabet*, éd. Assouline, 2003

41. Ouaknin, Marc Alain, *Les mystères des chiffres*, éd. Assouline, 2004

42. Ovide, *Les métamorphoses*, éd. Folio, 1992

43. Papin Yves, *Les expressions bibliques et mythologiques*, éd. Belin, 1989

44. Paracelse, *Herbarius*, éd. Dervy, 1987

45. Pastoureau Michel et Dominique Simmonet, *Le petit livre des couleurs*, éd. Point, 2014

46. Payeur Charles-Raphaël, *La kabbale et l'arbre de vie*, éd. de l'Aigle, 1999

47. Perlmutter David, Villoldo Alberto, *Neurosciences et chamanisme: les voies de l'illumination*, éd. Véga, 2013

48. Perlmutter David, *Brain Grain*, ed. Little, 2013

49. Perlmutter David, *L'intestin au secours du cerveau*, éd. Marabout, 2019

50. Poortmans Jacques R., Boisseau Nathalie, *Biochimie des activités physiques*, éd. De Boeck, 2003
51. Reymond William, *Toxic*, éd. J'ai lu, 2007
52. Ribordy Léonard, *La divine proportion par la géométrie des nombres*, éd. Trajectoire, 2012
53. Riché Denis, *Ces aliments qui vous veulent du bien*, éd. de la Boétie, 2014
54. Rouvière Henri, Delmas André, *Anatomie humaine*, éd. Masson, 2002
55. Savoie Denis, *Cosmographie : comprendre les mouvements du soleil, de la lune et des planètes*, éd. Belin, 2006
56. Schumann Antelme Ruth, Rossini Stéphane, *Les secrets d'Hathor*, éd. du Rocher, 1999
57. Sharma Rajeev Dr., *Herbal home remedies*, ed. Lotus Press, 2007
58. Still Ben, *La vie secrète des atomes, les mystères des 118 éléments qui constituent la matière*, éd. Dunod, 2017
59. Srivastava Sushil Kumar, *Wonders of prana healing*, ed. Peakcock Books, 2015
60. Stromquist Liv, *L'origine du monde*, éd. Rackham, 2016
61. Too Lilian, *Feng Shui, les secrets de la sagesse chinoise pour la santé, la richesse, le bonheur*, éd. Trédaniel, 1998
62. Urashima M *et al.*, *Randomized trial of vitamin D supplementation to prevent seasonal influenza A in schoolchildren.* Am J Clin Nutr 2010 : 91 (5) ; 1255-60
63. Villon Robert, *La cuisine amoureuse et magique*, éd. Le Félin, 1987
64. Vithoulkas George, *The science of homeopathy*, ed. Grove Press, 2000
65. Walter Henriette, *Honni soit qui mal y pense*, éd. Le Livre de poche, 2003
66. Watson D. James, *La double hélice. Compte-rendu personnel de la découverte de la structure de l'ADN*, éd. Hachette 1994
67. Weinmann Serge, Méhul Pierre, *Biochimie, structure et fonction des protéines*, éd. Dunod, 2000
68. Wichtl M. *et al.*, *Plantes thérapeutiques : tradition, pratique officinale, science et thérapeutique*, éd. Tec et Doc, 1999
69. Wirth Oswald, *Le tarot des imagiers du Moyen Âge*, éd. Le symbolisme, 1926
70. Zimmermann Michael, *Micronutriments dans la pratique médicale*

Index général

B

C

D

E

F

G

H

I

J

K

L

M

N

S

T

Index des recettes médicinales

Chapitre N

- Nettoyer ses 6 sens
- Nettoyer sa bouche, gandoush
- Nettoyer son visage & masques
- Prendre soin de ses cheveux, shampoing & masques
- Des déodorants fait maison

Chapitre O

- Carences en fer ?`

Chapitre P

- 3 huiles essentielles pour atténuer le temps sur votre visage
- Alléger nos adipocytes en 3 points
- 5 hydrolats pour un visage lumineux
- En cas d'acné
- Des masques pleins d'éclats
- Faire son savon d'Alep

Chapitre Q

- 6 recettes aphrodisiaques pour échauffer les cœurs

Chapitre R

- Les plantes qui endorment

Chapitre S

- L'angoisse du tableau noir

Chapitre U

- Une herbe, un rhizome et une huile pour soulager des règles déplaisantes

Chapitre V

- Pour une cicatrice invisible
- Préparer son macérat de millepertuis
- Le bain de sauge
- Avoir de la veine avec des jambes superbes

Chapitre Y

- Pour aider les yeux fatigués
- Mon concombre bien-aimé

Index des recettes culinaires

Index des recettes pratiques

Chapitre S

- 5 minutes de méditation chaque matin

Chapitre T

- Des pierres qui libèrent la parole juste

Chapitre U

- Pour devenir père

Chapitre V

- Le collier d'impératoire

Chapitre W

- L'onde sonore de l'orage
- L'effet piézoélectrique de la shungite

Chapitre X

- Choisir le sexe de son enfant

Chapitre Y

- Notre teint & ses reflets

Chapitre Z

- Le crayon antistress

Réponses au quiz

- Fabriquer sa boussole

Cet ouvrage a été achevé d`imprimer
par Pulsioprint.com en juin 2020
Imprimé en France

Gratitude

Merci à vous qui tenez ce livre entre les mains pour votre confiance.

Merci à ma famille proche et lointaine, au Chevalier de mon cœur, à tous mes amis et mes patients qui ont cru en moi, m'ont soutenue, ont partagé leurs connaissances en permettant à ce beau projet d'aboutir.

Merci à mes maîtres petits et grands, humbles et lumineux que j'ai pu écouter, lire, qui m'ont fait évoluer à travers leurs livres, conférences, séminaires, cours et partage : Georges Lahy, le Diable vert, Katia Kousmine, Jean-Yves Leloup, Chantal Krief, Pascal Rollier, Carmen Espasandin, Patrick Burensteinas, Régine Brzesc-Colonges, Stéphane Cardinaux, Nathalie Calame, André Probst, François Choffat, Jayesh Shah, Karim Adal, Michal Yakir, Ganga, Mandakini et Gangotri, Denis Riché, Suzanne Renardat, et aussi Paracelse, Fulcanelli, Hahnemann, Hippocrate, Oswald Wirth, Baruch Spinoza, Hildegarde et tant d'autres.

Merci aux deux êtres qui m'ont offert la vie à travers leur ADN et l'acte d'amour dont je suis issue : Marianne Avanthay et Jean-Claude Burguière.

Enfin, je tiens à remercier du fond du cœur mes trois enfants pour leur enseignement quotidien si précieux qui m'apprend la joie, l'acceptation et l'amour sans condition.

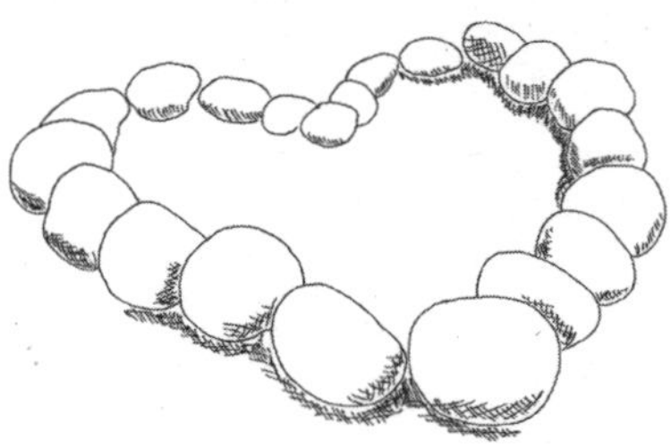